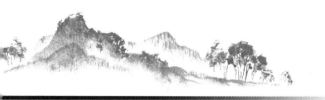

传播学视角下的中医典籍翻译研究

——以《黄帝内经·素问》英译为例

许天虎◎著

西南交通大学出版社

·成都·

图书在版编目（ＣＩＰ）数据

传播学视角下的中医典籍翻译研究：以《黄帝内经
·素问》英译为例／许天虎著. --成都：西南交通大
学出版社，2023.10
　　ISBN 978-7-5643-9504-9

　　Ⅰ.①传… Ⅱ.①许… Ⅲ.①中国医药学 – 古籍 – 翻
译 – 研究 Ⅳ.①R2

中国国家版本馆 CIP 数据核字（2023）第 191846 号

Chuanboxue Shijiao Xia de Zhongyi Dianji Fanyi Yanjiu
——Yi Huangdi Neijing · Suwen Yingyi Weili

传播学视角下的中医典籍翻译研究
——以《黄帝内经·素问》英译为例

许天虎　著

责 任 编 辑	孟　嫒
封 面 设 计	李思巧
出 版 发 行	西南交通大学出版社
	（四川省成都市金牛区二环路北一段 111 号
	西南交通大学创新大厦 21 楼）
营销部电话	028-87600564　028-87600533
邮 政 编 码	610031
网　　　址	http://www.xnjdcbs.com
印　　　刷	成都蜀通印务有限责任公司
成 品 尺 寸	170 mm × 230 mm
印　　　张	19.25
字　　　数	335 千
版　　　次	2023 年 10 月第 1 版
印　　　次	2023 年 10 月第 1 次
书　　　号	ISBN 978-7-5643-9504-9
定　　　价	78.00 元

前 言

　　近年来，随着我国国际文化交流活动的增加以及世界各国人民健康理念的转变，中医药文化作为中国优秀传统文化的典型代表正受到越来越多外国民众的关注。中医药文化深深扎根于我国的传统文化土壤，是独具中国文化特色且同时具有巨大应用价值的宝贵文化遗产。

　　翻译本身是一种跨文化传播，因此中医药文化的对外传播离不开翻译。从信息论和传播学的角度看，传播中的信号（或讯息）会受到外界各种干扰的影响，要想提高传播效率，就要努力去消除这些干扰，即"降噪"。本书以传播学中的"降噪"为研究视角，以传播学中施拉姆的"经验场"观点和阐释学中伽达默尔的"视域融合"理论为研究切入点，从宏观和微观两个层面研究了中医药文化英译中如何降低读者阅读难度和消除误解即翻译"降噪"的问题。本书选取了《黄帝内经·素问》的9个英译本作为研究对象，充分考虑到了译本的翻译年代、读者对象、翻译风格与策略等各方面的因素。通过文本分析，笔者从中医药文化外宣翻译的跨文化传播性、学科专业性和翻译准确性等角度进行了条分缕析，为中医药文化的外宣翻译提供了较有价值的参考。

　　本课题研究主要有两方面的突破：一是突破了以往仅从语言学视角研究文字处理问题或仅从宏观战略视角对中医药文化传播问题进行探讨，而是从宏观和微观两方面入手全面探讨"降噪"策略，以期为今后的翻译实践提供思路，为中医翻译研究拓宽视野；二是以"经验场"和"视域融合"理论为依据，不再囿于笼统的"归化"和"异化"标准，以更加客观、全面的案例向读者呈现各译者的"降噪"策略与不足。

在我国当前"中国文化走出去"的时代背景下，研究如何让译文以更加"亲近"读者的方式准确阐释中医药文化已成为摆在我国翻译工作者面前的一项紧迫任务，愿笔者的拙作能为该领域的研究提供些许有益的思路。

本书在撰写过程中，得到了笔者的博士生导师、上海外国语大学新闻传播学院张健教授的悉心指导，在此表示衷心感谢。

作者

2023年3月

目　录

▶ **第三章**

中医药文化英译"噪音"源及"降噪"策略研究 / 034

▶ **第四章**

《黄帝内经·素问》9个译本的英译"降噪"策略对比 / 095

▶ 第五章

结　语 / 214

◎ **参考文献** / 230

◎ **附　录** / 239

第 一 章

绪 论

中国传统医药文化产生于我国的原始社会，到春秋战国时期已经发展成为一套较为完整的理论体系，是目前世界上保存最完整、影响力最大、使用人口最多的传统医药体系。中医药学不仅具有医学和自然科学的属性，同时也是我国传统文化、哲学思想的集中体现，是继中国书法、武术之后的第三张中国传统文化名片。

中医自古以来就未间断过与其他文化间的交流活动。早在隋唐时期，中医就是日本、朝鲜等国"遣隋使"和"遣唐使"们前来学习的重要内容；明代郑和七次下西洋，为东南亚国家带去了我国优秀的中医药文化，改善了当地居民的生活状况和健康水平。当今世界，已有越来越多的世界民众认识到了中国传统医学在治疗效果、养生理念、用药安全性等方面的巨大优势，掀起了学习中医、倡导中医治病理念的新热潮，一些国家甚至将中医治疗纳入本国的医疗体系中。中医药文化的海外传播是一件能够惠及世界各国民众的好事情。在当今"中国文化走出去"的时代背景下，我国政府适时提出了"中医药文化走出去"的倡议。然而，由于长期以来西方主流文化对中医的偏见，中医药文化的对外宣传推广工作仍然面临着各种阻力，如何以更加有效的方式翻译、宣传和推广我的优秀中医药文化已成为一项重大的时代课题。

中医药文本的翻译属科技翻译范畴，但由于文中包含大量中国传统文化元素，带有典型的跨文化传播属性，如果仅仅从字面上去研究该题材的翻译势必造成以偏概全的后果，有失客观。传播学中的"噪音"概念最早由美国信息论创始人克劳德·香农[1]提出，在信息论中指因技术原因造成的信息失真现象。翻译是一种跨文化传播行为，翻译中的"噪音"指任何干扰将原文信息准确转化为译文并为译文读者理解的因素。本书拟以传播学中的"噪音"及"降噪"思

---

[1] 克劳德·艾尔伍德·香农（Claude Elwood Shannon，1916—2001），美国数学家、电子工程师和密码学家，信息论的创始人。

想为研究视角，以传播学中施拉姆的"经验场"观点和阐释学中伽达默尔①的"视域融合"理论为研究的切入点，以《黄帝内经·素问》的9个英译本为研究对象，从宏观、微观、译者、读者等各个层面上综合探讨中医药文化的翻译与国际传播问题，以期为我国的中医药文化外译乃至当前的"中国文化走出去"工作提供一些思路和借鉴。

第一节　中医药文化英译的研究背景

中医药文化英译本以西方读者为主要对象，是一种典型的文化外宣文本。中医药文化英译是中国传统文化外译的重要组成部分，翻译的对象以中医典籍为主，涉及中国传统文化中自然科学和社会科学的方方面面，要求译者不仅要熟练掌握中、英两种语言和翻译技巧，还要具备必要的中国传统文化知识、中医基础理论以及古汉语知识，是一项专业性和难度颇高的翻译活动。相对于文学翻译和普通的科技翻译，我国中医药翻译的起步较晚，目前的发展还很不完善，中医术语译名不统一、对中医医理解读不一致、阐释不到位、语法错误等问题还普遍存在，严重影响着中医药文化的有效传播。中医药文化外宣翻译的现状要求我们更加关注这一特殊文本的翻译研究问题。

一、时代背景

中医药文化中蕴含着深厚的中国传统文化元素，是向外国民众介绍我国传统文化的重要窗口。但由于中西方文化的巨大差异性，我国中医药文本的对外译介工作目前仍进展缓慢。中医药文化的对外传播工作可谓机遇与挑战并存。

（一）机遇

自20世纪70年代我国向全世界公布针刺麻醉的研究成果以来，国际上掀起了争相了解针灸知识并应用针灸疗法的热潮。通过对针灸的学习，外国民众对中医的误解开始被打破，一部分外国民众身体力行，开始学习中医，甚至开始从事中医治疗的实践。我国中医药文化的海外传播还得益于国际组织对传统医学的认可和大力推动。2011年5月23至26日，在英国曼彻斯特召开的联合国教科文组织世界记忆工程国际咨询委员会第十次会议上，我国的两部中医药典籍

---

① 汉斯－格奥尔格·伽达默尔（Hans-Georg Gadamer，1900—2002），著名德国哲学家，阐释学大师，20世纪最具影响力的哲学家之一。其1960年出版的著作《真理与方法》使其闻名于世。

《黄帝内经》和《本草纲目》顺利入选《世界记忆名录》，成为我国中医药典籍进入世界文献遗产保护工程的一项重要成果，标志着中医药在走向世界的进程中又迈进了一步。"申忆"的成功体现出中医药的文化价值已逐步得到了国际社会的认可，为中医药文化走出去战略搭建了良好的国际平台。

目前在国际上已有越来越多的外国友人为掌握中医药学治病养生的健康理念而学习中医。据世界卫生组织统计，截至2020年3月，已有103个会员国认可使用针灸，其中29个制定了有关传统医学的法律法规，而18个国家和地区将针灸纳入医疗保险体系。美国已有5万余名有执照的针灸师，其中白人针灸师有3万多人。美国每个州都有中医诊所。洛杉矶、旧金山、纽约等大城市，中医诊所数量成百上千。截至2020年3月，全美国已有8 000家中医诊所，仅加州有执照的中医针灸诊所就有800多家。2019年5月25日，第72届世界卫生大会审议通过了《国际疾病分类第十一次修订本（ICD-11）》，首次纳入起源于中医药的传统医学章节，这是我国政府与中医专家历经十余年持续努力所取得的宝贵成果。在这一时代背景之下，我国适时抓住这些大好时机，努力推广中医治病理念和治疗方法。我国相继在许多国家举办了旨在弘扬我国传统中医药文化的国际交流合作活动，在世界上产生了巨大影响，成为我国与世界各国开展人文交流、促进中西方文明互鉴的靓丽名片和共建人类命运共同体的重要载体。可以说，目前的中医药外有各国民众的逐步青睐，内有我国国家政策的大力扶持，已经迎来了它在国际上实现大传播大发展的黄金时期。

在国内，时代的进步和经济的腾飞也在不断地改变着人们的健康理念。在治疗一些慢性疾病方面，我国民众越来越倾向于采用以调养为主、"治未病"、毒副作用较小的中医治疗。国务院新闻办公室2016年发布的《中国的中医药》白皮书显示，截至2015年年底，全国共有中医类医院3 966所，其中民族医医院253所，中西医结合医院446所（中华人民共和国国务院新闻办公室，2016：11）。国内民众对中医药的认可同样成为中医药文化对外传播的强大动力。

（二）挑战

在看到机遇的同时，我们也不应忽视在中医药文化海外传播中遇到的各种阻力和困难。首先，目前国内外学界对中医药典籍和中医药文化的翻译无论在数量还是质量上仍十分有限。我国既知的中医古文献有"数以万计之多"，其中现存的数量"也是非常可观的"（马继兴，1990：自序）。2007年由上海辞书出版社出版的《中国中医古籍总目》共收录中国150个图书馆（博物馆）馆藏的1949年以前出版的中医图书共计13 455种。然而，被翻译成英文的目前只有数十部，而且其中大部分在西方世界影响力不大。另外，翻译中还存在诸多对中医医理解读不统一的问题。从中医的海外接受度来看，由于长期以来西方强势文化的影响，中医除针灸受到国际社会的关注度较高以外，中药以及中医的传统医学理论还不能为西方主流社会所广泛接受。在西方较有影响力的媒体上还会时常出现一些诋毁中医的言论。（这些言论有的报道中医使用珍稀动物作药材，导致物种濒临灭绝，有的强调中草药重金属含量超标，等等。）这些报道大多言过其实，严重影响了中医在国际上的形象。中国传统文化中非常重视"求同存异"，而西方媒体却不顾中西医医疗体系、发展年代等方面的差异，用西方人对所谓"科学"的评判标准来评判中医，将中医塑造成一种"文化他者"的形象。这些言论都是带有一定政治目的的误导性宣传，在西方媒体中仍较为普遍，成为我国中医药文化外宣工作中的"噪音"。

即使在我国国内，仍较为普遍地存在着对中医的自我否定倾向。例如，早在20世纪初期，当西方医学刚刚传入我国时，由于看到西医在治疗某些疾病方面表现出的强大优势，有些国人便发出了"废除中医"的言论，中医药的发展进程因而受到严重影响。而在当代，时常也可以看到一些国人攻击中医的言论，其观点和措辞与西方媒体如出一辙，显然是受到了西方某些主流媒体宣传的影响。另外，国内出版的大部分中医史相关题材的著作一般不讲中医翻译史，中医药文化翻译工作长期以来处于被忽视的地位。

二、政策背景

我国政府非常重视对我国传统中医药文化的海外传播工作，先后出台了一系列政策措施来促进中医药文化走出去的进程，并取得了显著的效果。在我国的"一带一路"倡议和中国文化"走出去"发展战略中，中医药文化海外传播工作占有非常重要的位置。2015年12月22日，习近平总书记在致中国中医科学院60周年贺信中指出："中医药学是中国古代科学的瑰宝，也是打开中华文明的钥匙。当前，中医药振兴发展迎来天时、地利、人和的大好时机，希望广大中医药工作者增强民族自信，勇攀医学高峰，深入发掘中医药宝库中的精华，充分发挥中医药的独特优势，推进中医药现代化，推动中医药走向世界，切实把中医药这一祖先留给我们的宝贵财富继承好、发展好、利用好，在建设中国、实现中国梦的伟大征程中谱写新的篇章。"（《中国青年报》，2015）

党的十八大以来，我国为维护人民的健康，推进中国健康建设全面发展，提出了一系列中医药发展的新思路和新理念。2016年2月22日，国务院发布了《中医药发展战略规划纲要（2016—2030年）》。纲要提出，到2030年，中医药服务领域实现全覆盖，中医药健康服务能力显著增强，对经济社会发展做出更大贡献。2016年12月6日，国务院新闻办公室发布了《中国的中医药》白皮书，是我国首次发布中医药发展状况的白皮书。2016年12月25日，全国人大通过了《中华人民共和国中医药法》。2017年4月19日，世界中医药学会联合会在北京举行《中华人民共和国中医药法（中英对照版）》首发仪式，进一步促进了中医药在世界各国的健康发展。上述法律、法规及相关文件的发布为各国政府提供了中医药管理方面的有益借鉴。

2016年，我国政府提出的"一带一路"倡议将中医药纳入其中，扩大了共建"一带一路"国家传统医学领域的合作，为中医药的发展带来了新的机遇。2016年12月，国家中医药管理局联合国家发改委共同发布了《中医药"一带一路"发展规划（2016—2020年）》。该规划旨在充分发挥中医药特色优势，开创了中医药全方位对外开放新格局，标志着我国的中医药发展已进入新的发展阶段。

第二节　研究理论与方法

学术创新的关键是理论与方法的创新。本书以传播学中的"降噪"理论为视角，以施拉姆的"经验场"观点以及阐释学中伽达默尔的"视域融合"理论为切入点，采用理论分析与文本对比分析并重的方法，兼顾宏观和微观两个方面，以《黄帝内经·素问》的9个译本为研究对象，可增加研究的全面性和所得结论的客观性。

一、研究理论

中医药学作为世界医学的重要组成部分，逐渐受到国际社会的关注和认可。然而，由于中西方在语言、文化方面的巨大差异，外国读者很难理解中医理论表述中的字面意思，造成沟通不畅，严重影响着我国中医文化的国际传播进程，也不利于中医的自身发展。因此，如何在充分照顾读者接受度的情况下将蕴含中国丰富传统文化元素的中医理论用较为准确的语言表述出来，是决定文本信息传输效果的关键。

鉴于中医药文化英译的跨文化传播属性，本书拟以传播学中的"降噪"为研究视角，并借用传播学中的"经验场"概念以及阐释学中的"视域融合"理论，从宏观和微观两个层面全面分析影响中医药文化有效传播的问题。

（一）传播学理论——"噪音""熵"与"经验场"

传播学于20世纪三四十年代诞生于美国，研究领域涉及政治学、经济学、人类学、社会学、心理学等多个领域。吕俊教授认为："翻译应属于传播学的一个分支，是传播学中一个有一定特殊性质的领域。"（吕俊，2007：27-28）中医药文化的英译是涉及中、英两种语言和文化的跨文化传播过程。自20世纪末起，翻译学界开始关注传播学在翻译中的应用。信息传播旨在将信息准确无误地传播到信息的接收者那里以实现信息发出者的预期目的，而翻译也是通过译者的跨语言符号将原语准确地传达给译文读者以产生与原语读者阅读原文基本相同的效果，二者在本质上是一致的。中医药文化英译是在存在巨大差异的两种语言与文化之间进行的转换活动。因此，研究中医药文化英译离不开传播学视角。

美国著名翻译家、翻译理论家尤金·奈达（Eugene A. Nida，1914—2011）的翻译思想前后出现过较大的转变。奈达曾借用了传播学的术语，认为翻译活动具有传播学性质，指出翻译就是交际（Translation is communication）。谭载喜（1999：XV）把奈达的翻译思想分为三个不同的主要发展阶段：①描写语言学阶段；②交际理论阶段；③社会符号学阶段。在第二个发展阶段即交际理论阶段，奈达把现代通讯论和信息论的成果运用于翻译研究。他认为翻译就是交流活动，是两种语言之间传递信息和交流思想的一种方式。按照这种观点，任何信息如果不起交际作用，都是毫无用处的，也就是说，译文如果不起交际作用，不能被译文接受者看懂，这种译文就是不合格的。而要译文被接受者看懂，翻译时就必须考虑语言交际活动的一切有关因素。谭载喜和奈达（1999：26）认为，任何一种交际都包括八大要素：①信息原点，②信息内容，③信息受体，④信息背景，⑤新码，⑥感觉信道，⑦工具信道，⑧噪音。

吕俊（1997：39-40）认为翻译是一种跨语言跨文化的信息交流与交换的活动，其本质是传播，无论口译、笔译、机器翻译，也无论是文学作品的翻译，抑或是科技文体的翻译，它们所要完成的任务都可以归结为信息的传播。他说，"如果说以往的翻译研究没有找到适当的模式与顺序，那么，我们可以说，传播学就是它的模式。这样，我们的眼界可以大大开阔，我们可以从信源、信道、信息、信源与信宿的关系、效果、传播目的与传播场合等一系列要

素做系统的、动态的研究。"（吕俊，2007：30）

"噪音"原是信息学中的概念，指妨碍信息正常传播的因素。而"熵"则是信息学从热力学中借用的一个概念，在信息学中表示信息在传输过程中的损耗。美国数学家、信息论创始人克劳德·香农（Claude Elwood Shannon，1916—2001）在其1948年发表的《通讯中的数学理论》（*A Mathematical Theory of Communication*）一文中首次提出了信息"熵"的概念，用来表示传输信息的不确定性，"熵"越大信息的不确定性也越大。香农认为，为了减少信息传输过程中"噪音"造成的干扰，我们需要人为增加一个"校正信道"以便使接收器及时纠正这些错误，确保信息的准确传输。李照国教授在中医药文化翻译理论中灵活借用了信息论中"熵"的概念，以喝掉的水、吃掉的饭和燃烧过的篝火来形象地比喻在传输过程中损耗掉的信息（李照国，2008：80），并将这一过程称作"熵化"（李照国，2008：87）。

1954年，施拉姆在《传播是怎样运行的》（*How Communication Works*）一文中提出了"经验场"（field of experience，或译为"共同经验范围""经验范围"）的概念。施拉姆认为，要实现良好的沟通，信息接收者与发送者必须"合拍"（in tune），只有当信息发送者与信息接收者双方就某一事物具有共同的经验（即经验场）时，才能够实现双方信息的有效传播（Schramm，1954：5-6）。施拉姆的"经验场"理论尽管主要是针对语内信息传播来说的，但对语际翻译具有巨大的启示意义，让我们看到了翻译的传播学本质——"翻译即沟通"。

（二）阐释学理论——"视域融合"与"补偿"

本书借助"补偿"与"视域融合"理论，重点从方法论层面探讨"降噪"问题。伽达默尔在他1960年出版的《真理与方法》一书中提出了"视域融合"的概念。伽达默尔认为，理解的关键在于"视域融合"，即文本的视域与读者视域的融合。读者的视域不是一成不变的，它在与过去的视域不断融合的过程中也在不断发展变化着，读者对文本的阐释是基于自身对过去真理性的把握，将过去真理性的东西运用到现在的视野中从而产生"视域融合"。斯坦纳[①]在继承了伽达默尔"视域融合"理论的基础之上提出了翻译四步骤理论——信任（trust）、进攻（aggression）、吸收（incorporation）和补偿（compensation or restitution）。斯坦纳认为，翻译首先表现为一种阐释行为，理解和阐释是翻译

[①] 乔治·斯坦纳（George Steiner，1929—2020），文学批评家，出生于法国巴黎，以德语、法语、英语为母语，先后在哈佛大学和牛津大学获得硕士及博士学位。

的基础。

同时，阐释学中的"视域融合"和"补偿"也是致力于解决信息沟通问题。施拉姆在传播学中提出的"经验场"和伽达默尔在阐释学中提出的"视域融合"在本质上是一致的。翻译是涉及原作、译者和读者三方的信息传播行为。"视域融合"对翻译问题的探讨同样具有重要的启示意义，同样可以让我们看到翻译的阐释学本质——"翻译即阐释"。传播学中的"噪音""熵"与"经验场"概念与阐释学中的"补偿"与"视域融合"概念之间存在着天然的紧密联系。简言之，翻译是一种信息传播行为，跨语言、跨文化的传播需要借助阐释手段，所以跨文化的翻译就是一种文化阐释活动，不借助阐释功能便无法完成翻译活动。

二、研究方法

研究方法是决定研究过程是否合理、思路是否清晰、结论是否全面客观的关键因素。正如前文所述，中医药文本不同于普通的文学作品，因为它带有典型的科技文本属性，要求翻译的准确性。此外，它又有别于普通的科技文本，因为它具有显著的文化性。本书从传播学视角探讨中医药文化的外译，拟从宏观和微观两个方面探讨中医典籍英译的策略问题。宏观上侧重理论分析，以传播学、阐释学中知名专家、学者的相关理论和经典案例作为论述的主要支撑，通过论述得出自己的结论；微观上侧重文本分析，但理论基础仍是传播学和阐释学。

本项研究的初衷是以小见大，即通过《黄帝内经·素问》这一个别案例的对比分析来总结出一些具有普遍代表性的规律和结论，以期为今后该领域文本的翻译提供有益的指导。因此，本研究拟紧紧围绕中医药文本英译的科技属性和传播学属性两个方面，通过宏观理论分析与微观对比研究相结合的方法，全面探讨中医药文本翻译的核心问题——"降噪"。在文本分析部分，本书选取的研究对象为《黄帝内经·素问》迄今为止译文较为完整的9个译本，而译者既包括我国国内学者，也包括外籍译者；而他们的职业背景也差别较大，既包括专门从事中医英译研究的学者，也包括中医从业人员，具有广泛的代表性，代表着各译者不同角度、不同目的的文本解读。从学术研究的严谨性角度考虑，本书还适度采用了文献对比考证法，对《黄帝内经·素问》原文中出现的衍文、脱文、改写、句读等现象进行了必要的初步分析，以便更为客观地解读各译者在翻译过程中采取的增、删、改等翻译策略。概括来说，本课题主要采用了如下三种研究方法：

（一）理论分析法

中医药文本中涉及大量传统文化元素，各朝代著者在用词风格和行文习惯方面都存在着诸多差异性。另外，中、西两种文化差异巨大，中、西医学体系建构的治病理念迥异，这些问题都给中医药文本的英译带来了巨大挑战，存在着巨大的翻译"噪音"，因此本书贯穿始终的是对"降噪"策略问题的探讨。美国信息论创始人克劳德·香农在1948年发表的《通讯中的数学理论》中提出了香农模式。翻译问题一旦被置于传播学语境下加以研究，便早已跨越了文本分析的语言学界限，涉及社会舆论环境、媒体、原文作者、译者、读者等多个层面。鉴于这种文本的特殊性，笔者认为对中医药文化英译的研究必须借助传播学的相关理论，否则无法做到论述的客观与全面。

（二）各译本对比分析法

文本对比分析旨在从微观层面探讨中医药文化英译的问题。文本分析部分仍以"降噪"为主线，并以传播学和阐释学的相关理论为研究手段，对《黄帝内经·素问》的9个英译本进行深入对比分析。无论从传播学还是阐释学的视角看，文化翻译都是涉及原作者、译者、读者以及社会历史环境等多种因素的一个多元系统，译本只是在多方面作用之下产生并呈现于读者面前的一个最终"产品"。因此，对各译本的分析也不应仅仅停留在文字的分析层面。本书将从译者身份、"降噪"策略、不足之处等方面综合分析译作，并通过对比分析得出结论，指导我们对此类文本的翻译实践。中医药作为一门中国的传统医学学科，其本质属性是它的科学性，中医药文化外译的最终目的是准确传播中医文化，造福各国民众。就当前来讲，以何种更为外国读者所喜闻乐见的方式传播这种文化是我们需要认真探讨的问题，但从长远来讲，英译的目的是将中医文化中的精华准确地介绍给外国读者，因此，对各译本翻译情况的对比分析工作必不可少。

（三）古文献考证法

《黄帝内经·素问》自汉代成书以后经过历代传抄，出现了不同的版本，其增删、错讹之处较为普遍。由于各译者所依据的底本不同，译文对原文的解读也多有出入。鉴于中医文本的科技属性，笔者拟本着客观严谨的态度，在文本分析中适当采用文献对比考证的方法，广泛参照历代注家普遍持有的观点，并在此基础上综合对比各译本的翻译策略。文献考证法的采用符合中医典籍的文体特征，使对比结果及所得出的结论更具客观性和准确性。

第三节　研究意义

中医药文化是我国传统文化的重要组成部分，而中医典籍英译工作是中医药文化海外传播工作的核心，研究中医药文化英译策略在当前中国文化走出去的时代背景下便具有了特殊的战略性意义。

中医药文化外宣翻译涉及众多带有中医药文化特色的词汇和理论知识，与西方国家的医学体系有很大差异，目前学界在中医文化英译研究方面已取得了一些成果，但仍很不完善，对中医医理的解读不一致、译名不统一的现象还大量存在，该领域的研究工作还有很大的发展空间。概括起来，该项研究具有如下两方面的重要意义。

一、理论意义

从传播学视角研究中医药文化外宣翻译具有两方面的理论价值。一方面，中医治疗历经数千年的发展至今经久不衰，其根本原因在于它是一个不断完善和发展的体系，而这种发展离不开历代中医文化与异域文化之间的交流活动。在各国文化交流活动日益频繁的今天，中医药文化更需要通过国际交流来不断完善自己。另一方面，中医药文化外宣翻译研究目前仍处在起步阶段，其理论体系还有待完善，从传播学的"降噪"理论视角探讨中医药英译策略的研究仍需加强。

（一）中医对外交流与发展的需要

中医是一门经验性、实践性很强的学科，自古具有兼收并蓄、博采众长的优良传统，至今仍处于不断发展之中。中医的发展离不开与外来文化的交流。我国传统中医药文化的对外传播向来都不是单向的。在对外交流中，我国的中医药文化一方面被广泛传播给其他国家，另一方面我们也非常重视对外来医药文化的吸收与借鉴。没有国际交流就没有发展，中医药文化英译的过程就是与外来医药文化互学互鉴的过程，是保持中医药文化自身不断发展的原动力。

早在战国时期，扁鹊在总结前人经验的基础上提出了"望、闻、问、切"的诊疗方法，奠定了中医临床诊断和治疗的基础。秦汉时期，中医药传播到了其他周边国家，并对这些国家的传统医药产生了重大影响。隋唐时期，中医吸收了众多来自印度和阿拉伯国家的医学成就。唐代著名医学家孙思邈所著《千金要方》（又称《备急千金要方》）中就收录了不少印度医药成分。与此同时，来自阿拉伯的医学成就也被输送到中国，大大丰富了中国本土的药材种类。例如，《本草纲目》所转引的苏恭①的《唐本草》、李珣②的《海药本草》以及段成式③的《酉阳杂俎》等书中均记载了许多来自阿拉伯的药材（卢苇，1996：195-196）。到了元代，我国与阿拉伯国家的交流更加频繁，阿拉伯著名医学家拉齐④和伊本·西拿⑤的著作曾驰名于东西方。专门负责御用回回药物和方剂之职的广惠司在大都和上都设置回回药物院并译出《回回药方》等专文以推广回回医术（卢苇，1996：317）。"从17纪起，《本草纲目》陆续被译成多种外国语言，在日本、朝鲜、一些西欧国家和美国等产生了广泛的影响，为世界医药学做出了巨大贡献。"（伍添，2018：第8版）

　　我国倡导"求同存异"，追求文化的相互包容，因此我国的中医药文化外宣不是文化侵略，而是一种互通有无，共同发展。可以说，中医药文化的对外传播史也是中医不断汲取外国医学中的有益成分，不断丰富、完善自己的过程。我国在医药领域同世界各国的交流从来没有中断过，今后也将不断发扬光大，而翻译在其中发挥的作用不可低估。

　　中医在历史上况且如此，在各国文化交流活动日益频繁、各国争相提升自身文化软实力的今天，我国政府倡导中国文化走出去，重视加强中医药文化的外宣工作，中医药文化英译的研究工作愈发显示出它的必要性和紧迫性。我国著名病理生理学家、中科院院士韩启德先生曾感慨地说："中华民族得以数千年繁衍昌盛，以中医为主流的传统医药功不可没。然而，有着辉煌成就的中国医药学因封建帝国与世界政治、文化的隔绝而鲜为世界医学界所了解，也因此失去了与现代医学相互促进和融合的机会。"（韩启德，2009：序2-3）他的这番话道出了中医在中国文化中所占据的重要地位，也道出了我国中医文化传播目前仍因受制于世界政治、文化等因素而缺乏畅通的交流渠道的现状。翻译中医、传播中医文化是促进文化交流的需要，也是中医自身发展的需要。中医在传播我国传统文化、造福世界各国人民的同时也不断发展完善自身，使之成为一门更具文化魅力和疗效魅力的应用学科。

---

① 苏恭（599—674），原名苏敬，宋时因避赵恒讳，改为苏恭或苏鉴，中国唐代药学家。
② 李珣（约855—约930），一作李洵、李询，字德润，五代十国时前蜀词人、药学家、文学家。
① 段成式（803—863），字柯古，唐代博物学家、诗人、官员。段成式善于诗歌骈文，与李商隐、温庭筠齐名，称为"三十六体"。著有《酉阳杂俎》。
② 拉齐（Abūbakr Mohammad-e Zakariā-ye Rāzī，865—925），波斯医师、炼金术师、化学家、哲学家。在医学方面，他发现天花与麻疹是两种不同的疾病，并最早阐明了过敏和免疫的原理。
③ 伊本·西拿（980—1037），也译作伊本·西那，中世纪波斯哲学家、医学家、自然科学家、文学家。

（二）为高文化负载量文本的翻译提供新思路

为了更加全面系统地向世界介绍我国传统文化，我国于20世纪90年代启动了《大中华文库》（汉英对照）工程，翻译涉及文化、历史、哲学、经济、军事、科技等多个领域，中医典籍的英译也在其中之列。该工程得到了我国国内相关领域专家学者们的广泛支持和参与，翻译水平可谓代表了我国翻译界的较高水平。然而，令人遗憾的是，该套译著自出版发行以来在海外民众当中却反应平平，国内学界也褒贬不一，似乎并未达到预期的宣传效果。在过去十数年中，国内学者对《大中华文库》的出版发行及海外读者接受状况发表了许多调查及评论文章，较为普遍地认为其海外传播效果不佳，有些译作甚至成了名副其实的"出口转内销"产品。

本书拟在学界现有研究结果的基础上进一步细化译者翻译过程的研究，借助"经验场"观点和"视域融合"理论，将译者翻译过程分为"译者与原作的视域融合"和"译者与读者的视域融合"两个阶段分别探讨。中医典籍作为一种与西方文化差异巨大的文化文本，首先需要解决"可读性"问题，译文要为外国读者所喜闻乐见，这是实现有效传播的基础。其次，鉴于它的"科技"属性，文本信息传达的准确性同样必不可少。如果译文误译满篇，即使行文再流畅，再为译文读者所接受，其所传达的也不是真正的中医文化，传播效果更是无从谈起。本书将本着"受众意识"与"准确性"兼顾的原则分析各译本，并试图总结出一些真正适合"中医药"文体特征的翻译标准以指导该领域的翻译实践。

二、现实意义

从传播学视角研究中医药文化的"降噪"策略，可以帮助我们不断总结翻译思想、翻译策略，指导我们在翻译实践中更加注重传播效果，进而加快中医药文化的对外传播进程。另外，通过传播学视角的探讨，能够使我们认清现阶段我国中医药外宣译本海外认可度不高的深层次原因，改变业已形成的"中医药文化外宣翻译没有发展前途"的消极认识，不断完善翻译策略，在不失文本准确性的前提下提高文本的可读性，努力争取更大的西方读者群。

（一）提高民族文化自信

目前，国内仍有少数学者对我国向海外读者宣传我国传统优秀文化的必要性心存质疑，并能够举出一大堆的例子来证明。他们的研究在一定程度上能客观反映当前我国文化典籍在国外遭受的"冷遇"，但这些研究不应成为我们

"就此放手"的理由，反而应该成为我们总结经验，砥砺前行的巨大动力。从传播学理论当中我们知道，人们对事物的认知是一个渐进的过程。我们的传统中医药文化尤其具备这样的特质。无论国人还是西方人，都食五谷杂粮，哪有不得病的？关注健康是全人类共同的话题，中医的神奇和奥妙之处还未为外国民众所熟知，但这只是一个时间的问题。

我国医史研究领域的著名学者李经纬教授指出："全世界各民族在其发展的历史上，都有着自己医疗发展的业绩，然而我们可以这么说：中华民族所创造的传统医学，是现今人类社会各民族传统医学中最富有生命力的；所保留下来的历代医学典籍也是最为丰富的；所形成的医学理论与医疗经验、技术，更是比较完整与最为多姿多彩的。就此而言，据现在所知，目前还没有一个民族或国家的传统医药学能与中国传统医药学相媲美。"（李经纬，1998：自序p.1）。

党的十八大以来，习近平总书记多次提到"文化自信"。2016年5月17日，习近平在哲学社会科学工作座谈会上指出："我们说要坚定中国特色社会主义道路自信、理论自信、制度自信，说到底是要坚定文化自信。文化自信是更基本、更深沉、更持久的力量。"①2016年7月1日，在建党95周年庆祝大会上，习近平对"文化自信"做了进一步的阐述，指出"文化自信，是更基础、更广泛、更深厚的自信"②。可以说，那些认为中医是一种落后医学、应该为西方现代医学所取代的思想归根结底是由文化上的不自信造成的。"在科学技术高度发达的当今世界，人类在享受到现代医学带来的福祉的同时，也深切感受到医源性、药源性疾病带来的新的痛苦。在高科技的'双刃剑'面前，人们不由得将目光转向了东方，转向了中医中药。"（张其成，2006：6）这就是中医的优势，也是中医翻译研究之必要性的充分体现。

（二）消除中医的"他者"形象

中医是一门实践性很强的学科，承载着中国古代劳动人民同疾病做斗争的历史与经验，是以古代朴素唯物主义和自发的辩证法为指导逐步发展而成的医学理论体系。然而由于近代以来我国国力的衰退，中华文化在世界上长期处于弱势地位，中医药文化的传播与发展也同时受到了影响。近年来，随着我国国

---

① 习近平：在哲学社会科学工作座谈会上的讲话 [EB/OL]．http://www.xinhuanet.com//politics/2016-05/18/c_1118891128. htm, 2016a-05-18。

② 习近平：在庆祝中国共产党成立95周年大会上的讲话 [EB/OL]．http://www.xinhuanet.com/politics/2016-07/01/c_1119150660. htm, 2016b-07-012。

力的强盛，我国在西方文化中的"他者"形象在不断发生着改变，这是与多年来我国在文化领域不断加强与世界各国的交流与沟通分不开的。

中医药文化在国际社会正得到越来越多政府和民众的认可，似乎现在可高枕无忧了，但事实情况并非如此。稍做历史回顾，我们便不难发现，无论近代外国传教士笔下的中医形象还是当今西方大众媒体及学术期刊中的文章，对中医的贬损之词并不少见，这些都在严重误导着西方读者。从传播学"降噪"的视角研究中医药文化外宣翻译，不仅可以有效纠正以往译者尤其是西方译者对中医文本的误读、误译，还可从传播的角度研究并抵制西方学界与媒体的故意误读及消解策略，使我们的中医药文化以更加正面、客观的形象展示于外国读者面前。

第四节　本章小结

中医药文本涉及中医理论和文化两个层面，文字古奥难懂，行文简练。中医药文化外译工作涉及中、英两种语言和文化，在学科、语言、文化等各个方面跨度都非常大，翻译起来极富挑战性。随着世界各国人民亲近自然、崇尚和谐观念的增强，中医以其副作用小、疗效显著等优势正逐步受到越来越多国家和人民的青睐。然而，由于历史的原因，我国在中医文化英译的实践与研究方面还比较薄弱，翻译标准不确定、译名不统一、误译等现象还非常普遍，已构成了限制中医药文化对外传播的瓶颈，中医文本英译研究工作亟待加强。笔者正是本着这一想法而选择该领域作为研究对象的。本研究将从传播学"降噪"的视角出发，借助传播学的"降噪"和"经验场"观点，并辅之以阐释学中的"视域融合"理论，分宏观和微观两个层面对当前我国中医药文化英译实践的现状进行系统分析。

第 二 章

中医药文化外译的历史与现状

我国的中医药文化历史悠久，中医药文化的对外交流自秦汉时期便已开始，迄今已有两千多年的历史。在长期的医药文化对外交往中，中医药文化不仅在不断吸取外国医药文化中的精华，不断发展完善自己，也为亚洲邻邦国家乃至全世界带去了独具特色的治病理念和方法，为促进国际交流与合作，实现世界各国的共同繁荣做出了不可估量的贡献。改革开放以来，随着我国综合国力不断提升，我国传统文化也得到了空前的发展。中医药文化作为我国传统文化的重要组成部分在国际社会的影响力逐步提高，世界各国的民众开始主动接触、学习中医药文化，"中医热"的浪潮方兴未艾。

然而，我们必须看到，由于古代汉语与现代汉语之间、中国传统文化与西方文化之间、中医与西医之间存在着巨大差异，以及历史遗留的文化偏见，我国中医药文化的对外传播仍处于起步阶段，要将我国的中医药文化精华真正宣传出去，为外国民众所普遍接受，仍有很长的路要走。据林宗豪、王宏的统计，我国的典籍英译呈现出重文学轻科技的不均衡状况。我国科技典籍门类繁多，仅中医典籍就达数万种以上，但迄今为止翻译出版的我国科技典籍仅约70部（2017：60）。如何将更多的中医典籍以更加有效的方式介绍给外国的读者目前仍是中外学界致力于解决的一项重要课题。

第一节　概念的界定

在本研究中，"中医药""文化"和"降噪"是高频词，也是重点概念，有必要对这些词汇在该研究语境下的具体含义做必要的界定。

一、"中医药"

"中医药"一词的词义可分为广义和狭义两种。从字面上来讲，中医药应包含中医和中药两个部分。根据《辞海》（第六版彩图本）的解释："中医"

是"中医学"的俗称，而中医学的全称是"汉族医药学"；"中药"即"中药学"，是指在中医理论指导下研究中国传统药物基本理论、临床实践以及药物的采集、炮制、药效等相关问题的学问。（夏征农，陈至立，2009a，b：2996）

但在实际应用中，"中医药"的说法是在19世纪初西方医学正式传入我国之后才开始使用的，是为了区别于西洋的医药理论而赋予我国传统医药的一个较新的名称。从中西方医药体系对比的角度讲的"中医药"并非仅仅指"汉族人的医药"。另外，由于我国历史悠久，因战争、迁徙等原因，汉民族与其他少数民族间不断产生文化的交流与融合。严格来讲，"中医药"是指我国汉族人的医药文化在其发展过程中不断吸收其他少数民族医药的精华而逐渐发展形成的以汉医药为主的中国传统医药。据史料记载，藏药名著《晶珠本草》中收录的2 294种药物中有约四分之一是汉藏交叉药；而陶弘景①著《本草经集注》中也记载了包括大黄、当归、甘草、黄芪、石胆、消石、雄黄、雌黄、矾石等在内的20种西北地区少数民族药物。（王爱建，1997：285）

《中国大百科全书》对"中医学"的解释可以印证以上看法："中华民族在长期的医疗、生活实践中，不断积累，反复总结而逐渐形成的具有独特理论风格的医学体系……中医学是中国各民族医学的总称，主要包括汉族医学、藏族医学、蒙古族医学、维吾尔族医学、朝鲜族医学、壮族医学、傣族医学、彝族医学，以及苗族、拉祜族、畲族、鄂伦春族等民族医药。"（徐惟诚，2002：1895）国家中医药管理局和国家发展和改革委员会2016年12月共同发布的《中医药"一带一路"发展规划（2016—2020年）》在提到"中医药"时也特别加括号注明"含民族医药"。②说明我国官方机构也持有同样的认识。这一概念的界定基本尊重了客观事实，同时也不伤害我国各少数民族的感情，有利于促进各少数民族文化中的优秀医药文化的海外传播。

二、"中医药文化"

"文化"一词也有广义和狭义之分。英国文化学家爱德华·泰勒在《原始文化》一书中给出了"文化"的定义："文化，或文明，就其广泛的民族学意义来说，是包括全部的知识、信仰、艺术、道德、法律、风俗以及作为社会成

---

① 陶弘景（456—536），南朝齐、梁时道教学者、炼丹家、医药学家。
② 中华人民共和国国家中医药管理局. 中医药"一带一路"发展规划（2016—2020）[EB/OL]. http://www.satcm.gov.cn/bangongshi/gongzuodongtai/2018-03-24/1330.html。

员的人所掌握和接受的任何其他的才能和习惯的复合体。"（爱德华·泰勒，1992：1）该定义显然是从广义的概念上来讲的。《现代汉语词典》（第7版）中给出的定义是："人类在社会历史发展过程中所创造的物质财富和精神财富的总和，特别指精神财富，如文学、艺术、教育、科学等。"（中国社会科学院语言研究所词典编辑室，2017：1372）该定义也是从广义上讲的"文化"概念，但特别强调了"精神财富"，即认为"文化"还是以狭义概念为主。

"中医药文化"中的"文化"是一种狭义的"文化"概念，既包括中医理论，也包括中医理论赖以形成的中国传统哲学思想等文化要素；既包括"辨证施治""治未病"等中医治病理念，也包括中草药、方剂、针灸、推拿、按摩、气功等具体治疗方法。2005年8月6日至8日在安徽黄山召开的第八届文化研讨会在国内首次明确了中医药文化的初步定义："中医药文化是中华民族优秀传统文化中体现中医药本质与特色的精神文明和物质文明的总和。"［文苗，2005（4）：46］此后，北京中医药大学的张其成教授在《中医文化是中医复兴的重要途径》一文中进一步提出了中医药文化的研究范围，即："包括中医药形成的文化社会背景、中医药的语言文献、中医药发生发展历史、中医药学的思维方式、哲学思想、价值理念、文化功能、人文精神、中医药区别于其他医学的文化特征、中医药学发生发展的总体规律、中医药学未来的发展方向、历代名医的生平及所处历史背景、医家学术思想形成的条件及传承，等等"。（张其成，2006：9）张其成教授指出的这些研究范围既为我国中医药文化的发展指明了方向，同时也为中医药文化外译工作明确了翻译的内容和重点。

三、"降噪"

"噪音"，亦称"噪声"，指在一定环境中嘈杂、刺耳的声音，本属自然科学术语。而"降噪"顾名思义则表示"减少环境中的噪音"。20世纪40年代，美国数学家、信息论的创始人克劳德·艾尔伍德·香农将其应用于信息论研究。香农撰写的《传播中的数学理论》（A Mathematical Theory of Communication）一文阐述了电报通信过程中的传播模式。文中认为信息的传播过程由信源、讯息、转换器、信号、信道、接收器、信宿以及噪音构成。

翻译活动属于跨语言、跨文化的传播活动，因此对翻译的探讨可以借用传播学中的"噪音"概念。中医药文化外译活动是以外国读者为对象，以向外国读者宣传我国优秀中医药文化为目的的传播活动，涉及政治、经济、文化、传播等诸多因素，是一种复杂的跨文化传播过程。这一特征决定了我们的翻译研究不仅要从语言学的视角进行文本分析，更应从传播学视角入手，在宏观方面研究造成信息传输失真的各种外界因素。社会传播学认为，信息传输是一个双向的过程，传播效果如何，不仅取决于信息的发出者，也取决于信息的接收者。一方面，信息发送者在选择传播内容和方式方面具有主观能动性；另一方面，信息的接收者在接收信息方面也有选择的主动权，他们在接收信息前会对信息进行筛选。在文化外宣翻译过程中，信息发送者（即译者）要提高传播效果，就要认真研究信息的接收者（即译文的目标读者），准确把握他们的兴趣点，以更为喜闻乐见的方式实现信息的传递。

中医药文化外译是一种跨文化传播活动，同样也涉及"降噪"的问题。这里所说的"降噪"，一方面指在外译中我们要尽量减少跨语言、跨文化方面的沟通障碍，另一方面指我们要主动抵制西方话语体系中对中医药文化的歪曲，将中医药文化的精华和中医的真实情况有效地介绍给外国读者，消减西方主流媒体对中医的误解和刻板印象。尽管近年来中医的针灸、拔罐等治疗方法在西方国家越来越受欢迎，但我们仍需清醒地看到，目前我国的中医药文化仍在很大程度上被视为一种落后、迷信而缺乏科学依据的"伪科学"。在中医药文化外译中，我们不能仅仅满足于简单的文字转换，而更要从宏观的角度去探讨如何提高中医药文化的传播效果和效率，即传播学方面所说的"降噪"。

第二节　中医药文化英译史简述

中医作为我国的传统医学是世界传统医学的一个重要分支，已有数千年的历史。早在公元前5世纪左右我国便有了关于"针砭"的记载。春秋战国时期，我国的中医理论体系已基本形成。到了秦汉时期，中医文化已传入日本、朝鲜、越南等地，成为这些国家传统医学发展的基础。公元11世纪前后中医传入阿拉伯诸国并间接对当时欧洲的医学产生影响。近代以来，由于现代西方医学的发展等种种原因，世界上许多国家的传统医学逐渐走向衰微，唯有中国的传统医学在经历了种种严重冲击之后非但没有衰落，反而得到了进一步的发展，成为世界传统医学之林的一朵奇葩。

早在两汉时期，张骞和班超的出使西域开辟了贯通中国与阿拉伯世界乃至欧洲各国的丝绸之路，促进了中国与印度、阿拉伯世界乃至古希腊、古罗马的文化交流活动，我国的传统医药文化也随之传播到国外。唐代的中日文化交流活动频繁。鉴真和尚带领自己的弟子东渡日本，将我国包括医药、文学、宗教、农业、艺术等领域的先进文化带到了日本，促进了当地经济和文化的发展。中国与朝鲜、印度、越南等周边国家的交流也日渐频繁。公元8—11世纪前后，我国的外科麻醉术、炼丹术等源源不断地流入阿拉伯国家，进而传入欧洲各国。北宋时期设立"市舶司"①，负责中药的出口事务，六十多种药材由阿拉伯商人运往欧洲各国。元朝时期，中国的药材和针灸技术传入阿拉伯及周边国家。而到了明代，随着航海技术的发展，我国加强了与南亚诸国及非洲东海岸的贸易往来，中医药文化与药材也随之传入这些国家，改善了当地居民的健康状况。明清时期，日本、朝鲜的众多医生来中国学习和交流，1443至1445年期间朝鲜金礼蒙②等编写完成《医方类聚》365卷，1613年朝鲜许浚③编成《东医宝鉴》，都是这一时期中医药文化对外传播的成果体现。自公元16世纪始，欧洲的商人和传教士来华，把他们在华期间学到的部分中医药知识带回到自己的国家。中医于16至17世纪传入欧洲，属中医西传的早期阶段。18世纪下半叶至19世纪中叶中医在欧洲国家受到了更为广泛的欢迎和认可，中医的针灸、艾灸和号脉被广泛应用于欧洲的临床医学。

王吉民④先生和傅维康⑤先生于1963年出版了《中国医学外文著述书目》，书中列述了1656至1962年长达300多年的时间里中外出版社出版的各类有关中国医药发展各个领域的外文书籍。全书共收录各国语言的相关书籍、期刊、报告、指南等各类出版物共计433种。其中，通论42种，医史42种，脉学8种，临床各科24种，针灸98种，药学58种，卫生保健24种，书刊69种，传记33种，其他35种。《中国医学外文著述书目》中所列书目并不全面，但在当时检索手段落后的情况下，王、傅二位先辈能够统计出国内外出版的各类中国医学相关出版物的大致数量，也实属不易。他们的工作也为我们进一步研究中医药文化外译奠定了良好的基础。

从事中国医史文献研究的邱玏博士将中医古籍的英译史分为四个重要的发展阶段：起步阶段（18世纪中叶—19世纪末）；缓慢发展阶段（1900年—1950年）；理论初探阶段（1951年—1991年）；理论争鸣阶段（1992年至今）。

---

① 市舶司：中国在唐、宋、元及明初在各海港设立的海上对外贸易管理机构，相当于现在的海关。
② 金礼蒙：朝鲜医学家，于1445年依据明代以前50多种中、朝古医学文献汇编了《医方类聚》。
③ 许浚（1546—1615），字清源，号龟岩，是朝鲜宣祖及光海君时期的名医，著有著名医书《东医宝鉴》，在历史上占有极其重要的地位。
④ 王吉民（1889—1972），又名嘉祥，号芯心，中国医史学家，曾任中华医学会副会长。
⑤ 傅维康：教授、主任医师，著名医史学家。

（邱玏，2011：149-152）李照国教授在《中医对外翻译三百年析》一文中将中医的外译史分为五个阶段：①中医对欧翻译的初始时期（1640—1899），以来华传教士将中医译成欧洲各国文字为主；②中医翻译与研究在西方深入发展时期（1900—1949），中国学者开始直接参与中医的对外翻译工作，提高了翻译的准确性。此间共有200部有关中医的书籍和杂志问世；③解放初至"文化大革命"结束时期（1950—1976），中医在西方的翻译和研究活动并未因政治气候的影响而中断，在国内的翻译工作也有一定进展，此间共有91部中医译著在西方和中国国内出版；④中医对外翻译工作的广泛开展期（1977—1989），此间中医翻译工作的重心转向了国内，我国的翻译工作者成为中医翻译队伍的主力军；⑤构建中医翻译理论体系和设计中医名词术语翻译标准化模式的时期（1990年至今），国内外中医标准化工作、中医翻译理论研究工作取得较大进展，一些中医相关的协会和翻译委员会相继成立。（李照国，1997：39-40）邱玏博士在其博士论文中研究的是"英译史"，而李照国教授在《中医对外翻译三百年析》一文中研究的是"外译史"，但可看出，两位学者的阶段划分相差不大。在19世纪末之前，我国传统中医文化对欧洲的传播以西方传教士的译介为主，欧洲各国对华的传教活动是文化侵略的一种形式。这些传教士在将西方天主教、新教介绍给中国的同时也作为传教手段向中国传播了西方的科学技术，各教团通过设立教会学校、医院、图书馆等方式传播教义。在众多传教手段中，"医学传教"收到了较好的效果。这些医学传教士们在向中国译介西医的同时也将中医的部分理论带回到自己的国家，成为中医的海外最早传播者。为方便起见，笔者将17世纪初至20世纪末的中医英译史以世纪为单位进行划分，简述各阶段的中医英文编、译著情况。

一、17—18世纪：中医英文译介的起步阶段

中西方的医学交流活动始于西方传教士的来华传教。早在明朝万历年间，意大利天主教耶稣会传教士利玛窦（Matteo Ricci，1552—1610）来中国传教，为中国悠久的文化所吸引。他在向中国人传授西方的天文、数学、地理知识的同时也不忘向欧洲国家介绍中国悠久的传统文化，成为第一位阅读中国文学并对中国典籍进行钻研的西方学者。1615年，法国汉学家、传教士金尼阁（Nicolas Trigault，1577—1628）在德意志的奥格斯堡出版社出版了他以拉丁文翻译并增写的《利玛窦中国札记》（*Regni Chinensis Descriptio*）。1953年，美国兰登书屋出版了该书的英文版，英文名为*China in the Sixteenth Century: The*

Journals of Mathew Ricci，1583—1610，译者为路易斯·J. 加拉格尔（Louis J. Gallagher）。在该书"第五章：关于中国人的人文科学、自然科学及穴位的运用"中，利玛窦以总体褒奖的口吻对中国的传统医学做出了如下介绍和评价："中国的医疗技术的方法与我们所习惯的大为不同。他们按脉的方法和我们的一样，治病也相当成功。一般说来，他们用的药物非常简单，例如草药或根茎等诸如此类的东西。"（利玛窦、金尼阁著，何高济等译，1983：34）在此时期内，有两位为中医西传做出杰出贡献的人物不能不提，他们分别是德国传教士邓玉函和波兰传教士卜弥格。

邓玉函（Johann Schreck，1576—1630），天主教耶稣会德国传教士，天文学家、医学家、力学家、机械学家。1618年来华传教，1630年病逝于北京。1621年，邓玉函撰译成《泰西人身说概》共两卷，是在中国最早介绍西方生理学、解剖学知识的书籍。邓玉函在中国介绍西方医学的同时，也在向西方介绍中国古老而神奇的中医理论与知识。

卜弥格（Michel Boym，1612—1659）。卜弥格1645年来华时中国正处于一个大动荡、大变革的时代。1651年，卜弥格受永历皇太后之托出使罗马，以求得到罗马教廷和欧洲天主教势力对永历朝廷的援助。1659年8月，卜弥格死在广西与交趾①的边境。卜弥格的著述涉及多个领域，包括《中国地图册》《中国植物志》《中国医药概说》《中国诊脉秘法》。

1800年之前有关中国医学的英文编、译著可谓凤毛麟角。根据李经纬教授转引自马堪温教授的内容，18世纪初到鸦片战争期间，"西方研究、出版中医学方面书籍的数量开始增多，共60余种，其中有针灸术47种，其中法国占22种。"（李经纬，1998：313）

在此期间对于有关中医的编著，《中国医学外文著述书目》中只收录了布绍夫（Hermann Busschof）撰写的《痛风论文集》（*Treatise of the Gout*）（1676年伦敦出版）和弗洛伊尔②（John Floyer）编写的《医生诊脉的表》（*The Physician's Pulse-Watch*）（1707年伦敦出版）两部。

---

① "交趾"，本是古代北方中原人在古籍中描述"南蛮"民族风俗的词，后来用于指代南蛮人所居的区域。直到汉代，象郡南部专门辟出一块设"交趾"郡，即今越南北部红河三角洲地区。

② 弗洛伊尔：17世纪末的英国医生。他受卜弥格译述的中医脉学的启示，致力于脉搏研究，并把卜弥格译述中医学的拉丁文稿译成英文，连同他自己所著的《医生诊脉表》书于康熙四十六年（1707年）在伦敦出版。

西方学界对中医典籍的翻译最早出现于18世纪上半叶。据王吉民先生所撰《中国医史文献展览会展览品目录》（1937）和《中国医学外文著述书目》（1963）的统计，早在18世纪30年代，国外便有两译者译成五代时高阳生[1]（托名王叔和）的《脉诀》。一为"卜罗氏"（E. Brookes）的四卷本，1736年出版，另一为"克非氏"（Caves）的二卷本，1738年初版，1741年再版。

二、19世纪：传教士中医英文译介的发展阶段

进入19世纪以后，国外出版的中医相关的英文著述大幅度增加。据《中国医学外文著述书目》一书的统计，在1800—1900年期间，国内外出版的编著23部，译著5部，这些作品绝大部分由外国学者完成，个别著述由中外学者共同完成，其中包括费司门拿[2]所译《张机脉学》（*The Pulse-bore of Changke*，其中的"pulse-bore"疑为"pulse-lore"之误）、1866年刊于嘉力森（嘉立森）所著《世界医史》（*History of Medicine*）、德贞译《医林改错》（*A Modern Chinese Anatomist*，部分刊于博医会报1893年第7卷第245面；部分刊于1894年博医会报第8卷第1面）、德贞据明代高濂[3]所撰《遵生八笺》编译的《功夫：医学体操》（*Kung Fu, Taoist Medical Gymnastics*，1895年天津出版社出版）、马士敦[4]与"刘医师"合译清代亟斋居士[5]所著《达生篇》（*A Chinese Household Manual of Obstetrics*，1923年刊于美国《医史》杂志第5卷第3期）、翟理斯译南宋宋慈所著《洗冤录》[*Hsi Yuan Lu*，1875年分期刊载于《中国评论》（*China Review*），1924年全书重刊于英国皇家医学会杂志（*Proceedings of the Royal Society of Medicine*）第17卷第59-107页]、毕华德[6]（H. T. Pi）译孙思邈所著《银海精微》[*A Resume of an Ancient Chinese Treatise on Ophthalmology*（*Yin Hai Ching Wei*），刊载于1931年《中华医学杂志》第17卷第1期眼科专号]、伊博恩（B. E. Read）所译明代李时珍所著《本草纲目》（*Chinese Materia Medica*）的部分章节（20世纪三四十年代北平出版），等等。

---

① 高阳生，六朝时人，《王叔和脉诀》多被认为是高阳生的托名著作。
② 费司门拿（August Pfizmaier，1808—1887），也译作菲茨迈耶，19世纪中期奥地利汉学家。曾把《史记》24卷译成德文，这也是《史记》最早的德文译介本。
③ 高濂，字深甫，号瑞南，明万历年间的名士、戏曲家、养生家及书籍收藏家。
④ 马士敦（J. P. Maxwell），英国长老会传教医师。他于1898年左右来到福建南部（永春医院和漳浦医院），并在那里度过了大部分职业生涯。1919年，马士敦博士离开永春医院，北上受聘为北京协和医学院妇产科主任，一直到回英国。
⑤ 亟斋居士，清代妇产科医生。
⑥ 毕华德（1891—1966），字懋修，眼科学家、医学教育家、中国现代眼科学的主要奠基人。

此一时期内最有影响力的中医领域的西方译（著）者是英国汉学家德贞（John Dudgeon）和另一位英国汉学家翟理斯（Herbert Allen Giles）。

德贞（John Dudgeon，1837—1901，字子固，又名德约翰）英国苏格兰格拉斯哥人，英国医生，汉学家。1863年受伦敦会派遣来华行医传教。1865年，德贞在北京创办双旗杆医院（即今天协和医院的前身），为无数中国的贫穷病人解除了病痛，被誉为"京城良医"。1871年被聘为京师同文馆第一任生理学与医学教习，1884年宣布脱离伦敦会，以"英医德贞"身份在京城生活、工作、出诊、教学，为报刊写医学专栏，并开设鸦片戒烟所。

翟理斯（Herbert Allen Giles，1845—1935），汉学家、前英国驻华外交官。曾在剑桥大学做中文教授达35年之久。他修改了威妥玛建立的汉语罗马化体系，形成了广为人知的威妥玛拼音。一生翻译了许多孔子、老子、庄子等中国古代思想家著作及《三字经》《千字文》等中国传统识字教材，并编著了《中国文学史》《华英辞典》等颇有影响力的书籍。翟理斯著作中最值得一提的是他的《洗冤录》英译本。该译本于1875年分期刊载于《中国评论》（*China Review*）上并引起巨大轰动；1924年全书重刊于《英国皇家医学会杂志》（*Proceedings of the Royal Society of Medicine*）第17卷第59~107页的"医史论文"栏；后由英国John Bale，Sons & Danielsson Ltd.出版发行单行本。该译本成为最有影响力的一个译本，得到了医学界的广泛认可。

三、20世纪初—"文化大革命"前：中国译者开始参与译介的阶段

20世纪初至"文化大革命"前是中医药文化外译的国内初步发展时期。随着国内民众对我国民族医药文化对外宣介意识的提高，加之中国出版业的快速发展，越来越多的中国学者开始用英文编著或翻译中医书籍，打破了以往中医药译介工作基本由外国译者独揽的被动局面。

通过对王吉民、傅维康合编的《中国医学外文著述书目》中信息的统计发现，在此一时期内出版的中医相关书籍中，除一部未注明作者外，有27部是由外国人士译著（注：由一人出版的系列著作在此处按多部计算），且这些著作多是在国外出版；完全由中国人独立承担的著作有3部：《中国医史》（*History of Chinese Medicine*，王吉民、伍连德合著，1932年天津出版）、《太极拳的功效和实际应用》（*T'ai-Chi C'huan, Its Effects and Practical Applications*，陈炎林著，1947年上海出版）、《内经，中医的经典著作》（*Nei Ching, the Chinese Canon of Medicine*，黄雯著，1950年《中华医学杂志》医史专号单行本）；

中、外人士合作出版的著作也有3部：《中国医生的秘诀》（*Secrets of Chinese Physicians*，1943年美国出版）、《广州草药店的药材》（*The Flora of a Canton Herb Shop*，F. A. McClure与Hwang Tsui-mae合著，1934年广州出版）、《本草新注》[*Chinese Medicinal Plants from the Pen Ts'ao Kang Mu*，Bernard Emms Read（伊博恩）与 J. C. Liu（刘汝强）合著，1935年北平出版]。

另外，从出版著作的内容来看，该时期内的译作中出现了更多对中医典籍的译介作品。此段时期内的主要译著者包括：伊博恩（《本草纲目》）、翟理斯（《洗冤录》）、李约瑟（《中国科学技术史》）、王吉民、伍连德（《中国医史》）等。

伊博恩（Bernard Emms Read，1887—1949），英国伦敦会传教士，1909年获伦敦大学专业科学硕士学位，1918年和1924年先后获美国耶鲁大学硕士和博士学位。1916至1917年期间在美国约翰·霍普金斯大学学习医学。伊博恩1909年来华，在北京传教。1925年任北京协和医学院药物学副教授。1927年任教授兼药剂学科主任。1935年后任上海雷士德药学研究所病理科主任及亚洲学会华北分会副会长。伊博恩在中国生活多年，1949年在上海逝世，多年来通过对中医的研究和实践，他能够亲身体会到中医药在治病养生上的神奇疗效，能够给予中医较为公正的评价。

李约瑟（Joseph Terence Montgomery Needham，1900—1995），英国著名科学史家、中国科技史研究专家、英国学术院院士、中科院外籍院士。曾任联合国教科文组织自然科学部首任主任、英中了解协会首届会长等职。1943年曾作为英中科学合作馆馆长来华援助抗日战争。他花费近50年时间编写完成了多卷本《中国科学技术史》，系统介绍了中国古代科学技术的辉煌成就及对世界文明做出的伟大贡献。

王吉民和伍连德[①]为中国传统医药事业的发展以及中医药文化的海外传播做出了历史性的巨大贡献。二人合作撰写了历史性巨著《中国医史》英文本（*History of Chinese Medicine*）。该书是中国历史上第一部用英文写成的介绍中国医学历史成就的著作。

20世纪30年代以前，我国国内研究中医医学史的著述很少，用英文写就的文献显得尤其宝贵。由于缺乏对中国文化的认识，外国人阐述中医史多有讹

---

① 伍连德（1879—1960），字星联，籍贯广东广州新宁。著名医学家、公共卫生学家，检疫与防疫事业的先驱，为中国的现代医学建设与医学教育、公共卫生和传染病学做出了开创性贡献。

误，不利于向外国读者呈现一个真实全面的中医医学发展状况。为了弥补此领域研究与海外传播的不足，王吉民先生和伍连德先生决定担此重任。王吉民和伍连德洋洋洒洒数百万言撰写《中国医史》，其艰辛的程度可想而知。能够支撑他们做到这一点的无疑是他们浓浓的爱国情结。我国著名医史学家傅维康教授曾撰文提起过王、伍二位先生合著《中国医史》的动力来源：1916年前后，当伍连德先生浏览了美国医史学家嘉立森（F. H. Garrison）编著的《医学史》一书后发现这部厚达700多页的世界医学史著述中介绍中医的文字竟然不满一页纸，且对中医做出了不正确的评价，于是致函给嘉立森询问此事，得到的答复竟是由于缺乏足够的英文资料借以参考，因此寥寥数言，实为不得已而为之。收到回复后伍连德受到的触动很大，随即向好友王吉民说明此事，两位先生正是怀着这种强烈的民族责任感才下定决心编写一部全面介绍中医发展成就的英文版中医史。（傅维康，2008：72）

美国学者伊尔扎·威斯（Ilza Veith，1912—2013）是世界上第一位真正意义上翻译《黄帝内经》的人。她于1945—1949年间译出了《黄帝内经·素问》的前34章，书名为 *Yellow Emperor's Classic of Internal Medicine*，书中附有简介、附录、参考文献等。翻译过程中采用的手段有：英文加汉语夹注、音译加英文夹注、音译加汉英夹注、脚注等。伊尔扎·威斯女士生前曾是美国加利福尼亚大学生命科学和精神病史系终身荣誉教授，精通五国语言，包括中文和日文。翻译《黄帝内经》时为美国约翰·霍普金斯大学医学史研究所（Institute of the History of Medicine of the Johns Hopkins University）的博士生，她的这个英译本是她的博士学位论文。此前美国一位已故有机化学家林达沃（J. W. Lindau）曾尝试翻译《黄帝内经》，但遗憾的是，直到他1942年去世译稿一直未完成，但留下了大量译作手稿。威斯是在时任约翰·霍普金斯大学医学史研究所所长的亨利·西格里斯先生（Henry E. Sigerist，1891—1957）的建议下担此翻译重任的。

在我国国内，1936年之前也曾有王吉民先生尝试翻译过此书，但仅仅译出了《黄帝内经·素问》部分的第一篇"上古天真论篇第一"。后来在1950年又有时任广州孙逸仙医学院院长的黄雯先生译出《黄帝内经·素问》的少量章节，题为《内经，中医的经典著作》（*Nei Ching, the Chinese Canon of Medicine*），刊登于1950年出版的中华医学杂志医史专号单行本上。但由于这两位译者所译内容不多，还算不上真正意义上的《黄帝内经·素问》译本。

四、"文化大革命"—80年代末：中医译者广泛参与及中医翻译理论初探阶段

1966年至1976年"文化大革命"期间，由于政治运动的影响加之与西方国家交往活动的减少，我国中医药文本外译工作受到了重大影响。然而，中医文化在国际上的影响力在此期间仍有一定的发展。1972年美国总统尼克松访华，我国针刺麻醉术因美国随行记者阑尾炎手术及术后成功利用针刺麻醉而轰动全世界，从此以后我国传统的针灸治疗逐渐风靡世界各国。中医药文化英译工作的大发展是自"文化大革命"结束开始的。"文化大革命"后经济的恢复与对外文化交流活动的增加使中医典籍及中医药文化对外译介工作逐渐走向正轨，先后出现了一批中医药典籍的英译作品，中医相关的国际学术交流活动和中医英译研究工作逐年增加，国内还创办了一些英文期刊对外介绍我国中医药的发展状况。中医英译教材与中医名词术语汉英词典等工具书也不断涌现，为我国国内及国际中医人才的培养创造了更加有利的条件。在国际上，中医文化以及中医的疗效得到了越来越多国家的关注，世界各国翻译出版中医相关著作的活动实现了空前的繁荣，要想准确统计出在此期间我国国内及外国翻译、编辑出版的大量英文书籍数量已经变得非常困难了。按照李照国教授的划分方法，此一时期是我国中医对外翻译工作的广泛开展时期，主要特征表现在如下三个方面：①翻译工作的中心转移到中国，中国译者成为中医翻译队伍的主力军；②翻译工作表现出明显的广泛性和系统性；③翻译由实践转向理论总结。（李照国，1997：40）

为满足国内中医文献的英译工作需求，自20世纪80年代初起，我国国内先后出版了数量繁多的中医名词术语汉英翻译词典，中医名词术语标准化工作逐步被提上议事日程。此一时期内出版的较有影响力的中医词典有：谢竹藩、黄孝楷编著的《汉英常用中医药词典》（1980年北京医学院出版社出版）、帅学忠编著的《汉英双解常用中医名词术语》（1983年湖南科学技术出版社出版）、欧明编著的《汉英中医词典》（1986年广东科技出版社与三联书店香港分店联合出版）等。另外，北京医学院还于1984年在商务印书馆（香港）有限公司出版了汉英对照版的《中医药词典》，词典中分"阴阳""五行""脏腑""诊断""病症""治则""药名""方剂""针法穴位"等不同板块，用英文介绍这些中医名词术语。

在欧洲，这一时期内为中医药文化的海外传播做出巨大贡献的外国人士

中，必须要提到的一个人便是满晰博教授。满晰博（Manfred Porkert，1933—2015），也译为"曼福瑞德·波克特"，德国中医研究专家，1975至1996年供职于慕尼黑大学东亚研究所。他学贯中西，通晓德、英、拉丁、中、法等多种语言，是中国道教引发了他对中医学的兴趣。与国外一些仅从医学史的角度研究中医的学者不同，满晰博教授是一位将"中医"当作科学来研究的学者。在世界范围内对"中医是否科学"的论战中，满晰博教授始终坚信"中医不仅是'经验医学'，而且是成熟的、完整的科学体系，是一切生命科学的典范"（翁振葆，2006）。

满晰博教授认为，中医理论的艰深难懂是制约中医药海外传播的关键因素。他的著作《中医学》《中医方剂学》《中医针灸学》《中医诊断学》已被翻译成多种文字出版。他所著的《中医学理论基础》不仅风靡欧美，而且因深刻的理论探讨而赢得西方哲学界与自然科学界的广泛关注。他一生曾撰写过多部中医专著，涉及诊断、药理、处方、治疗等多个领域，并撰写中医论文上百篇。

在北美地区，另有一位为中医典籍翻译及海外传播事业做出卓著贡献的人士，他就是《黄帝内经》及《难经》的译者吕聪明博士。吕聪明（Lu C. Henry）是一位华裔加拿大籍中医医师，加拿大阿尔伯塔大学博士毕业，长期从事中医教学工作。他是加拿大太平洋中医学院（Chinese College of Acupuncture and Herbology）的创办者，所翻译《黄帝内经》及《难经》的全译本行文简洁流畅，长于较简洁明了地阐释中医医理。除《黄帝内经》及《难经》全译本外，吕聪明博士还编著了大量中医相关的书籍，领域涉及中医一般理论、临床实践、专题研究、执业医师考试指导等。本书第五章各译者文本对比分析部分还有对吕聪明先生更为详细的介绍，在此不予详细展开。

在20世纪90年代以前，我国国内出版的探讨中医翻译理论的书籍还非常少。根据笔者的调查，只发现了一本出版于1988年名为《中医英译技巧》的小册子，而且是以内部交流的形式出版，作者为欧明、李衍文、黄月中和赖世隆，是几位著者合作研究成果的汇编（部分文章为已在学术杂志公开发表的文章）。该书篇幅不长，但涉及了备受关注的名词术语翻译、药名翻译、中医学术论文撰写等方面。其中欧明教授是我国国内知名的中医英语翻译家，他于20世纪80年代主编的《汉英中医词典》是我国当时为数不多的几部中医词典中较为权威的一部，为早期我国的中医翻译工作做出了开创性贡献。

五、90年代初至今：理论争鸣阶段

进入20世纪90年代以后，随着我国不断扩大对外开放，中医药疗法尤其是针灸治疗越来越受到世界许多国家政府和民众的关注和认可，一些国家通过立法确立了中医在本国的合法地位，各国民众学习中医、接受中医治疗成为一种时尚，我国的中医药文献翻译与研究工作也因此迎来了繁荣期。翻译界学者们纷纷著书立说，在以往翻译实践的基础上，积极探讨中医药文化外译中出现的翻译问题，探讨翻译策略，中医翻译领域进入理论争鸣的阶段。

自20世纪90年代以来，尤其是2000年以后，中医典籍英译工作和中医翻译理论探讨工作得到了快速发展。在国内，2000年至2003年期间，罗希文先生所译《伤寒论》（*Treatise on Febrile Disease Caused by Cold*）和《本草纲目》（*Compendium of Meteria Medica*）相继完成并出版；2005年至2017年期间，李照国教授所译《黄帝内经·素问》（*Yellow Emperor's Canon—Plain Conversation*）、《黄帝内经·灵枢》（*Yellow Emperor's Canon of Medicine—Spiritual Pivot*）、《金匮要略》（*Essentials of the Golden Cabinet*）、《伤寒论》（*On Cold Damage*）、《神农本草经》（*Agriculture God's Canon of Materia Medica*）、《黄帝外经》（*Yellow Emperor's External Canon of Medicine*）相继出版。另外，张光霁于2003年出版了《金匮要略》英文版（上海科学技术出版社）；黄海于2005年出版了《伤寒论入门》英文版（*Introduction on Treatise on Exogenous Febrile Disease*，上海中医药大学出版社）。

在海外，中医典籍英译的出版数量也很可观。根据邱玏博士统计，1992年至2007年期间，仅美国蓝罂粟出版社（Blue Poppy Press）出版的中医典籍英译著作就有9部，而1994年至1999年之间由标登出版社（Paradigm Publications）出版的中医典籍英译著作也有4部。（邱玏，2011：143-144）除此之外，还有布尔（Paul Buell）与安达臣（Eugene N. Anderson）的《饮膳正要》英译本（2000）、美籍华人吴景暖[①]（Jing-Nuan Wu）的《黄帝内经·灵枢》英译本（2002）等多部译著相继问世。

而最令人瞩目的是，2000年之后学界对中医之渊薮《黄帝内经·素问》的翻译热情最为高涨。在现有的9个英译本中，除威斯女士的节译本于1949年翻译出版、吕聪明博士的全译本于1978年翻译出版、倪懋兴的编译本于1995年

---

① 吴景暖（1933—2002，一说中文名字为胡振南），居住于美国华盛顿特区的中医针灸师、画家。年轻时由中国移民美国，毕业于哈佛大学，1973年在华盛顿特区成立了一家道医诊所。

翻译出版外，其他6个译本都是在进入21世纪以后陆续翻译完成的，它们分别是：朱明编译本（2001）、李照国全译本（2005）、罗希文节译本（2009）、吴连胜、吴奇父子全译本（2010）、文树德全译本（2011）和杨明山全译本（2015），由此足以看出学界对这部医学经典的重视程度。根据王银泉等学者的最新考证，迄今为止《黄帝内经》的英译本共有20个（共计18位中外译者，包括《素问》和《灵枢》各自的译本）。（王银泉、余静等，2020：17）

伴随着中医典籍外译工作的加强，我国中医名词术语英译词典的编著工作也迎来了大发展。自进入21世纪以来，我国国内和国际组织出版的中医名词术语汉英词典及相关著述总数多达30余部，为中医典籍外译工作提供了大力的支持。但由于名词译法不一致的现象也非常普遍，在一定程度上仍制约着我国中医外译工作的发展。

另外，我国国内中医翻译理论研究也得到了长足的发展。较早专注于中医药翻译研究的国内学者是李照国教授。1993年，李照国出版了他的第一本探讨中医翻译理论的专著《中医翻译导论》，书中作者重点表达了"薄文重医""求同存异"和"保持特色"等翻译思想。所谓"薄文重医"，即中医文本的翻译要侧重译文的"达意"性而非文学性。在文学性与通顺性不可兼得的情况下，如果一味照顾文学性，就会丢掉更重要的东西——"通顺"，译者不必为放弃原文修辞手段而惋惜。对于"求同存异"，李照国教授不赞同在翻译脏腑、疾病等名称时过度强调中西医学概念的差异性而使用过于异化的手法来处理这些词汇，比如，西医中的heart只有解剖学概念，负责全身的血液流通；而中医所说的"心"则不仅"主血脉"，还"主神志"，但我们不应因为这种差异性而不将"心"翻译为"heart"，因为"这样做的结果只能是将中医孤立起来，使之裹足不前"（李照国，1993：53-54）。对于"保持特色"，李照国教授主张利用"语言国情学"的观点指导中医药文化翻译，即我们要相信，在一国语言中的绝大部分词语，在另一国语言中都能找到"对应词"，"因此中国人对某个生理现象和病理变化的称呼在其他民族的语言中也应该能找到对应的说法，这是毫无疑问的"（李照国，1993：54）。而毕竟有少量词汇在其他文化中是找不到对应词的，恰恰是这些"少量词汇"反映着一个国家和民族的特色，译者应使译法尽量保持本民族、本文化自己的特色，将它们音译为汉语拼音并附加必要的注解，而不应不管原文含意如何照直翻译过去。李照国教授自20世纪90年代初起至今在中医药文化英译方面一直笔耕不辍，在此领域中成果卓著。

从21世纪初开始，我国中医英译理论研究工作进入高速发展的时期。除李照国教授不断推出的中医英译理论相关著述外，也有一批相关著述相继出版，包括岁磊的《现代中医药学汉英翻译技巧》（2004）、姚欣的《中医英译史》（2011）、中医英语翻译与教学研究编写组编的《中医英语翻译与教学研究》（2013）、高晓薇、赵玉闪的《中医翻译研究》（2014）、陈可冀主编的《中医英译思考与实践》（2015）、唐韧的《中医跨文化传播——中医术语翻译的修辞和语言挑战》（2015）、邹德芳的《基于中医英语语料库的中医英语翻译研究》（2016）、周恩的《中医英语能力研究》（2017）、范越等人的《中医英译与英文论文写作》（2017）、王曦等人的《现代化中医药常用术语英译》（2017）、张海洋的《中医英译与英文论文写作》（2017）、李成华的《中医藏象术语的隐喻认知及英译研究》（2020），等等。

另外，国内各类中医英译学术研讨会也将与会学者提交的学术论文汇编成册，有的还以图书的形式编辑出版。比如，2012年12月在广州召开的"2012中华中医药学会翻译分会学术年会暨第三届全国中医药院校英语教学及人才培养高层论坛"将12篇优质学术论文汇编出版。另外，世界中医药学会联合会翻译专业委员会自2008年8月2日成立以来，每年将年会中各与会专家学者的学术论文汇编成册，以内部交流的形式印刷出来分发给与会代表，这些学术文章也大多具有较高的学术水平和独到的见解，为我国中医药文化英译工作提供了一份宝贵的学术研究资料。

陈可冀教授于2015年主编的《中医英译思考与实践》是将国内知名中医翻译学者自20世纪90年代初起主要载于《中国中西医结合杂志》上的中医翻译论文汇编成册的论文集。

唐韧的《中医跨文化传播——中医术语翻译的修辞和语言挑战》（2015）一书从跨文化传播的角度探讨中医药名词术语的翻译问题。作者借用韦努蒂（Lawrence Venuti）的异化（foreignizing）和归化（domesticating），即源语导向翻译（source-oriented translation）和目的语导向翻译（target-oriented translation）理论，通过对西方语言中拉丁文医学术语向德语和英语的翻译实践研究，从中得到启示。作者的基本观点是，中医术语外译中采用音译和直接借用目的语中的现有词汇来翻译均不具合理性，而采用源语导向翻译（借用和借译）更为可行，"此方法无论是理论上还是实践中都是被期望的，甚至是必要的，故中医术语英译采用此法可行且必要"。（唐韧，2015：47）整体而言，该书建议采用字面直译对等语的方式，与英国学者魏迺杰的观点大体一致。

周恩的《中医翻译能力研究》主要从促进中医药国际化发展的视角来探讨我国中医翻译人才的培养问题。作者通过对中医翻译历史和学术成就的梳理分析了中医翻译的标准与面临的瓶颈，并指出了当前我国开展中医人才培养工作的必要性和紧迫性。然后通过对国内外翻译能力培养模式以及市场对医学翻译职业能力需求的调查深入探讨了中医翻译能力模式的构成要素，从双语能力、翻译专业技能、中医专业知识、信息技术能力、策略能力以及翻译服务能力等各个方面探讨了中医翻译能力培养的必备条件。书的最后提出了作者对翻译教学的建议。

自进入21世纪以来，我国在中医典籍英译研究方面发展迅速。截至2022年11月底，在"中国知网"上可检索到的以"中医"和"英译"为关键词的学术文章共2 031篇，其中以"中医名词术语英译"为主题的有514篇，以"翻译策略"为主题的有604篇，以"《黄帝内经》翻译"为主题的有455篇。这些论文既有借助传播学理论，对国家"一带一路"倡议以及"中国文化走出去"战略背景下中医药翻译进行的宏观探讨，也有从翻译学、语言学、阐释学、修辞学、美学等角度对文本进行的微观分析。从跨文化传播视角展开研究的论文数量不多且大多只偏重宏观，缺乏足够的微观研究结果作为支撑。中国知网上可检索到的中医英译相关学位论文共328篇，其中硕士学位论文307篇，博士学位论文21篇。这些学位论文主要涉及翻译学、语言学、传播学、阐释学、文化视角和实践报告六个研究领域，超过三分之二的论文从语言学视角进行研究，未涉及读者接受度和跨文化传播问题。

在21篇中医英译相关的博士学位论文中（详见表2-1），从中医术语英译角度展开的研究较多，共10篇。其次是从文本翻译策略角度展开的研究，共5篇。在宏观方面，研究中医英译史的论文有4篇，而研究宏观翻译及教学策略的论文有2篇。可见，从宏观和微观两个层面共同开展的研究还不是太普遍。传播学和阐释学在该领域研究中均致力于降低读者的阅读难度，减少信息传播中的"噪音"，两视角之间具有较高的共性。传播学视角侧重于宏观，阐释学视角侧重于微观；传播学侧重于过程研究，而阐释学侧重于手段研究，二者之间存在着明显的互补关系。

表2-1　"中医英译"相关博士论文统计

研究问题	博士论文题目	作者	完成年份
中医术语翻译研究	近30年中医名词术语英译标准化的历程	洪梅	2008
	中医藏象学说基本术语英译标准的对比研究	刘宁 （辽宁中医药大学）	2012
	《黄帝内经》一词多义的认知研究	赵丽梅 （上海外国语大学）	2013
	基于《黄帝内经》两种全译本中刺血疗法的英译比较	李之怡 （广州中医药大学）	2013
	中医病因学基本术语英文翻译标准的对比研究	宋海英 （辽宁中医药大学）	2013
	"接受理论"视阈下《黄帝内经》两译本中脑系疾病的英译研究	贺娜娜 （广州中医药大学）	2015
	中医舌诊术语翻译的标准化研究	孟宪友 （广州中医药大学）	2016
	藏象术语的隐喻认知及其英译研究	李成华 （山东中医药大学）	2016
	基于范畴理论的《黄帝内经》情志术语翻译研究	杨渝 （上海中医药大学）	2019
	中医学核心术语及主要术语部件的英译标准化研究	崔昶旭 （中国中医科学院）	2022
中医外译史研究	中医古籍英译历史的初步研究	邱玏 （中国中医科学院）	2011
	近代传教士中医译介活动及其影响研究	范延妮 （山东中医药大学）	2015
	中医英译史梳理与存在问题研究	付明明 （黑龙江中医药大学）	2016
	《本草纲目》在欧洲的流传研究	付璐 （中国中医科学院）	2020
微观翻译策略	中医典籍的文化内涵与中医典籍英译 ——《黄帝内经素问》英译研究	兰凤利 （上海中医药大学）	2005
	多元系统理论视角下《伤寒论》英译的比较研究	昊飞飞	2012
	生态翻译学视域下多文本中《伤寒论》英译探讨	杨乐 （南京中医药大学）	2014

研究问题	博士论文题目	作者	完成年份
微观翻译策略	中医典籍英译策略的探讨和研究	江楠（广州中医药大学）	2015
	《金匮要略》英译本的对比研究	郭添枫（广州中医药大学）	2018
宏观翻译策略	中医翻译能力模式与翻译教学对策研究	周恩（上海外国语大学）	2016
	生态学视角下中医典籍英译系统的主体间关系分析	梁家甜（广州中医药大学）	2019

第三节　本章小结

通过本章的分析可见，中医药英译工作自17世纪以来经历了漫长而缓慢的发展历程，在20世纪以前主要是西方传教士对中医的零星翻译介绍。直到20世纪80年代以后，我国国内的中医英译工作才逐渐加快发展的步伐，目前国内出版的中医英译研究专著已不下数十部，另有每年以研讨会论文集等形式出版的若干探讨中医英译的出版物。研究中医药文化翻译乃至《黄帝内经》等中医典籍翻译的期刊论文、硕士学位论文也已为数不少，体现出学界对中医药文化对外译介研究的逐步重视，但相关领域的博士学位论文数量还不算多。

第 三 章

中医药文化英译"噪音"源及"降噪"策略研究

近代以来，随着西方传教士的来华以及海外华人的足迹遍布世界各个角落，中医药文化的海外传播活动日益频繁。尤其自改革开放以来，我国非常重视中医药文化的历史传承与海外传播工作，中医药已得到世界上越来越多民众的认可。在看到当今所取得的一系列成绩的同时，我们也应该认识到，由于诸多历史和现实的原因，中医药文化的海外译介工作仍处于一个起步阶段，目前的当务之急是研究如何以更有效的方式将我国的中医典籍译介给西方读者。而从传播学的角度看，译介工作目前仍面临诸多困难。

第一节 传播学中的"降噪"理论

传统译论主要是从语言学的视角出发，强调译者要忠实于原文的内容，译作要符合原作者的意图，实现译文信息与原文信息意义上的"对等"。但后来人们发现，由于文本写作年代、社会背景、写作目的等多方面的差异，要做到译文在内容上完全忠实于原文是非常困难的，而且即使基本实现了这种"忠实"，其译作在读者接受度方面也会大打折扣，无法实现预期的传播效果；此外，中医药英译属科技翻译的范畴，翻译时自然要力求信息传达的准确性。如何在翻译中兼顾准确性和传播效果是决定中医药文化英译工作成功与否的关键。吕俊、侯向群等认为，"翻译其实是一种信息的传播或交际活动，即communication，是一种跨文化跨语际的信息传播或交际活动"（吕俊，侯向群，2001：1-2），其本质是传播，是一种信息的传播过程。

对中医药文化英译的研究离不开传播学视角，因为它是一种更加注重整体性的研究视角，关注跨文化传播中的各个环节和要素。从传播学的视角研究中医药文本的英译意味着我们不仅要关注微观层面上的"对等"，更要关注翻译过程的传输策略以及目标读者对信息的接受度。从这种意义上说，中医药文本英译的传播学研究已经由传统译论中偏重微观层面转向了宏观与微观的兼顾，是一种更加全面、更加科学的翻译研究视野。中医药文化外宣翻译面对的是语言和文化与中国迥异的外国受众，如果不从外国读者对中医药文化的具体需求和接受度出发研究问题，势必会严重影响传播效果，甚至会造成适得其反的意外结果；当然，从另一方面来说，如果一味追求传播而不在乎信息的准确度，也同样违反了中医药文化对外传播的初衷，传播得越多负面影响越大。由此看来，我们从传播学视角研究中医药文化翻译具有非常明确的目的性，即让外国读者能够真正了解中医，了解真正的中医，纠正他们因历史上及当今西方主流媒体的影响而对中医产生的错误认识，在世界范围内树立起更加良好的中医形象。而提高传播效率，增加信息准确度的问题最终要归结到消除读者阅读障碍和误解的问题上来。因此，中医药文化外宣翻译研究的核心问题是"降噪"问题。

一、传播学发展概述

传播学研究最早产生于20世纪二三十年代的西方国家，40年代该学科体系逐渐走向成熟，涌现出包括拉斯韦尔、卢因、拉扎斯菲尔德、霍夫兰等传播学先驱人物在内的一些著名传播学者。近年来我国国内对传播学的研究也有了长足的发展，除从国外原版引进并译介了大量西方传播学经典书籍之外，我国国内学者也出版了一批具有我国自己特色的传播学专著和教材，这些有关传播学的著述在介绍外国学者观点的同时也结合中国的实际，为我国本土的传播学研究开启了良好的开端。

在外宣及外宣翻译领域，朱穆之、段连城、沈苏儒、黄友义、赵启正、张健等国内知名外宣专家、学者们也都出版了外宣工作及相关翻译方面的著述，各有侧重地指导着我国的外宣翻译实践。1988年段连城出版了《对外传播学初探》；2004年沈苏儒先生出版了《对外传播的理论与实践》，这两部书在我国翻译界产生了巨大的影响，其外宣翻译思想至今仍指导着外宣翻译界的翻译实践与研究工作。

（一）传播学的定义

社会传播现象历史久远。可以说，自从有了人类社会就有了信息的交流与传播活动。人类对传播现象的关注也由来已久，早在古希腊时期，亚里士多德在《修辞学》中就对"对话"行为进行了探讨，提出对话行为涉及"说话的人""所说的话"和"听话的人"三个方面，确立了社会传播行为研究的最初雏形。

"传播学"，顾名思义，是研究信息传播过程及传播效果的一门学科。"传播"作为一个社会学名词，具有它特定的社会传播学含义，其核心内容是"信息共享"。传播学的奠基者之一威尔伯·施拉姆（Wilbur Schramm，1907—1987）认为，传播学研究的是人与人以及与他们所属的集团、组织和社会的"信息共享"的关系。施拉姆给予传播学很高的地位，认为它是社会得以形成的手段。施拉姆认为，"传播"（communication）一词与"社会/社区"（community）一词具有共同的词根，这一点便足以证明两者之间存在着密切关系。没有社会，就不会有传播活动，传播是社会的根本属性。（施拉姆，1984：2-3）田中阳主编的《传播学基础》中将"传播学"定义为"研究人类信息交流的科学"，具体而言就是"研究人类传播活动的发生、发展及其规律的科学"。（田中阳，2009：1）段连城先生强调了传播学的跨学科性，认为"传播学是从心理学、社会学、新闻学和政治学等学科派生出来的一门综合性学科"（段连城，2004：1），并第一次使用了"对外传播学"的表述。郭可教授认为，国际传播活动涉及"政治学、经济学、文化研究以及新闻学、传播学和传播技术"等多个领域，将国际传播分为广义的传播和狭义的传播两种类型。其中广义的国际传播指"国与国之间的外交往来"，而狭义的国际传播则指"以国家、社会为基本单位，'以大众传播为支柱的国与国之间的传播'"。（郭可，2004：4-5）从以上的定义可以看出，无论是"传播学""对外传播学"还是"国际传播学"，其任务都是研究信息的传播过程与传播效果，信息传播的基本功能都是实现"信息共享"。

（二）传播的特征

传播是人类的一项基本社会功能，因此传播学研究涉及人际交流相关的各项学科，包括政治学、经济学、人类学、社会学、心理学、语言学、社会心理学等各个领域，是一门典型的跨学科研究。吕俊、侯向群在其编著的《英汉翻译教程》中给出了较为全面的定义："所谓传播（communication）就是一个系统（信源）通过操纵可选择的符号去影响另一个系统（信宿），这些符号能够通过连接它们的信道得到传播，以达到一种信息的交流和共享。"（吕俊，侯向群，2001：2）具体而言，传播的最本质特征包括以下四个方面：

1. 传播的共享性

"传播"翻译自英语单词communication，而communication一词源自拉丁语的communis，表示"共同分享"，因此"传播"的本质属性就是信息、观念、意见等的共享。信息传播的目的就是要实现信息的共享。施拉姆认为，

"社会是各种关系的总和，在这些关系中，某些信息是共享的。"（施拉姆，1984：4）他从"互动"和"共享"的视角阐释传播学问题，强调"传播的本质是使信息的接收者与信息的发出者在某一特定讯息方面'合拍'"（the essence of communication is getting the receiver and the sender 'tuned' together for a particular message）（Schramm，1954：3）。

2. 传播的目的性

传播是建立和发展良好人与人之间关系的重要渠道，而发展良好人与人之间关系则是传播的根本目的。传播发挥着文化传承与社会教化的功能，其最终目的是为人服务，满足人的需要。因此，中医药文化的海外传播活动应充满人文情怀，关注人的需求，真正做到以人为本。

传播在本质上是传者对受者的影响行为。传播学研究的是人与人之间的关系，通过传播，人们保持既有的社会关系并建立新的社会关系。霍夫兰认为，传播是传播者传递信息以影响受传者行为的过程。施拉姆指出："为了实现他们（指传播者）的目标，他们能选择适合他们目的的信息和以他们认为是最好的方式加以组织。"（施拉姆，1984：52）

3. 传播的双向性

在communication一词中，muni来自拉丁文munus，表示"服务"，而前缀co-表示"共同""共享"。从词源学的角度看，communication表示通过相互交流而实现信息的共享。传播行为离不开传播者和受传者双方的共同参与，因此具有双向性。"控制论"的创立者诺伯特·维纳（Norbert Wiener）在其《控制论》（*Cybernetics*，1948）中研究了信号被噪音干扰时的信号处理问题，首次提出了信息传播的"双向"特质。尽管其研究对象是机械技术方面的信息传输，但它引发了对有关人类社会传播的相关探讨。

从社会传播学的角度看，传播也是一种双向的互动行为。信息的传递总是在传播者和受传者之间进行，任何传播都是通过信息的传播与反馈展开的互动。施拉姆指出："信息返回的过程叫作'反馈'，反馈在传播过程中发挥着极其重要的作用，因为它能告诉我们发出的信息得到了怎样的解读。"（The return process is called feedback, and plays a very important part in communication because it tells us how our messages are being interpreted.）（Schramm, 1954: 9）

4. 传播双方的共通空间——"经验场"

信息传播是一种双向互动的过程，信息传播的成功完成依赖于信息发出者和信息接收者的共同参与。信息发出者会在意发出的信息是否能够被送达接收者那里，接收者是否为发送者旨在送达的对象，发出的信息能否为接收者所理解，以及接收者在收到信息之后会做何反应等一系列的问题。原因是，如果传输的信息不准确，传输的渠道不畅通，接受的对象不适合，接收者的态度不明确，都会影响到信息传输的效果，导致"传而不通"。而实现信息传播的畅通要以传播双方社会、文化背景、思维方式等方面的共通性为前提，这种共通性就是施拉姆所说的"经验场"。

（三）主要代表人物及观点

1. 威尔伯·施拉姆

威尔伯·施拉姆（Wilbur Lang Schramm，1907—1987），传播学的创始人。施拉姆一生共创作传播学著作30余部，最具代表性的包括《大众传播学》（1949）、《大众传播的过程与效果》（1957）、《大众传播的责任》（1957）、《大众传媒与国家发展》（1961）、《传媒、信息与人：人类传播概览》（1973）等。施拉姆在20世纪七八十年代曾多次来华进行学术交流，对当时正在起步的我国传播学研究起到了巨大的推动作用。1984年，中国出版了他的代表作《传播学概论》。该书是施拉姆1973年出版的《传媒、信息与人：人类传播概览》一书的修订本，是他与威廉·波特（William E. Porter）合著的，曾一度在我国掀起了传播学研究的热潮，至今被奉为传播学的经典。

施拉姆最有影响力的文章是他于1954年发表的《传播是怎样运行的》（*How Communication Works*）一文。在施拉姆自己主编的一部传播学论文集《大众传播的过程与效果》（*The Process and Effects of Mass Communication*，伊利诺斯大学出版社1953年版）一书中收录了该文。该文在传播学领域做出的巨大贡献在于它提出了著名的"施拉姆循环模式"（详见图3-1）（因施拉姆的许多观点来自奥斯古德[①]，因此该模式又被称作"奥斯古德-施拉姆模式"）和"经验场"等概念。施拉姆模式强调社会传播的互动性，弥补了以往直线传播模式的缺陷。在该模式中，信源和信宿都是传播的主体，传播的过程是循环往复的，没有起点也没有终点；施拉姆认为，信息传播得以实现的前提是信息的发出者和接收者之间要"合拍"，并借用收音机接收电台节目必须使自身频率与电台发射频率一致作类比来说明"步调一致"的重要性。在人际传播中，只有当信源和信宿之间具有共同的"经验场"时传播才能够实现。

---

① 奥斯古德（William Fogg Osgood，1864—1943），美国数学家。

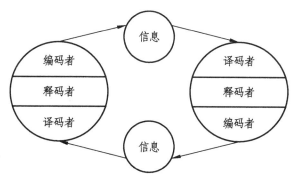

图3-1　施拉姆的循环模式图

2. 哈罗德·拉斯韦尔

哈罗德·拉斯韦尔（Harold D. Lasswell，1902—1978），美国著名政治学家，传播学的奠基人。他16岁时入芝加哥大学学习并于1922年毕业，后又去伦敦大学、日内瓦大学、巴黎大学和柏林大学深造。在柏林期间他学习了弗洛伊德的理论，为自己利用心理学方法研究政治问题奠定了基础。他在1926年获得芝加哥大学的博士学位，1927年正式出版了博士论文《世界大战时期的宣传技术》（*Propaganda Technique in the World War*），在学术界引起巨大反响。该书描述并分析了第一次世界大战中各交战国之间的宣传战，认为宣传能产生很大的社会影响力。

拉斯韦尔著述颇丰，一生共发表著述600余万字。1935年，他与别人合著了《世界革命的宣传》和《宣传与推行》两本书，用科学的方法探讨宣传的本质和规律。他在1948年出版的《思想传播》中的《传播在社会中的结构与功能》一文中创立了"拉斯韦尔模式"，亦称为"5W模式"（详见图3-2）。拉斯韦尔认为传播过程由5部分组成：谁（who）、说了什么（says what）、通过什么渠道（in which channel）、对谁（to whom）、取得了什么效果（with what effects）。

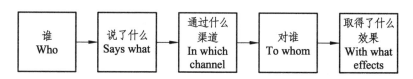

图3-2　拉斯韦尔的"5W"传播模式图

3. 库尔特·卢因

库尔特·卢因（Kurt Lewin，1890—1947，又译库尔特·勒温）是美籍德国社会心理学家，社会心理学的先驱。卢因提出了场动力理论，认为人是一个场（field），人的心理活动是在一种心理场或生活空间里发生的。生活空间（life space）包括个人及其心理环境，一个人的行为取决于这个人和他的环境的相互作用。另外，卢因还提出了著名的"把关人"理论（亦称"守门人"理论）。1947年，卢因在《群体生活的渠道》一书中系统论述了这一理论。他认为，在群体传播过程中存在着一些"把关人"。"把关人"（gatekeeper）是控制信息在信道里流通的个人，只有符合群体规范或把关人价值标准的信息内容才能进入传播的管道。1950年，传播学者D. M. 怀特（怀特是卢因的学生）和其他学者研究了"把关人"在大众媒体环境下的作用，提出了新闻传播的"把关"过程模式。怀特认为，新闻报道是通过新闻媒体对众多新闻素材进行取舍和加工的过程，媒体只会将新闻中的一小部分信息传达给受众。

4. 保罗·拉扎斯菲尔德

保罗·拉扎斯菲尔德（Paul F. Lazarsfeld，1901—1976）是奥裔美籍著名社会学家、心理学家。拉扎斯菲尔德以应用社会学的方法研究传播问题，重视社会调查，强调精确的定量测量和定性评价分析。他的一系列应用研究推进并提高了美国和欧洲社会学经验研究的发展与质量。著有《社会科学中的数学思维》《选民的抉择》《定性分析》和《应用社会学导论》等书。

在传播学研究方面，拉扎斯菲尔德提出了著名的"二级传播"理论。1940年，他领导的研究中心对宾夕法尼亚州的伊里县举行的美国总统选举投票活动进行了调查研究。他们意外发现，对选举结果影响最大的是一小部分选民的面对面劝说而不是大众媒介，这与当时流行的大众媒介起决定作用的流行看法出入很大。这种现象就被人们称为"二级传播"现象。这一小部分人与大众媒介关系密切，在舆论导向方面发挥了关键的作用，被称作"舆论领袖"，开创了用实地调查法研究传播学问题的先河。

5. 卡尔·霍夫兰

卡尔·霍夫兰（Carl Hovland，1912—1961）是美国实验心理学家，毕业于美国西北大学，传播学奠基人之一。霍夫兰倾注一生的精力研究"态度"问题，尤其致力于态度的形成与转变的研究，提出用说服的方法来改变人的态度的主张。他的研究使社会心理学与传播学两门研究交融在一起，将说服理论和实验方法引入传播学，引发了学界对传播学的极大关注，开启了美国传播学经验学派的新篇章。

霍夫兰和他的研究小组通过一系列的实验证明，改变传播效果的方法之一是改变传播对象对传播者的印象。其中的一个实验是："霍夫兰和韦斯把一篇关于原子弹的论文，在一些场合下说成是著名的美国原子弹科学家写的，而在另一些场合下说成是在苏联《真理报》上发表的。他们发现当他们把它说成美国人写的时，在美国读者中同意文章观点的人比说成是俄国人写的要多四倍。"（施拉姆，1984：225—226）施拉姆也就此评论道："如果传播者被认为是在他谈论的领域里的专家，或者是他处于不会从他所鼓吹的改变中得到好处的地位，他们就会比那些不被认为是专家和客观的传播者有效果。"（施拉姆，1984：226）从霍夫兰的研究中我们可以看出，读者对所读到的材料一般存有先入之见，这提醒我们在传播中要注意策略的选择问题。

二、"噪音"概念的跨学科演化

信息传播的目的是要实现传播者与受传者之间信息的共享。然而，由于各种外界因素的影响，信息从信息源发出之后并不能完全真实地到达受众那里，传输过程中会受到各种阻碍因素——"噪音"——的干扰。因此我们可以说，研究传播策略的核心问题就是研究"降噪"问题。

从"噪音"一词的发展来看，大致可以划分为三个阶段。第一阶段为信息论阶段。信息论是随着近代信息技术的发展而产生的新兴学科，创立于20世纪三四十年代的美国，以美国数学家克劳德·香农的《通信中的数学理论》一文为创立标志。第二阶段为传播学阶段。传播学是在20世纪上半叶两次世界大战中敌对双方对作战信息的研究而逐渐发展起来的，成为信息科学的一个分支。第三阶段为跨文化传播（即翻译）阶段。20世纪七八十年代，随着翻译界对翻译问题探讨的深入，人们的研究视野逐步由传统的语言学方向扩展至社会学领域。如今"噪音"一词已普遍应用于传播学和翻译学等的诸多领域当中。

（一）信息论："噪音""熵"与"冗余"概念的提出

克劳德·香农（Claude E. Shannon，1916—2001）是美国著名数学家、现代信息论的创始人。"噪音"一词最先由香农引入通信技术领域中，用来表示影响信号传输质量的因素。早在1940年7月，香农将其所撰《噪音下的通信》（*Communication in the Presence of Noise*）一文的最初手稿提交给美国电气和电子工程师学会（The Institute of Electrical and Electronics Engineers），并于

1948年3月在纽约召开的美国无线电工程学会年会（IRE National Convention）上宣读。文中详细阐明了通信的基本问题，介绍了信源（the information source）、信息发出者（the transmitter）、信道（the channel）、信息接收者（the receiver）、信宿（the destination）等名词的数学定义，并提出了包含"噪音源"（noise source）概念在内的通信系统的信息传输模型（详见图3-3）。同样在1948年，香农撰写的《通信中的数学理论》（*A Mathematical Theory of Communication*）一文发表在《贝尔系统技术杂志》（*The Bell System Technical Journal*）的第27卷上。该篇论文以数学中的概率论为手段研究通信问题，文中同样给出了通信系统的信息传输模型。在"通信中的数学理论"一文中，作者引入了"噪音""熵""冗余""反馈"等一系列重要概念，并借助一系列的数学推理和运算来揭示信息传播领域的规律。他的理论后来被应用在传播学研究中，为传播学提供了基本的研究范式和方法，大大拓展了传播学的研究领域。

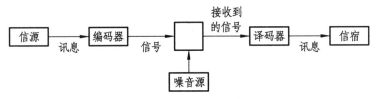

图3-3　香农的信息传播模式图

　　在上述两篇论文中，香农均未对"噪音"做出明确的定义。但在《噪音下的通信》一文中，香农对"噪音"做了如下的描述："如果传输信号中掺杂入了噪音，就意味着信号的坐标点会发生一定的空间偏移，而偏移的幅度与噪音的均方根成正比。因此噪音会造成信号空间内每个点的位置出现小幅度的不确定性。"（If noise is added to the signal in transmission, it means that the point corresponding to the signal has been moved a certain distance in the space proportional to the rms value of the noise. Thus noise produces a small region of uncertainty about each point in the space.）（Claude E. Shannon, 1993: 162）由此可以看出，香农此处的"噪音"还只是信息科学领域中的一个概念，不具社会传播学属性。在他看来，信息在传播中出现的减损是由传播中产生的"噪音"造成的。

　　香农在《通信的数学理论》一文中引入了"熵"（entropy）的概念用以解

决信息量的量化和度量问题。"熵"本是奥地利物理学家波尔兹曼在热力学第二定律中使用的概念，表示分子运动的混乱度。香农将此概念应用于信息科学当中，表示信息内容的不确定程度。他指出："如果一个有噪音的信道从一个信源那里接收内容，则有两个统计进程在发挥作用：信源和噪音。因此，可以计算出许多种熵。首先，存在一个信源的熵 $H(x)$，或者是信道输入的熵（如果发送器是非矩阵的，则二者是一回事）。"（Shannon，1993：32）

在香农的信息论中，"熵"代表传播系统的不确定程度。不确定程度越高，传播系统中的"熵"就越大（即：我们需要获取大量我们日常生活中所谓的"信息"才能够将它弄明白）；而确定程度越高，其"熵"就越小（即：我们不需要了解太多"信息"就能弄明白）。香农信息论中借助"熵"来量化传播中信息的不确定程度。

"控制论"的创立者诺伯特·维纳（Norbert Wiener，1894—1964）认为，独立系统中的"熵"是在不断增加的，因而世界作为一个独立的系统也处于一个混乱程度不断增加、秩序不断减少的过程中，因而最终会走向解体。在维纳看来，信息传递的过程实际上是一个和信息含义受损的趋势做斗争的过程，即和"增熵趋势"做斗争的过程。比利时物理学家普利高津在信息"熵"理论的基础上发展了"耗散结构"理论。普利高津在研究非平衡态物理现象的过程中将"开放系统"的概念引入热力学第二定律，放弃了热力学定律中有关系统将最终走向"热寂"的悲观观点，建立了"耗散结构"理论。该理论认为，一个平衡态的开放系统（无论是物理的、化学的、生物的还是社会的系统）都在与外界不断交换着物质和能量。当外界输入的能量流、质量流和信息流达到一定的阈限值时便会导致"熵"的减少，从而由原来的无序状态转变为一种时间、空间或功能上的有序状态。（李如生，1986：86）所谓"耗散"，是指系统与外界进行的能量交换，耗散结构理论旨在研究系统怎样从无序状态向稳定有序状态过渡和演变。中医药典籍英译的过程就是把原文看似混乱、无序的内容，通过重新组织、信息补充等手段，使其在译文中表现为一种有序状态的过程。

从"耗散结构"理论的视角来看，信息传播是一个包括信源、信宿、信道等多种元素的开放系统。通过系统内外信息的发送、接收和传输等活动，该系统始终处于一种不断发展演化的动态过程之中。在此过程中，信息由无序走向有序，进而又变得无序后又达到更高层次的有序，信息传播始终处于一种动态的非平衡状态。中医药文化英译作为一种跨文化传播活动，也是一个从无序到有序的不断调整过程，这种调整伴随着信源、信宿、信道等传播系统各要素之间的信息传输，具体而言体现在译者与文本、译者与译者、译者与读者之间的信息交换上。由于翻译活动所处的时期不同也会导致译者、读者、传播途径、语言和文化的差异等方面的状况各不相同，这也为中医典籍在不同时期重译的必要性找到了理论依据。译文需根据具体的时代特征、具体的读者对象和具体的需求而调整翻译策略，不能一成不变。

如果说信息代表着不确定性，是对不确定性或"熵"的测定，那么"冗余"则代表了确定性或可预测性。冗余是相对于"熵"而言的，是对确定性的测定。"冗余"也是在香农的《传播中的数学理论》一文中提出的重要概念之一。"冗余"信息是传播者为降低"噪音"而有意加入的确定的或可预计的内容。传播过程中的"噪音"越大所需的"冗余"信息越多。冗余信息在全部信息中所占的比例称为"冗余度"。

（二）传播学："噪音"概念的分类

香农的通信系统模型对传播学产生了巨大的影响，传播学中的许多理论和术语直接来自香农的信息论。最早将"噪音"一词正式应用到传播学领域中的学者是约翰·比特内（John Robert Bittner，1944—2002）。比特内是美国著名传播学者、大学教授，生前曾任北卡罗来纳大学新闻学教授、俄勒冈大学媒体研究中心主任、迪堡大学广播通讯中心主任，一生共编著8部有关大众传播的教材，被广泛用作欧洲、亚洲、中东及澳大利亚等地高校的教学用书。比特内在以往传播模式的基础上经修订完善后提出了自己的传播模式，将"反馈"（feedback）和信息论中的"噪音"概念应用于社会传播模式研究，使传播行为不再是以往直线、被动的状态，大大发展了传播学理论。他认为传播过程包括：信源、讯息、信道、接收者、反馈、影响和噪音等因素，其通信过程示意详见图3-4。

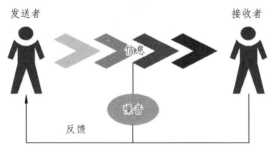

图3-4　比特内提出的通信过程示意

在约翰·比特内所著《大众传播导论》（*Mass Communication: An Introduction*）（1986年第4版）中，作者将信息传播划分为内向传播（intrapersonal communication）、人际传播（interpersonal communication）和大众传播（mass communication）三个部分分别进行探讨。该书未明确提到"噪音"的分类问题，但在对三种传播方式的讲解中提到了内部噪音（internal noise）、外部噪音（external noise）和语义噪音（semantic noise）三种类型。比特内以"看电视""交谈"等日常行为为例阐述传播学中的"噪音"问题。首先，作者认为，个人的内向交流也是一种信息传播。比如某人在看电视的同时等一个朋友打来电话。当电话铃响起时这个人正要起身去接，却听到有人在敲门。这时他就要在先去接电话还是先去开门方面做出决定；或者在他刚要起身去接电话时突然感到一阵剧烈的头痛。在此过程中，该人的感官充当着信息发送者的角色，这里的信息发送媒介为人的神经中枢系统，而人脑成为信息的接收者；随后人脑会将反馈信息发送给肌肉，进而产生一系列动作。在这里，门铃声被看作一种外部"噪音"，而头痛则被视为内部"噪音"。在阐述"人际传播"现象时，比特内举了另外一个例子：某人在屋内与自己的朋友交谈，这时一只垒球（垒球成为一种"噪音"）飞进了窗户，这只垒球既干扰了交谈双方的内向交流，也打断了两人间的人际传播。遇到这种突发情况后，其中一个人说了一句"方言"而对方没有听懂，这句"方言"便成为传播中的语义"噪音"，导致两人的交流不畅。（Bittner，1986：10）从"飞入的垒球"和"方言"这两个"噪音"例子来看，这里的"噪音"概念已从香农技术层面的"噪音"概念延伸至社会传播学领域。

在美国学者鲁道夫·F.维尔德伯（Rudolph F. Verderber）和凯瑟琳·S.维尔德伯（Kathleen S. Verderber）等人合著的《沟通！》（*Communicate!*）一书中，"噪音"的分类更加明细化。他们给"噪音"下的定义是："'干扰'（或称作'噪音'），指任何阻碍意义共享进程的刺激物"。[Interference（noise）is any stimulus that hinders the process of sharing meaning.]（Verderber K. S., et al, 2010: 6）在比特内"噪音"分类的基础之上，该书更加强调了噪音的自身属性，首先将其分为"物理噪音"（physical noise）和"心理噪音"（psychological noise）两类。书中认为，"物理噪音"指外部环境中存在的景象或声音等对人们理解事物造成的干扰；而"心理噪音"指因内心的思想和情感导致的"分心"（distraction）。作者在阐述"物理噪音"时多次使用"external noise"，将二者等同起来；而明确将"心理噪音"划分为"内部噪音"和"语义噪音"两种子类型。

由此可见，维尔德伯等人事实上沿用了比特内的"噪音"分类方法。综合两种分类方法，我们可将上述"噪音"分类如图3-5所示：

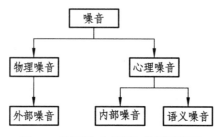

图3-5　传播学"噪音"分类示意图

（三）翻译学："噪音""熵"与"冗余"概念对翻译的启示

翻译是一种跨文化传播，因此"噪音""熵""冗余"等概念对翻译活动，特别是中医药文化英译这样带有显著跨文化传播性质的翻译活动来说具有重要的指导意义。自克劳德·香农在其20世纪40年代相继发表的《噪音下的通信》（*Communication in the Presence of Noise*）和《通信中的数学理论》（*A Mathematical Theory of Communication*）两篇文章中引入"噪音"概念之后，该概念先是被应用于社会传播学研究，后又被翻译界学者应用于翻译问题的探讨。美国翻译理论家尤金·奈达（Eugene A. Nida，1914—2011）从文化和符号学的视角对翻译进行了探讨。对于文化翻译与传播的问题，奈达在2001年所著的《语言与文化——翻译中的语境》一书中进行了较为深入的探讨。作为《圣经》翻译部的主任，为把基督教的"福音"译介给世界各地的读者，他广泛研究世界各地的语言和风俗习惯，充分了解译文读者对象的具体情况，以便有的放矢地将《圣经》中的内容传递给外国读者。他认为翻译本身就是一种传播活动，翻译的目的就是传播，如果译文无法发挥传播的功能，那么翻译活动就毫无意义。

在《语言与文化——翻译中的语境》一书的第7章第2节（Theories based on linguistic insights）中，奈达坦陈："主要由诺伯特·维纳以及克劳德·香农和沃伦·韦弗（Warren Weaver）[①]等创立的信息论在帮助译者认识冗余功能方面发挥着巨大作用。而传播理论作为信息论的延伸则有助于译者了解对语际传

---

① 沃伦·韦弗，美国数学家，机器翻译的早期研究者之一，美国许多科学研究的推动者。

播发挥作用的诸要素：信息源、目标读者、传输、噪音（包括物理噪音和心理学噪音）、背景和反馈（包括即刻反馈和预期反馈）。"（Nida，2001：245-246）

吕俊教授从克劳德·香农提出的"信源、信宿、信息、信道、噪音"五要素以及拉斯韦尔的5W模式中获得启示，从翻译的本体、主体、客体、载体、翻译的控制以及翻译的效果等各个方面探讨翻译过程中的各项制约因素，为我国的翻译学研究开创了全新的研究视角。吕俊教授认为，翻译的跨文化、跨语际属性决定了翻译过程要比一般的传播过程更为复杂，译者既是"原作者→译者"传播阶段的信息的接收者（即信宿），又是"译者→译文读者"传播阶段信息的发出者（即信源）。译者承担着将第一传播阶段原作信息进行解码并在第二传播阶段以目的语语言对原作信息进行重新编码的双重职能。

我国外宣工作的先驱段连城先生在《对外传播学初探》一书中也阐述了自己对"噪音"的认识："对有效传播的任何干扰都可称为噪音"，并认为在对外宣传中传播对象并非在被动接受传播者发送的信息，而是通过自身注意力、理解力和记忆力等方面的选择来过滤掉大量他们不感兴趣或不认可的内容，也正因如此影响到了讯息的传播，导致了"传播噪音"的产生。（段连城，2004：110）

第二节　中医药文化外宣翻译与"降噪"

前文已经提到，从传播学视角看，跨语言、跨文化翻译研究的核心问题就是"降噪"问题。中医药文化外宣翻译与"降噪"之间存在着天然的紧密关系。首先，中国传统的医药体系产生的年代久远，包含着众多中国早期历史中的文化元素，这些文化元素即使对于当代的中国人来说也是非常晦涩难懂的，对于那些对汉语和中国传统文化知之甚少的外国人更是如读天书。其次，中医典籍由文言文写成，存在大量通假字、古今字，句读和因历代传抄错误而造成的衍文、脱文等都会成为中外读者的巨大阅读障碍。另外，就目前中医药文化在世界范围内的传播现状来讲，真正接触过中医并了解一些中医基础知识的外国民众所占比例还很小，加之长期以来西方主流文化对中医药的不公正评价，这些都会成为西方民众了解和接受中医的巨大"噪音"。总体而言，目前中医药文化的英译和对外传播仍是中国文化外译工作中的"降噪"难点。为使中医药文化更快地走向世界，中医外译"降噪"研究非常关键。

在中医药文化外宣翻译中，凡因文本中语言、文化差异（包括中英语言差异、中西文化差异、古今汉语差异等）造成的信息传播障碍均可列入"语义噪音"的范畴，而文本以外的宏观噪音基本全部来自社会层面（包括媒体舆论噪音等）。基于此种考虑，中医药文化外译中的"噪音"可初步分类如图3-6所示。

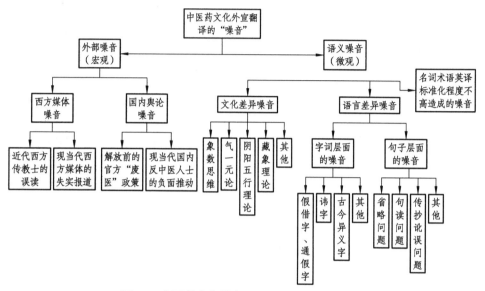

图3-6 中医药文化外宣翻译中的"噪音"分类

一、宏观"噪音"源

从历史上看，一个国家的文化与该国的政治经济是相辅相成的，长期忽视传统文化重要地位的"瘸腿"发展模式必然会影响到国家形象和国际地位的提升。鲍晓英教授认为："文化的传播不是理想化的坦诚相见，而是不同文化在不同历史政治氛围、权力关系和话语网络里的接触、交锋与角力的过程。"①尽管近年来我国在中医药文化外宣方面成绩卓著，但我们也要清醒地认识到，除针灸、推拿等物理疗法外，中医药在海外的认可度还并不高，中医药产品在海外的生存空间还非常狭小。据《中国贸易报》2014年11月25日报道，中国的中医药在走向国际化的道路上形势依然非常严峻。"许多国家已经针对中医针灸立法，从法律上确认中医针灸是一种治疗疾病的方法。一些国家把针灸列入大

① 困境与出路：中国文学译介途径研究 [EB/OL]. http://www.china.org.cn/chinese/catl/2015-06/15/content 35826216.htm, 2015-06-15。

学教育课程，保险机构和基金会也开始为针灸提供临床研究基金。……但针灸仅仅只是中医的一部分，中医是中国重要的文化遗产，如何使博大精深的中医药文化传播到全世界依然是一个难题。"（陶海青，2014）

在中国近代史上，中医也曾一度被西方人诬蔑为"伪科学"。即使在当下，国外甚至是国内的一些媒体上仍有人在散布着否定中医、诋毁中医的言论。在中医药文化走出去的道路上，我们仍面临着来自各个方面的困难。这些困难不会对中医药文化的外译工作产生直接的影响，但它们却给中医药文化的形象造成负面影响，自然也会影响到中医药文本的海外接受度，值得我们认真研究。改革开放以来的40多年中，我们在中国文化外宣方面做了大量工作，但过去往往只关注文化典籍的出版工作，而对中国传统文化外宣的效果和策略有所忽视，因而导致在典籍文本选择、读者群研究、传播渠道、文本翻译策略等方面的研究不足，宣传效果不够理想。在外宣策略的问题上，原国务院新闻办公室主任赵启正先生曾经透彻总结了提高国家良好形象的必要性问题："第一，中国改革开放比较晚，外国对中国所知较少；第二，由于西方冷战思维的延续，对中国有许多误会乃至攻击；第三，随着中国融入国际社会的脚步不断加大，当今，不仅中国需要外国，外国也需要中国。"（赵启正，2004：总序）

（一）近代西方医学传教士眼中的神秘"他者"形象

自英国传教士马礼逊[①]1820年在澳门开设中国第一家中西医结合诊所起，在中华大地上便开启了中、西方医学相互融合与碰撞的历史。西方的医学传教士们在推广西医文化的同时也在逐步接触中国的传统中医文化，主动搜集中医文献并开展研究。他们通过在中国的医疗实践以及就医经历，逐步建立起对中医的认识。这些认识既有基于日常生活获得的感性认识，也有通过研读中医、翻译中医典籍而获得的理性认识。这些传教士在他们的著述中不乏民间术士通过装神弄鬼给人治病的记载，给"中医"蒙上了一层"迷信""愚昧"的色彩。"在20世纪60年代以前的西方人眼里，中医只不过是历史上一种陈旧的医学。真正了解中医的人寥寥无几，甚至很多西方人以为中医疗法只有针灸，不知道中药的运用要比针灸广泛得多。"（郑金生，2013：3）

由于被派到中国来的西方医学传教士们具有西方医学的教育背景，加之西方医学在当时正处于由传统向现代的过渡时期，以西方实验室科学为基础的西

---

① 罗伯特·马礼逊（Robert Morrison, 1782—1834），又译作罗拔·摩理臣，苏格兰传教士。清嘉庆十二年（1807）受伦敦传道会派遣来华传教，是外国来华的第一个基督新教传教士。

医在中国得到了快速的发展。他们除略加肯定中药材在治病方面的部分疗效之外，越来越倾向于强调用西医的"科学"观点来审视中医，强调对中药材的疗效机制进行研究，主张使用西医的"科学"方法鉴定之后才可使用这些药材。即使在向西方介绍中医时，也会选取一些特别西方化的视角。比如德贞在向西方传教士介绍中医情况时选取了（清代）王清任和他的《医林改错》一书。该书是中国首部以西方解剖学的视角研究中医的著作，在一定程度上代表着中医在西学东渐影响下中国传统医学对西方医学的逐步接受。从德贞的书名*A Modern Chinese Anatomist*（《一位中国现代解剖学者》）读者便可体会到他以西方医学为基准审视中医的立场，重点介绍的是王氏对西方解剖学知识的吸收和对中医理论的反思。在"西医东渐"的强大攻势下，中医在中国本土的地位岌岌可危，最终导致了20世纪初的中医存废之争。

（二）北洋政府和南京国民政府的官方"中医废止"令

1840年鸦片战争以后，西方列强使用武力叩开了我国的大门，传教士大量涌入，这些传教士们以宣传西方的文化为目的，尽管他们中的一部分人为促进中西方文化交流做出了许多贡献，但在当时我国国力日渐式微的环境下，这种中西文化交流显然是不平衡的。到20世纪初时，西医已逐步在华取得绝对的优势地位，取代了我国传统的太医院。北洋政府于1912和1913年两次颁布《中华民国教育新法令》，均未将"中医药"列入教育学科。1914年，北洋政府教育部明确禁止在大学开设中医课。北洋政府认为中西医"致难兼采"，只有"专取西法"才能"合于世界进化之大势"。1923年北洋政府公布了"取缔中医办法"。1925年，当中国教育界决定将中医纳入学校体制时，遭到了以余云岫①为代表的西医界的强烈反对，中西医之争进一步升级。1929年，南京政府卫生部召开的第一届中央卫生委员会议通过了废止中医案，引起社会各界的强烈反响，最终迫于社会舆论的强大压力而未得以施行。1934年，傅斯年发表的《所谓"国医"》和《再论所谓"国医"》再次掀起中医的存废之争。

（三）新文化运动中的"废除中医"思潮

随着1915年新文化运动的兴起，西方的"德先生"（democracy，民主）和"赛先生"（science，科学）登上历史舞台。中医药文化以中国传统文化为根基，自然在这场反封建、反传统的运动中成为口诛笔伐的对象，连梁漱溟、蔡元培、胡适、梁启超、鲁迅、傅斯年、周作人、郭沫若等文化名人也发出了

---

① 余云岫（1879—1954），名岩，字云岫，号百之，民国时期全面废止中医派的代表人物。

废除中医的呼声。梁漱溟先生在其所著《东西文化及其哲学》一书中陈述了自己对中医的看法："西医处方，一定的病有一定的药，无大出入；而中医的高手，他那运才施巧的地方都在开单用药上了。十个医生有十样不同的药方，并且可以十分悬殊。因为所治的病同能治的药，都是没有客观的凭准的。究竟病是什么？'病灶'在哪里？并不定要考定，只凭主观的病情观测罢了！（在中国医学书里始终没有讲到'病'这样东西。）某药是如何成分？起如何作用？并不追问。只拿清凉等字样去品定，究竟为温为凉，意见也参差的很。他那看病用药，哪能不十人十样呢？"（梁漱溟，1999：34-35）

鲁迅先生更是不乏对中医药措辞激烈的批评。在《呐喊》的"自序"中，鲁迅先生通过自己的亲身经历直陈对中医的感受："我还记得先前的医生的议论和方药，和现在所知道的比较起来，便渐渐地悟得中医不过是一种有意或无意的骗子，同时又很起了对于被骗的病人和他的家族的同情……"（鲁迅，2005：438）在散文集《朝花夕拾》的"父亲的病"一篇中，鲁迅更是以讽刺的口吻描述了父亲重病期间中医先生开出的荒唐"药方"：经霜三年的甘蔗、原配的蟋蟀一对、用旧鼓皮做成的"败鼓皮丸"，千奇百怪至极。在中国历史上，巫医道士看病本也是很平常的事情，但中医文化中除了这样一些中医文化"糟粕"之外，更多的应该是值得我们传承的精华。但经鲁迅先生这么一写，这些江湖术士们俨然成为中医的代表。这些素材无论拿给中国人看，还是译成英文拿给英美人看，都是在丑化中医，增加中医药文化传播的"噪音"。

在为伊尔扎·威斯所译《黄帝内经·素问》的2002年再版所作的序中，肯·罗斯[1]也提到，20世纪初的"新文化运动"对中医传承与发展造成了巨大冲击："As one manifestation of the new China's revolt against its ancient past, in the 1920s the Nationalists virtually banned the study and practice of China's native, traditional forms of medicine. Had it not been for the initiative undertaken by Mao Zedong and Zhou Enlai in the 1950s to organize and develop traditional Chinese medicine, the subject may have continued to decline and recede into China's hinterland, which today remains in largely misunderstood circumstances.[2]"（Veith, 2002: v）。

---

① 肯·罗斯（Kenneth Vivian Rose，1924—2014），英国记者、皇家传记作家。
② 笔者自译：作为"新"中国（指当时的北洋政府）抵制旧传统的一种表现，20世纪20年代中国的民族主义者们事实上禁止了中国国内传统医疗形式的研究和实践工作。如果没有50年代毛泽东和周恩来发起的组织发展传统中医的行动，中医话题将继续萎缩下去并一直退缩到中国内陆地区去。时至今日，中医仍在很大程度上处于受到广泛误解的状态。

（四）当今媒体中的"噪音"

在当今西方国家的媒体中，中医的负面形象仍大量存在。这些误导性言论借助民众对本国媒体宣传的信赖严重误导着对中医了解不多的普通民众的认知取向，也使我国的中医文化外译工作成效受到影响。2008年2月8日美国《科学》（*Science*）杂志登载了一篇题为 *Lifting the Veil on Traditional Chinese Medicine*（《揭开中医药的面纱》）的文章。文章报道了中国的一个科学团队尝试使用现代科技手段验证中草药有效性的活动——"本草物质组计划"——的开展情况，并借此宣传中医药文化的"伪科学性"。文中字里行间充满了对中医药的误解和诋毁。作者借他人之口陈述了自己对中医药的认识："TCM is not based on science but based on mysticism, magic, and anecdote."（中医药的理论基础不是科学，而是建立在玄学、巫术和传闻的基础之上的。）另外，关于中医在中国的使用情况，作者写道："尽管在中国的大城市西医已经在很大程度上取代了中医，但有许多中国人仍然认为中医药在防病和治疗慢性病方面效果显著，并且广大农村地区都在依赖它。"①这句话的潜台词是中医目前只用于较为贫困的农村地区，而在医疗条件好的城市里面中医已基本遭到了淘汰，这显然是不符合现实情况的，无形中将中医放在了廉价、低西医一等的地位上。文中还指出："自毛泽东时代以来，中国政府就大力支持中医药的发展，其中部分原因是向民众提供西医医疗的费用太高。目前在中国媒体上将中医说成是伪科学仍是不被允许的。"②（Stone，2008：709-710）言外之意是中医本来就是伪科学，只是中国的官方不允许这样说。

反对中医的言论除出现在出版物中，还大量出现于互联网、社会舆论和个人言论中。据美国的《侨报》（*China Press*）2017年1月9日报道，维基百科英文网站将中医的针灸定义为"伪科学"，遭到了全球不同族裔的中医师和网友们的强烈谴责，要求立即更正其言论。2017年1月18日，世界中联就此问题发表了一项严正声明，指出"将针灸归为'伪科学'是不正确的，针灸的科学性不可否认"。"2012年年初，400多名澳大利亚西医和一些'科学人士'签名反对大学开设中医教学课程，并指责中医为'江湖骗术'。"（刘江华，2017：347）2015年我国女科学家屠呦呦因在发现抗疟药物青蒿素方面的杰出贡献而荣获诺贝尔奖生理学或医学奖，成为中国第一位获得诺贝尔科学奖的中国本土科学家。然而，在当天的新闻发布会上当中国记者问起这是否意味着中医药有

---

① 笔者自译。
② 笔者自译。

史以来第一次获得奖项（承认）时，评选委员会的成员之一的汉斯·弗斯伯格（Hans Forssberg）却断然回答说："我们不是在为传统医药颁奖。"但随后又解释说这项发现是受到了中医的启发，但获奖却是因为发现了一种新型药物。从这些事件中我们也可以感受到中医在国际医学领域中还远没有获得我们想象中的那种认可度，西方国家对中医药的负面报道还相当普遍。

二、宏观"降噪"策略

正如本书第二章中所探讨过的，任何传播行为均带有目的性。中医药文化英译这种跨文化传播形式也不例外，其重要使命之一就是要纠正长期以来西方译者和读者对中医文化持有的偏见。顾名思义，"外宣翻译"中的"外宣"是此种翻译类型的本质特征所在，离开了"外宣"二字，"外宣翻译"的意义便无从谈起。

译文需要有较为明确的读者对象，译者心中也期待译文会给读者带来某些信息或者影响，外宣翻译作为一种读者针对性很强的文体更应如此。中医药文化的外宣译本是以外国读者为对象，以传播我国优秀中医药文化为目标的跨文化、跨语言的宣传活动。张健教授在其《外宣翻译导论》中简明扼要地指出了当前我国对外宣传工作中影响外宣效果的三项主要制约因素："一是文化的差异，二是语言文字的隔阂，三是历史上因对中国缺乏了解而形成的各种偏见。"（张健，2013：2）这三项制约因素的前两项主要从微观层面探讨，而第三项则从宏观方面加以把握，做到了微观和宏观的兼顾。

（一）中医药文化外译要重"文化"轻"科学"

近年来中医药的海外传播工作成效显著，得到越来越多国家和民众的青睐。但我们同时要清醒地看到，由于长期以来中西文化国际影响力的悬殊，由西方主流话语主导下的国际舆论仍在很大程度上给中医药冠以"原始""非科学"的字眼，中医当中大量值得当代人深入挖掘的文化精华得不到有效的传播，在中医的许多研究领域中都是在秉西医之法研中医之实，在中医的技术、产品研发方面也是唯西医马首是瞻。在西方的医疗体系下，判定中医价值的标准仍以中药有效成分的化学分析为主，而中医当中蕴含的丰富文化要素和养生理念长期以来被西方"科学"观点所荫蔽。

我国当前中医药海外推广与传播工作的重心应是文化而非它的所谓"科学"性。中医讲究"天人合一""人与天地相参"和"辨证论治"，西方医学概念中的"科学"一词远远不能涵盖中医的理念。中医治病，除了考虑病因、病位、病性、病势等因素外，病人的思想情志、心理因素、社会环境，气候时令、地理环境、体质状况等因素也是决定治疗方法的重要方面。因人制宜、因时制宜、因地制宜正是顺应自然的最好体现。北京中医药大学国学院张其成教授认为，目前我国的中医文化在西方文化中心论和现代科学霸权主义思想下仍在遭受着"不公正的评价和冷遇"，导致中医在教育教学、科研设计和医疗思路上出现了西化的倾向，然而结果却是"没有像原本设想的那样发展了中医，提高了疗效，反而是事与愿违"（张其成，2006：7）。

文化是一个国家的灵魂。一个国家的实力包含经济、军事、文化等各个方面，国家形象的塑造离不开文化实力的加强和文化形象的提升。1990年哈佛大学教授约瑟夫·S.奈（Joseph S. Nye，Jr.）在其《美国注定领导世界？——美国权力性质的变迁》（*Bound to Lead: The Changing Nature of American Power*）一书中首次提出"软实力"的概念，认为软实力是"与无形资源如文化、意识形态和机制联系在一起"的能力，而"与有形资源相联系的硬实力如军事权力和经济权利形成对比"，并认为"软实力同硬实力一样重要"。（瑟夫·S.奈，2012：28）十九大报告中在谈到文化自信时也指出："文化是一个国家、一个民族的灵魂。文化兴国运兴，文化强民族强。没有高度的文化自信，没有文化的繁荣兴盛，就没有中华民族伟大复兴。"文化是实现各民族间沟通的桥梁，只有坚持文化自信，才能真正推动中华文化的繁荣和中华民族的伟大复兴。①中国传媒大学外国语学院麻争旗教授认为："影响对外传播的主要因素显然不是政治觉悟，也不是宣传艺术，而是语言和文化，也就是跨文化性，因为这一条是决定性的。离开了跨文化关照，一切都是空谈。"（麻争旗，2011：7）

以道家思想和儒家思想为代表的中国传统文化是支撑中华民族历经数千年的发展而长盛不衰的根基，"天人合一""天人相应""阴阳五行"等古代朴素唯物主义思想是先秦诸子百家哲学思想的核心。然而自近代以来，由于受到西方哲学和科学思想的冲击，这些传统思想的重要性得不到展现，而中国的传统医学著作中对这些传统文化元素还保留得比较完整。因此，在当今"中国文化走出去"的时代背景下，中医药文化外宣理应成为中国传统文化外宣的重要代表和窗口。笔者认为，在中医药文化的外译领域，过多报道中医如何达到了西医的某某标准并获得了西医的行业认证等方面的消息不利于实现中医传统文化的海外传播。

---

① 学参网：十九大报告全文内容 [EB/OL]．http://www.xuecan.net/19/17471.html，2017-10-28.

中医文本的英译工作是中国文化对外传播的核心，也是工作的难点。中西方文化差异巨大，中医和西医在文化背景、治病理念、治疗方法等方面分属两个不同的医药体系，翻译工作应本着"求同存异"的原则，在翻译素材选取、读者对象、文本翻译策略等各个方面下足功夫，才能够取得满意的文化传播效果。在中医药文化外宣工作中，如果一味迎合西方对传统医药的"科学验证"标准，努力寻找中医的所谓"科学性"而舍弃它的文化部分，就是舍本逐末，使中医永远成为西方医学的附庸，并有最终被西医同化的危险。

（二）中医药文化英译要侧重中医疗效宣传

医学无国界，无论何种国籍，世界各国人民都会关注自己的身体健康。从这种意义上说，中医药拥有着世界各国的"共同语言"，与每个人的切身利益相关，这是它的优势所在。中医作为世界传统医学的一个重要组成部分，是全人类共同的财富。将我们的优秀中医药文化介绍给世界各国的民众，让他们从中获得实际的益处，是我们文化外宣工作的重要使命之一。

据《中国中医药报》2016年1月28日的一篇报道："在青蒿素问世并推广之前，全球每年约有4亿人次感染疟疾，至少有100万人因此丧命。买不起昂贵抗疟药的病人在疟疾面前无计可施，死亡者集中分布在撒哈拉以南非洲地区。青蒿素的诞生改变了这一令人痛心的状况。据统计，在本世纪，撒哈拉以南非洲地区约有2.4亿人受益于青蒿素联合疗法，约有150万人因该疗法保全性命。"（栗征，2016）这就是中医的魅力，是最具说服力的中医故事，我们的外宣译者应在译介中医典籍的同时关注这些疗效故事，用事实和数据说话。

施拉姆认为："我们通常会根据我们对信息总体特征的印象——这些信息能否满足我们的需要和兴趣——来选择信息。"[①]（Schramm，1954：13）对于医学这门特殊的学科，无论中西方文化差异有多大，二者之间仍具有共同的关注点——"疗效"。中医是一种实践医学，中医的治病方法是从数千年的诊治实践中得出的，并不依赖西方的"科学"标准。从这一角度来看，中医"科学"与否的衡量标准是"疗效"。如以中医药的疗效来向西方读者介绍中医，那些西方读者自然是可以接受的，因为它是建立在事实的基础之上。因此，笔者认为，在有关中医的消息报道方面，我们应尽力摆脱西医的思维模式，多翻译、宣传一些有关中医的养生治病理念和疗效故事。

---

① 笔者自译。

20世纪20年代，在传播学发展的早期阶段，曾盛行过一段时间"枪弹论"观点（也称"魔弹论""靶子论"等）。该理论认为：信息通过传播到达受众的过程就如同子弹射中靶子一样，受众完全处于被动的状态，受众接收信息后成为传播的"俘虏"。该理论夸大了大众传媒的传播作用，将传播效果绝对化。40年代以后，"枪弹论"逐渐被人们抛弃。"枪弹论"最大的问题是忽视了受众对信息的主动选择能力。事实上，"传播对象是'固执的'，他们拒绝倒下。而且传播的讯息也并不像枪弹，它们不是射向接收者的，而是放置在接收者可以爱怎么处理就怎么处理的地方。"（施拉姆，1984：202）西方读者更为关注的是发生在自己身边的、与自身密切相关的事情。中医宣传作为一种治病养生、传播传统健康理念的手段，自然具有吸引西方读者关注的基础。美国著名传播学者约瑟夫·克拉珀（Joseph T. Klapper）认为，大众传媒对受众产生的影响往往不是使他们的态度发生改变，而恰恰相反却是在强化他们原有的态度。他指出："总体来说，人们倾向于接触那些与他们既有态度和兴趣相一致的大众传播内容。不论是有意还是无意，他们避免相反调子的传播。如果他们接触到与原有观念不一致的内容，他们不会去注意，或者重新阐释它们以适应已有观点，或者比一致的内容更快地忘掉它们。这些自我保护行为就是我们熟知的选择性接触（或更经典的说法'自我选择'）、选择性理解和选择性记忆。"（约瑟夫·克拉珀，2016：13-14）对于"选择性接触"，他认为"有很多例子可以证明人们趋向于接触与他们既有意见和兴趣一致的大众传播内容，而避免不一致的内容。（约瑟夫·克拉珀，2016：14）施拉姆也曾做过类似的论断："有关麻疹流行的消息对于有小孩的妇女就比对于没有孙子的老头显得更为接近一些。有关旧金山犯罪活动猖獗的消息对于旧金山的读者就比对于波士顿人显得更为接近一些，而对于居住在犯罪多发区域的人就显得更为接近。"（施拉姆，1984：118）根据克拉珀的观点，人们选择接受、理解和记忆的均是那些不违背自己观点且与自身关系密切的信息。而对于中医的传播来说的确已经具备了大家"共同关注""与自己密切相关"这样一些特点，而至于受众接受不接受，在很大程度上取决于宣传的策略问题。这对中医翻译界是一个很好的启发，能让我们领会到，在对面向西方普通民众的中医药外宣材料的选择上，我们要善于抓住受众的关注点，多翻译、多报道那些能够吸引读者视线的内容。

据《中国新闻网》2018年9月3日的报道，在荷兰，过去五年中提供中医"拔火罐"服务的诊所已从原来的28家上升到141家，足以看出中医疗法以其安全有效、副作用小的优势正在吸引着越来越多海外人士的关注。①"中国神药"之"神"自然是体现在它的疗效上面。2016年里约热内卢奥运会上美国游泳名将菲尔普斯身上的"拔罐印"吸引了全世界的目光，再次引发世界学习中医的热潮，这或许多少带有"名人效应"的因素，但至少人们从中看到了中医拔罐的疗效——中医好不好，主要看疗效，这便是这条新闻向人们传递的重要信息。中医药文化外译在选材方面理应突出"疗效"以改善宣传效果。

通过疗效方面的媒体报道而一跃成名的典型例子还有20世纪70年代我国针刺麻醉在海外的传播。1971年7月26日，美国新闻记者、《纽约时报》的专栏作家詹姆斯·赖斯顿（James Barret Reston，1909—1995）撰文介绍了他在北京接受阑尾手术以及术后接受针刺辅助治疗的经历，成为推动针刺疗法在美国迅速走红的最初"助推器"。1971年美国国务卿亨利·基辛格为尼克松访华做准备，赖斯顿夫妇作为访华团的成员来华。访问期间赖斯顿先生突发急性阑尾炎，在北京的协和医院接受了手术治疗，并在术后接受针灸治疗以缓解疼痛。赖斯顿的报道在美国引起了轰动，改变了许多人对中医和针灸的错误认识。

李照国教授在第8届世界中医药学会联合会翻译专业委员会年会上发言时也曾举过这样一个例子：在明朝时期，北京曾发生过一场大的瘟疫，许多人因此而丧生。当时一位驻华的法国领事苏里叶惊奇地发现，尽管许多人得了这种病相继死亡，但有一个区的民众却没有因此而死亡的案例。苏里叶觉得很奇怪，就到那个地方去考察，结果发现当地有一位针灸师用针灸来治疗这些病人，所以这个地区的所有病人都得到了康复。这位法国领事是通过自己的亲身经历感受到了中医的神奇疗效，这促使他从此以后认真学习中医。他回到法国之后就离开了政界，认真地翻译、学习并传播中国的针灸技术。

从以上各例我们不难看出，在西方读者当中引起轰动效应的往往并非中医理论的宣传，而是这些确确实实的疗效故事。西方民众更加关注的是与自己的日常生活息息相关的事情，而"疗效"恰恰充当着中西文化、中西医学乃至中国与西方民众交流互通的桥梁。事实上，一些西方人士也是在"疗效"的触动下才开始逐渐了解中医、翻译中医的。尽管以上所举各例并非直接体现中医药外译方面的成功，但至少为我们的相关外宣翻译工作提供了一些有益的启示，即只要相关报道能够有效抓住受众的视线，便可在宣传方面收到意想不到的良好效果。中医药文化之所以能够历经数千年而流传至今，与它在治病养生方面

---

① 中国新闻网. 荷兰人对中医感兴趣，拔火罐日益成为受欢迎疗法 [EB/OL]. http://www.chinanews.com/hr/2018/09-03/8617347.shtml.

的疗效是分不开的。《黄帝内经》英译者威斯女士在其《素问》英译本"导言"中转述了T. Nakayama博士的话："我们有没有可能将中医看作一门真正的科学呢？这的确是一个很棘手的问题。对于现代人来说，它不仅没有任何科学性，而且还带有史前玄学的色彩，看似很难以理解。尽管这样，我们在了解到它的显著疗效后又无法对它的巨大价值视而不见。"① （Veith，1949：2）

（三）中医药文化英译应采取喜闻乐见的形式

我国自1949年后，尤其是改革开放以来在中医药外宣方面成绩显著。外文出版社、新世界出版社、科学出版社、人民卫生出版社、山东科技出版社等除出版了一大批中医临床各科、诊断、治疗等专业领域的英文图书以外，还陆续出版了一些旨在一般性介绍中医药文化、中医治疗与保健的英文书籍，包括《中医基础知识》（印会河，1992）、《中医饮食疗法》（蔡景峰，1993）、《中医精萃》（谢竹藩，1995）、《中医基础》（欧阳兵、顾真等著，路玉滨等译，1996）、《中医奇葩》（中国特稿社，1997）、《实用中医学》（谢竹藩，2000）、《中医养生图典》（周春才著，李照国译，2008）、《打开中医之门：针对西方读者的中医导论》（谢竹藩，2010）、《中医学概论》（曹洪欣，于友华，张华莹，2011）、《中医典故》（许敬生，2015），等等。

要提高外宣的效果，还需要认真研究西方读者的阅读心理，了解怎样的内容和叙述方式能够让他们感兴趣。西方读者中自然是有一部分致力于中医文化研究的汉学家，他们对中医知识的需求不仅仅停留在浅层的一般性介绍上。然而对于更多的西方民众来说，更为喜闻乐见的宣传形式却是普及性、趣味性较强的中医传统故事和疗效故事。中医理论艰涩难懂，面向普通民众的中医文化普及本如果不经过简化、节选等"降噪"处理而照搬中医古籍原文，势必将大部分西方读者拒之门外，无法收到良好的传播效果。吕和发教授在其《应用创意翻译研究》一书中也援引中央电视台国际频道的英语专家戴维·拉思本的话强调了西方新闻的"娱乐功能"："每一个故事都要有人，只有这样才能吸引受众。"（吕和发、李巍，2014：143）谢天振教授在谈及我国传统文化译介问题时认为，现阶段（译介工作）不宜贪大求全，比如编译《先秦诸子百家寓言故事选》《聊斋志异故事选》《唐宋传奇故事选》等几本书比花了大力气翻译出版一整套诸子百家全集更容易受到当代西方读者的欢迎（谢天振，2014：8），认为我国现阶段的中国文化译介工作中要注重以读者为中心，注重译介的

---

① 笔者自译。

方式和方法。

　　事实上，在对外译介《黄帝内经》方面，我国国内已经有人在译介形式上做了大胆而颇为成功的尝试，这便是周春才编写的《黄帝内经——养生图典》英文版（*The Illustrated Yellow Emperor's Canon of Medicine*）。这是第一部以绘画本的形式向西方读者介绍我国《黄帝内经》治病养生理念的英文出版物。该书由周春才、韩亚洲编绘，由海豚出版社于1997年出版。该书以浅显易懂的文字重点阐述原著中的主要文化、思想元素。以《素问》中的"生气通天论篇第三"为例，编者分别介绍了"三阴三阳""阳气""气虚""煎厥""偏枯""营气""风邪""五行""精血""阴阳""脾气"等概念，通过对中医名词的阐释介绍了该篇所涵盖的主要医理，较为巧妙地避免了对原文中抽象晦涩语篇的解读，无论在编写思路还是文字处理方面都不失为一本较为成功的中医英文普及读物，为我国中医外宣翻译工作提供了有益的思路。部分研究者将这本英文读物视作《黄帝内经》的一个英译版本，但笔者认为它只是对《黄帝内经》中部分医学思想的概括性介绍，实难称之为译本。

　　在我国文化外宣工作中，既需要注重中医药文化译介的方式和方法，但同时也不应忽略对文学经典的严谨学术翻译工作，前者主要针对普通国外民众，而后者则面向少数从事专业工作的读者。另外，严谨的学术翻译对于我国传统文化的传承与发展也不无裨益。事实上，从过去数十年中《黄帝内经》的译介情况看，对中医经典的译介是有巨大市场需求的。各译本面向的读者对象不同，但它们整体而言做到了在翻译策略方面各有所长，各有自己的读者群。从传播学的角度看，它们都有各自的成功之处。同一部经典原著有十个以上的译本且各具特色，这也正是翻译的魅力所在。

（四）中医药文化英译最好采取中外合作的方式

　　从传播学的角度看，中医药文化英译采取中国译者与英语国家译者合作进行具有两个方面的优势。

　　首先，根据施拉姆的"经验场"理论（详见图3-7），只有交流双方有了讨论某一问题的"共同语言"，才会有双方得以进行交流的条件，而双方的"共同语言"重合率越高，交流就会越通畅。

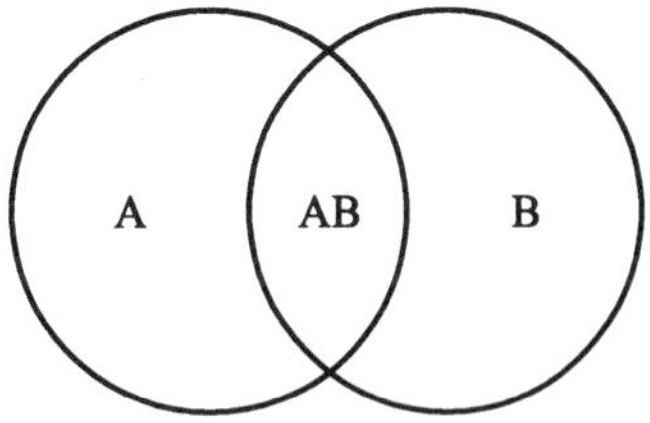

图3-7　施拉姆的"经验场"简图

施拉姆在《传播是怎样运行的》（*How Communication Works*）一文中提出了三种传播模式，其中在第二种传播模式中提出了"经验场"（field of experience）的概念。施拉姆认为，只有当信息的传播者与接受者双方具有共有的经验时，信息的有效传播才能够实现。"Communication"一词来自拉丁文的"communis"，表示"共享"。当我们与别人进行沟通时，就是在彼此间建立某种信息的"共享"关系。当信息的发出者（信源）和信息的接收者（信宿）建立信息"共享"时，信息发出者首先将自己的信息进行解码，使其变成可以传输的形式。该过程可用图3-8表示。

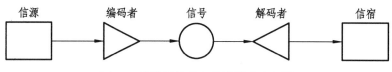

图3-8　施拉姆的信息传播模式示意图

施拉姆认为，实现信息传播的一个重要因素是"信息接收者必须与信息发送者合拍"（receiver and sender must be in tune）。他说："这一点（即'必须合拍'这一点）在无线电的发送及接收领域是不言而喻的，但在涉及'人际传播中接收者必须明白发送者的意思'层面时情况会更加复杂。"（This is clear enough in the case of a radio transmitter and receiver, but somewhat more complicated when it means that a human receiver must be able to understand a human sender.）（Schramm, 1954: 5-6）这里所说的"情况会更加复杂"并不难理解，尤其是在涉及跨语言、跨文化的翻译活动中，信息的"合拍"就不仅仅是频率的问题了，而涉及语言、文化、原文作者、译者和读者等诸多方面，情况自然会复杂得多。

施拉姆认为，分属于两种文化背景的人在进行沟通时，沟通效果的好坏取决于两人的经验重合度大小。如果将每个人的经验用椭圆来表示，两个椭圆的重合区域越大，两人的沟通就会越顺畅；而如果两个椭圆之间没有交集，两人就没有实现沟通的可能。中国人讲的中医理论西方人理解起来困难，其根源就在于两种文化之间的"交集"较小，而要实现沟通自然只有通过扩大"交集"一条途径。施拉姆将自己的"经验场"传播模式表示如图3-9所示。

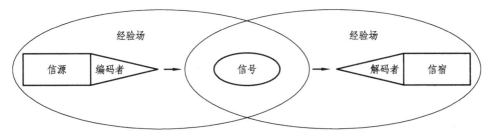

图3-9　施拉姆的"经验场"传播模式流程图

　　就中医药文化英译来讲，翻译过程会涉及"原著→现代汉语"和"现代汉语→英语"两个环节，因此图3-9可分别解释这两个过程的运作原理。在"原著→现代汉语"环节中，图中的"编码者"为原著作者而"解码者"为译者。医学原著的作者一般为生活年代久远的古人，其行文处处体现着古代当时的文化特征。如果译者为外国译者，其文化背景和语言与中国古代的原著作者之间差异巨大，"经验场"重合区域通常会很小（非常精通中国语言和文化的汉学家除外），在翻译时会遇到诸多障碍；而如果将译者换成了中国译者，那么他/她在解读中文原文方面通常会明显占据文化差异小的优势（因为尽管古代汉语与现代汉语之间仍有很大差距，但毕竟都是汉语的语境，且译者也更有能力借助工具书去研究古文的内容）。然而，中国译者在驾驭英语语言和掌握西方读者阅读心理方面通常会比西方译者略逊一筹。如果用此模式去研究"现代汉语→英语"环节，会得到基本相反的结果，即西方译者在用词方面比中国译者更有优势。任何一个中医典籍的英译过程都是这两个环节的有机组合，二者无法分开。因此，至少就现阶段而言，只有中外译者协作翻译，共同克服两个环节中的弱项，才能够为读者呈现一份更加准确、更具可读性的译文，这一点是不难理解的。

　　中外合作的另一个理由来自美国传播学者霍夫兰的"说服"理论。美国实验心理学家、传播学的先驱之一霍夫兰一生致力于态度的形成和转变研究。他将说服研究和实验方法引入传播学，引发了学界有关传播在劝服方面的社会效果（通过微观层面上个人的态度转变来体现）的关注，进一步印证了信息传输过程的双向性和互动性。霍夫兰和他的耶鲁大学研究小组通过实验证明，决定读者态度的并不仅仅是文章的内容，作者在读者当中的可信度对传播效果同样影响巨大。霍夫兰说服实验研究是以人际传播研究的方式开展，但霍夫兰本人认为他是在通过个人接收信息的微观层次研究大众传播的宏观问题，其研究结果是适用于大众传播的。

推而广之，西方读者对中医药文化译本的"认同度"也会受到译者身份的影响，翻译工作由西方人自己承担或有西方人参与的，译作的认同度通常会高一些。该项研究告诉我们，在当前我国中医药英译人才还很短缺的情况下，中方译者和外国汉学家合作翻译中医文本不失为一种较为理想的途径。中医药文化外译工作采取中外合作的方式，除可实现西方译者的"可信度"效应，也可从文字的措辞、语法、译文读者可接受度方面大大提高译文的翻译质量。尤其在把握西方读者用词习惯方面，西方译者具有明显的优势，能够更为准确地判断西方读者对词句译法的可接受情况，有效降低他们的阅读障碍。杨宪益先生倾注毕生精力推动中国传统文化走向世界。他既扎根于中国深厚的传统文化土壤之中，又精通英语语言，一生翻译作品逾千万字，被誉为"几乎翻遍了整个中国的人"。而被誉为"西方首席汉语文学翻译家"的葛浩文（Howard Goldblatt）也因成功翻译30多位中文作家的作品而成为世界知名度最高的外籍中国文学翻译家。这除因译者身份的"可信度"差异因素之外，也与他们在了解西方读者心理、用词风格等方面的差别不无关联。

中国外文局原副局长黄友义先生是中国典籍外译方面中外合作模式的积极倡导者，他曾在不同场合下强调过我国在当前形势下开展"中西合璧"外宣翻译途径的必要性。黄友义先生认为，翻译的通行做法就是外语译为母语，但他同时强调汉语典籍的外译光靠中国人或是外国人都不行，需要中外合作。（鲍晓英，2015）他指出，中国典籍翻译的"最佳组合就是中外翻译家组成的翻译团队"，因为"这种组合可以最大程度地发挥中外专家的语言与文化特长，使他们在翻译过程中密切合作与磋商"[①]。

李照国教授在谈及《灵枢》的一个由中方学者与西方学者合作完成的译本时说："现在可见到的较早的《灵枢》西文版本，是德国学者克劳斯（Claus C. Schnorrenberger）和中国学者蒋清连[②]合作翻译的德文本，出版于1974年。笔者不谙德文，无由知其译文之优劣。但有中国学者参与，应无大偏差。"（李照国，2006：81-82）李教授的此番话也足以证明他对中外合作翻译方式翻译中医典籍的认可。

当然，中外合作也有它的局限性，因为就目前来讲，真正能够胜任中医典籍中译英任务的西方学者并不多，而且在短时期内涌现出一大批这样的人才也

---

① 人民网：跨越边界：探索中国文化对外译介的有效机制 [EB/OL].http://www.china.org.cn/chinese/catl/2015-06/15/content_35826216.htm, 2016-11-29。

② 笔者注：据 Kiang Ching-lien 音译。

不现实。以笔者之见，目前在大家较为熟知的西方译者中，像德国医史学家、《黄帝内经》的译者之一文树德先生这样真正能够担起此重任的外国译者还屈指可数，以区区几个人之力承担起中医典籍中外合作的重任显然是不现实的。因此，在中医外译方面，我们除需寻求中外合作以外，还应同时努力培养我国中医翻译的后继人才。

三、微观"噪音"源

中医药是中国传统文化的重要组成部分，它根植于中华传统文化的沃土之中，是在数千年的医疗实践中不断汲取古代哲学思想的基础上形成的兼具科学性和文化性的学问。而西方的现代医学是在公元十五六世纪以后才逐步发展起来的学问。中医和西医在文化元素、语言和医学理论体系方面差别巨大，给中医药文本的英译工作带来重重困难，成为中医药文化外宣工作的"噪音"。

语言是文化的载体，语言的翻译从本质上来讲是对文本中所包含的文化元素的翻译，中医药文本的翻译尤为如此。中医文本英译工作在实质上是对表达中西医学的语言以及孕育中西医学两种体系的中西方文化的转换问题的探讨，而这两种语言和文化的差异终将体现在中西医学体系的用词和句子表述方面。鉴于此，本部分拟从"中西文化差异""中西语言差异"和"中西医名词术语差异"三个方面探讨中医药文化外宣翻译中的"噪音"。

（一）中西文化差异"噪音"

中医药是在中华五千年的漫漫长河中孕育发展而来的一朵文化奇葩，体现着我国特有的人与自然和谐相处的文化价值观和丰富的哲学智慧。它不仅是一座世界独有的医学宝库，也是一笔独一无二的文化财富，在世界文化史上占据着无可替代的重要地位。中医英译的使命便是克服种种文化障碍，将华夏祖先留给后人的这份宝贵文化遗产准确而较为充分地呈现在世界各国人民面前，让各国人民在医治疾病的同时了解中华文化。在自19世纪初以来的两百年中，国内外学者、传教士在中医典籍向西方国家的译介工作中做了大量的尝试和努力，已将我国数十部中医典籍翻译成英文，在西方社会产生了较深远的影响。这些译本均是对中医药文化对外传播的有益尝试，也为译界总结翻译策略和经验留下了不可多得的宝贵财富。在对这些译本进行研究的同时，我们也深切体会到，对于译者，尤其是那些身处西方文化环境中的外国译者来说，对中医典籍文本中文化元素的处理是摆在他们面前的最大障碍，我们不妨从传播学的角度将这些障碍称作翻译中的微观"噪音"。可以说，译作的质量如何，除受前述宏观层面的"噪音"干扰之外,更重要的是看译者对这些文化元素的解读和处理。

1. 象数思维

象数思维最初源于先秦、两汉时期的占卜活动。它对中医药文化的发展产生了巨大影响,在中医的藏象、病机、诊断、治则、本草、针灸等各个方面均有显著的体现。象思维指通过取象比类的方式对研究对象和已知事物进行类比,发现其共性以揭示研究对象的规律。象思维旨在通过事物的普遍关联性研究探讨事物的本质和变化规律。"象"包括"物象"和"意象",古人由物象(即事物的外在表现)推及它的意象(即人们对事物的主观感知)。数思维指运用"数"的规律性研究事物一般规律,古人在生产实践中发现事物在数方面存在着一些普遍的规律性,如五方、五季、五味、五化、五音、五谷等。象数思维推动了整体观哲学思想的形成,是气一元论、阴阳学说、五行学说、藏象理论、经络理论等中医理论的基础。

2. 气一元论

中医所说的"气"是一个源于道家学说的概念。在道家学说中,"道"与"气"是相通的。老子说"道生一,一生二,二生三,三生万物",表达的就是"气一元论"的思想。"气"作为一个哲学概念最早形成于春秋战国时期。中国的哲学思想认为,"气",即"精气",是构成天地万物的本原。"气一元论"于春秋战国时期由齐国稷下学派提出。所谓"气一元论",指世界万物皆生于"炁"(炁,qì,同"气"),"炁"是世界万物的本原。"气一元论"认为气的运动变化最终造就了天地万物的运动和变化。

"气一元论"是中医的哲学基础,中医用"气一元论"来阐明自身的整体观思想。春秋战国时期,"气"的哲学思想逐步渗透并融入中医学的理论体系,并深刻地影响着中医学的发展。中医理论为"气"赋予了更多的含义,指构成人体及维持生命活动的最基本能量和生理机能。中医文化的"整体观"包括两方面的内容:①中医将人看作一个有机联系的整体;②人与自然息息相关,形成一个整体,人是自然的有机组成部分,人的健康依赖于人与自然的和谐共处,而人的生理病理状况需要置于自然和社会的整体环境中加以考察。由于中医的"气"具有一定的模糊性和多义性,在西方文化中找不到相应的词汇来翻译该词,需要在译者准确理解原文意思的情况下才能较为准确地加以阐释。

3. 阴阳学说

中医理论借用阴阳五行学说来解释人体生理、病理的各种现象,逐步形成了以阴阳五行学说为基础的中国传统医学理论体系。阴阳学说源于我国古代二元论的哲学思想，是一种古代朴素唯物主义学说。老子在《道德经》中说："道生一，一生二，二生三，三生万物。万物负阴而抱阳，冲气以为和。"将自然界中既对立又统一的任何事物均区分为"阴"和"阳"，如：天地、日月、昼夜、寒暑、牝牡、上下等。阴阳学说认为，自然界任何事物或现象都包含着既相互对立又互根互用的阴阳两个方面，而事物内部的阴阳也不是一成不变的，而是不断处于此消彼长，相互转化之中，阴阳的主次决定着事物的属性。先秦时期老庄的基本哲学思想为中医理论的形成和发展奠定了朴素唯物主义的哲学基础，阴阳学说贯穿于整个中医文化体系之中。

4. 五行学说

五行学说同样广泛应用于中医的理论与实践当中，用于解释人体的生理及病理状况。中医理论以五行配五脏为核心，探讨身体各脏腑相生相克的关系，并配以经络学说来说明人体的整体性。五行学说以"金""木""水""火""土"五行的属性来类比人体五脏的功能和生理特征，同时又将自然界的五方、五气、五色、五味等与五脏相联系，构建起一个人与天地相参的普遍联系的系统。比如，《素问·阴阳应象大论篇第五》中说："东方生风，风生木，木生酸，酸生肝，肝生筋，筋生心，肝主目。"（王冰，1963：36）可见，中医理论以"人与天地相参"的普遍联系的眼光观察人体及脏腑，将五行、方位、季节、颜色、风气、气味以及其他脏器相关联，建立起一个天人相应、相生相克的互动体系。五行学说是古人在长期的劳动及诊治实践中总结出来的人与自然的联系规律，但各个事物之间看似缺乏必然的逻辑性，阐述医理抽象晦涩，给翻译工作带来了很大难度。五行学说是藏象理论得以形成的重要基础。在藏象理论中，五脏的生理功能及其相生相克的关系是借助五行的属性，以取象比类的方式加以论述的，对藏象理论的解读离不开对五行学说的阐发。

要翻译好此类文字，译者本身要具备中医"取象比类"的观念和理论基础，必要时需对此做些适当的阐释以帮助读者理解。比如，《素问·金匮真言论篇第四》中说："东方青色，入通于肝，开窍于目，藏精于肝，其病发惊骇，……"（王冰，1963：25-26）该句内容体现了我国古代哲学中的"五行"观。在吴氏父子的译本中，译者对该句进行了阐释性翻译："Yang emerges in the east and the colour of east is green, the human liver is also green and corresponds to wood, as the energy of universe is connected with the human energy, so the east energy communicates with the liver. The liver channel gets access to the brain and connecting the eyes, so eyes are the orificcs① of the liver. The Yin esscence is stored in the liver where the soul lies, one's soul will be uneasy when the liver is ill and panic will occur." （Wu Liansheng, Wu Qi, 1997: 28）较为清楚地通过"五行"观说明了原文字面未表达出来的逻辑关系。译文虽仅体现了译者的一家之言，但毕竟译文为原文赋予了文化的含义，增加了文本的可读性，笔者认为是较为可取的一种处理方式。

5. 藏象理论

中医当中的藏象理论是研究身体脏腑功能、生理、病理以及各脏腑之间相互关系现象的学说，是历代医家医学实践的基础，也是中医理论的重要组成部分。学界一般认为"藏象"中的"象"包含三层含义：①指脏腑的外在表象，即解剖学意义上的"象"。《素问·诊要经终论篇第十六》中有云："凡刺胸腹者，必避五藏。中心者环死，中脾者五日死，中肾者七日死，中肺者五日死，中鬲者，皆为伤中，其病虽愈，不过一岁必死。"（王冰，1963：94）这说明在《黄帝内经》的写作年代人们已经有了初步的解剖学知识，且所记录数据与现代解剖学非常相近；②指脏腑在生理功能和病理变化方面的表象；③指"取象比类"之"象"，即通过"物象"的类比而得之"象"，此类"象"是上述三层含义中最抽象的一种"象"，因而在英译中也是最难表达其含义的一种"象"。从上述中医藏象的三层含义可知，中医的"藏府"概念与西医中的"脏器"在所指上存在着巨大差异，而这种差异在英译中要表达清楚绝非易事，需要增加必要的阐释，其效果仍未必十分令人满意。

中医理论以我国古代哲学思想为基础，象数理论、气一元论、阴阳五形学说等中医赖以存在的思想基础似乎与科学没什么关系，给人造成可信度不高的印象也在情理之中。然而，这些理论被应用于医疗实践中产生的疗效却又不能不让人心服口服，中医理论与现代科学之间看似格格不入的矛盾是当今医学界需要正视和解决的问题，同样也是翻译界在翻译与传播中医理论过程中需要认真研究的重要课题。

（二）中英语言差异"噪音"

中医药文化英译之难除体现在文化上的理解障碍方面，还体现在从医古文向现代汉语，进而从现代汉语向英语的多次解码和编码方面。中医文本所使用

---

① 笔者注："orificcs"为"orifices"之误。

的文言文用词精练，惜字如金，因而也造成了文本的抽象晦涩，一词多义现象非常普遍。这要求译者不仅具有中英两种文化的深厚知识背景，还需要对中国古代汉语的词法及句法比较精通，缺少任何一个方面的知识都无法完成这样一个复杂的文本处理过程。从传播学的角度看，汉英翻译是对原文本进行二次编码的过程。而对于中医药文化的翻译来说，由于译者首先要跨越从古代汉语到现代汉语的障碍，将古代汉语编码成现代汉语，然后由现代汉语再次编码成英语，相较于现代的科技翻译来说增加了一次"解码—编码"过程，因而也相应增加了传播过程中的"噪音"。从这种意义上来说，消除中医英译中出现的理解上的偏差应作为中医英译"降噪"工作的核心内容看待。

中医英译中语言层面的"噪音"主要体现在词法和句法两个方面，这两方面的问题自然也是汉语典籍英译中会普遍遇到的问题。但由于中医典籍存在着自身文体、内容方面的特殊性，中医英译"降噪"具有自身的独特之处。

1. 古今汉语差异"噪音"

中医典籍属古代科技文本范畴，由于使用广泛，历代医家和注家传抄频繁，加之许多中医典籍成书年代久远，当时所使用的文字表述与现代汉语用法已差距甚巨，《黄帝内经·素问》便具有这种典型的文字特征。我国的汉字历经数千年的演变与发展，其古今词义已发生了巨大变化，这给现代人的阅读和翻译都带来了很大的难度。要使我国中医文化这一宝贵文化遗产得到正确解读并实现广泛的海外传播，我们就必须正视并认真研究这些差异，"还原"古文本义。

1）字词层面的"噪音"

（1）假借字、通假字。

假借是指借用已有的音同或音近的字来代表所想表达的字。一般来说，文字的假借遵循的是以音相假的原则。许慎在《说文·叙》中所说"假借者，本无其字，依声托事"，就是我们常说的假借字。与假借字不同，通假字一般指"本有其字"的字，即通假字与被通假字早已存在，只是其中一个借用另一个来代替自己，如《岳阳楼记》中的"浩浩汤汤，横无际涯"，其中的"汤"通"荡"，两字本已存在，"汤"只是借用来代表"荡"字，但二者的本意没有任何相关性。通假字一般可分为同音通假（发音完全相同）、双声通假（两字的声母相同）和叠韵通假（两字的韵母相同）三种。

《素问》中存在假借的用法较少，例如，《素问·玉机真脏论篇第十九》中有云："大骨枯槁，大肉陷下，胸中气满，喘息不便，其气动形，期六月死，真藏脉见，乃予之期日 。"（王冰，1963：125）本句描述病脉的脉象和病象问题，真脏脉指在疾病危重时出现的无胃气的脉象。此处的"真"被借用来表示"正"字以避讳秦始皇嬴政的"政"字谐音。古语中"真"字和"正"字同义。

《素问》中的通假字则很常见，同音通假、双声通假和叠韵通假三种情况各略举例如下。

①音通假（此类通假字较为常见）。

> 例1：《素问·阴阳别论篇第七》："阴阳结斜，多阴少阳曰石水。"（王冰，1963：56）此处的"斜"通"邪"。

> 例2：《素问·生气通天论篇第三》："高粱之变，足生大丁。"（王冰，1963：17）此处的"高"通"膏"，"膏粱"表示"美食"；而"丁"通"疔"，表示"疔疮"。

②双声通假（此类情况较少）。

> 例：《素问·五脏生成篇第十》："徇蒙招尤，目冥耳聋，下突上虚，过在足少阳、厥阴，甚则入肝。"（王冰，1963：74）

根据《尔雅·释言》的解释："徇，编也。"此处的"徇"通"眩"，为双声通假，而"蒙"通"矇"，为同音通假。"徇蒙招尤"表示眩晕昏花，头部有震动不定的感觉。

③叠韵通假（此类情况很少）。

> 例：《生气通天论篇第三》："因而饱食，筋脉横解，肠澼为痔。"（王冰，1963：20）

该句讲述邪气入侵人体后的症状，即如果吃得过饱，就会发生筋脉松懈，进而出现大便下血和痔疮等症状。其中的"解"通"懈"，表示"松懈"。

由于古汉语中的通假字、假借字使用较为普遍，作为中医药文本的译者，应学习掌握这方面的必要知识，避免在翻译时望文生义，以现代汉语的思维看待古汉语中通假和假借现象。

（2）讳字。

中华文化的含蓄性决定了古人在说话时，或者出于谦恭客气，或者出于忌讳，会使用许多委婉说法。出于谦恭，可能会称自己为"小人""奴""愚""臣"

"仆""不才""在下""下走""下官""鄙人"等；另外，古人可能会出于畏惧权势或避免过于直白而使用一些隐晦曲折的表达方式，比如，古人会将帝王的去世称为"驾崩"或"万岁后"，而有时也会将上厕所说成"更衣"。由于涉及诸多生理方面的问题，中医文化中也普遍存在着此类忌讳语。比如，古人为了避秦始皇嬴政之讳而将原本的"正脏脉"改为"真脏脉"。

《素问》中也存在着一些此类的讳字情况，比如将两性之间发生的性行为称作"入房"，在特定语境下将女性月事的不适症状说成"隐曲"，而将肛门诲为"门户"，将尿液诲为"水泉"，等等。

（3）古今异义词。

古今异义词在我国古代典籍中普遍存在，《素问》等中医典籍中也不例外。中医文化的译者需要关注这类词汇的翻译问题，因为它们的字形与我们日常使用的说法无异，很容易导致误解、误译情况的发生。所谓"古今异义词"，是指古汉语中存在的一些与现代汉语词形相同，但随着时代的变化逐步演变为其他词义的一些词汇，如"卑鄙"（古义为地位低）、"非常"（古义为意外的情况）、"故事"（古义为先例、旧例）、"形容"（古义为形体容貌）、"颜色"（古义为面容、脸色）、"妻子"（古义为妻子和儿女）、"丈夫"（古义为男子），等等。古今词义的差异大致可以分为词义扩大、词义缩小、词义强化、词义弱化、词义转化等几种情况。比如，古代的"江""河"均为特指，表示长江和黄河，而今义则泛指大江和大河；古代的"怨"表示仇恨，而今义一般指埋怨，词义出现了弱化；古代的"金"泛指一切金属，而今义一般特指黄金；古代的"走"表示奔跑，而今义则只代表慢速的行走，词义发生了转移。

《素问》中的古今异义词现象也较为普遍。比如，《素问》第一篇便有这样一句："丈夫八岁，肾气实，发长齿更。"（王冰，1963：5）此处的"丈夫"泛指男子，与现代汉语中的"女性的男性配偶"相比词义扩大了许多。事实上，《素问》该篇中出现的"圣人""真人"和"贤人"等词也均有不同程度的词义转移现象，译者在翻译此类词汇时应该做出必要考证，认真推敲这些词在该语境下的真正含义，不可望文生义而草率译出。

2）句子层面的"噪音"

（1）省略问题。

省略并非古汉语中独有的语言现象，现代汉语也有省略，但相较于现代汉语来说，古汉语的省略现象更为常见。《素问》作为中国传统医学之渊薮成书年代久远，便带有上述的典型特征。

从句子层面来看，《素问》等中医文本的阅读难度主要体现在句子成分的省略方面。针对这种情况，《素问》的各译者都在以各自的方式将原文的省略成分补充完整，而这一补充的过程也在全面体现着译者们对原文本的解读过程。译者要补充完整这些因省略而缺失的信息，就要全面调动自身对中医理论乃至中国传统文化的知识储备，在较为准确地理解原文的基础上才能实现准确翻译。从这种意义上来说，对中医文本解读的过程也是一种翻译，是整个跨语言翻译过程的一个重要环节。

《素问·阴阳别论篇第七》中有云："曰：二阳之病发心脾，有不得隐曲，女子不月；其传为风消，其传为息贲者，死不治。"（王冰，1963：53-54）由于行文精练，省略内容颇多，其中的"曰""隐曲""其传为""死不治"等字眼均有可供译者解读的空间。首先，这两句话中"曰"的施动者是谁，需要有个判断。说话者"岐伯"只在篇首出现了一次，而到此二句时又连续出现了两次"曰"，"曰"字要么解读为说话人是"岐伯"，要么解读为"据说"（It is said）。其次，"隐曲"是一个语义含糊的说法，由于原文未加详述，各译者的解读也不尽相同。另外，"其传为风消，其传为息贲者"中的"其传为"在该语境下应如何理解，各译者的解读也稍有差别。最后，"下为痈肿"的"下"字本只是一个方位词，但在医古文中常常指代身体的下部，即腿脚，翻译时要具体化，等等。上述一系列表述充分体现了中医文本在信息传达方面的不确定性，请看表3-1《素问》的各译者对该段文字的翻译情况：

表3-1　各译者的不同翻译

类别	内容
原文	曰：二阳之病发心脾，有不得隐曲，女子不月；其传为风消，其传为息贲者，死不治。（王冰，1963：53-54）
威译	"The disease of the two Yang affects the heart and the spleen, and this must not remain hidden and ignored; otherwise woman will not menstruate and man will not have a sufficient monthly emanation. If this disease is perpetuated, then it has destructive and dissipating influence which—if spread—inhibits all energies; and death cannot be warded off." （Veith, 1949: 128）
文译	It is said: "Disease in the second yang break out in the heart and in the spleen. [As a result] one cannot [use] the hidden bend; females do not have their monthly [period]. Their transmission generates wind wasting. [Further] transmission causes rapid breathing. [Once this stage is reached, the patient] will die; cure is possible." （Unschuld, 2011: 142-143）

类别	内容
李译	[Qibo] said, "Disease of double Yang (the stomach) involve the heart and the spleen, leading to unmentionable problems (difficulty in urination and defecation or sexual disorder) and no menstruation in women. If changing into Fengxiao (emaciation) and Xiben (rapid and asthmatic breath), it is incurable. (Li Zhaoguo, 2005: 99)
罗译	When Er Yang Channels are diseased, the Heart and the Spleen will be affected. There is something wrong with the private parts. For woman, menolipsis will occur. The disease may then develop into a syndrome of emaciation due to pathogenic Wind. When the patient suffers suffocation and adverse ascending of gas in the chest, case is fatal. (Luo Xiwen, 2009: 176)
吴译	"The disease of second Yang indicates the disease of Yangming stomach and large intestine, when one feels depressed, it will affect the functions of transportation and digestion of the spleen (anxiety hurts the spleen), and can also suppress the heart-energy; when the spleen is out of order, the stomach will be unable to digest the food, causing one to lose the source of nutrition, and when the heart-enerty[①]is suppressed, it will be unable to transform the nutritive substances absorbed by the stomach and intestine into blood, and for a woman, her menstruation will stop. So the diseases of second Yang break out from the heart and spleen. If the disease protracts, the muscle will become emaciated due to the stomach fails to support the essence of the food, besides, the lung will be scorched by the heart-fire due to the faliure[②] of the stomach fluid moistening the lung, in this case, dyspnea and the up-reversing of breath will occur. Since both the solid and hollow organs are damaged, the patient will certainly die." (Wu Liansheng, Wu Qi, 1997: 50)
倪译	"Generally, disorders of the stomach and intestines affect the spleen and heart. People suffering from these imbalances have difficulty expressing their ills. In women, irregular menstruation or amenorrhea can occur. If illness lingers, emaciation will result. This is called fengxiao, dehydration and exhaustion caused by wind arising from heat. When rapid, shallow breathing occurs, with difficulty catching one's breath, or xifen[③], it is considered incurable." (Ni Maoshing, 1995: 31)
吕译	It is said: when the two Yang organs are diseased (namely, stomach and large intestine), it will affect the heart and the spleen, leading to impotence in man and absence of menstruation in woman. When the disease is prolonged to cause loss of weight and panting and inverse energy, the disease become incurable and the patient will die (stomach disease will affect the spleen that causes loss of weight, while the disease of large intestine will affect the lungs that cause panting and inverse energy). (Lu, Henry C., 1985: 52)
朱译	（不在朱译本的选译范围之内）

---

① 笔者注：此处的 "heart-enerty" 应为 "heart-energy" 之误。
② 笔者注：此处的 "faliure" 应为 "failure" 之误。
③ 笔者注："息贲" 的音译应为 "xiben"。

类别	内容
杨译	It's believed that the second Yangming meridians have diseases in heart and spleen, with a urinary and fecal retention or irregular menstruation for a female; for long, it can be transmitted as wind-consuming diseases or breath obstruction in diaphragm, indicating an incurable disease.（杨明山，2015：041-042）

对于"曰"字的处理，威译、罗译、吴译和倪译只将所译内容添加引号，表示该内容为岐伯所言，李译为阐述得更加清楚，句首添加了"[Qibo] said"；而文译和吕译则增译"It is said"，杨译增译"It's believed that"，表明此句话并非岐伯所言。另外，尽管各译者对"隐曲""风消""息贲"等病症的解读各有出入，但都以增译的方式将原文的逻辑关系补充完整，并对各病症进行了阐释性翻译。对于"其传为风消，其传为息贲者，死不治"部分的逻辑关系，文译、吴译、吕译和杨译均将"其传为风消""其传为息贲"二者理解为并列关系，而李译、罗译和倪译中则将"其传为风消"和"其传为息贲"分开来解读，前者属于前一句，后者则作为后句中的条件句。从该句的分析可见，由于《黄帝内经·素问》原文省略现象普遍，在译文中增译必要内容已成各译者的共识，但由于原文用词的模糊性，各译者的解读也不尽相同。在阐释风格上，李译、罗译和杨译力求用词精练，不过多增译，而吴译则长篇大论，根据自己对原文的解读增译大量内容，充分反映出各译者的不同翻译风格。

（2）句读问题。

我国古代书籍中没有我们现在通用的标点符号，但古人在阅读时会习惯性地在书上添加一些标记，这种做法就是狭义的"句读"，俗称"断句"。由于古汉语单音词较多，且一词多义现象比较普遍，掌握句读的知识是古人读书的一种基本技能，因此唐代文学家韩愈在《师说》中有"句读之不知，惑之不解，或师焉，或不焉，小学而大遗，吾未见其明也"的评论。按照罗邦柱、赵世举主编的《古汉语知识词典》中的介绍，"句读"有两层含义，一是单纯指"句"和"读"的合称，古人将"语意已尽"的情况称为"句"，而将"语意未尽但需停顿"的情况称为读。二是指前述的"断句"，而断句又可分为两种，根据语意断句的称作"文法句读"，而根据诵读等需要断句的称作"音节句读"。（罗邦柱，赵世举，1988：155）本书所研究的"句读"即为"文法句读"。

古代医学典籍中没有标点符号，但近代以来刊行的一些古代医学典籍开始加入各种形式的句读符号，而现当代出版的古代医学典籍则采用了目前通行的标点符号。通过文本比较我们发现，由于编著者对句读知识或中医药学知识的欠缺，或受历代注本的影响，在这些现当代出版的不同版本的医书中多有错讹之处，各版本之间存在着较为普遍的断句不一致现象，这也给译者的翻译工作增加了难度。因此，译者在选用和研究中文版本方面应做一些必要的校勘和考证工作，只有这样才能提高译文的准确度。

句读问题是翻译《黄帝内经·素问》等古代医学典籍的一个非常重要的方面，因为断句不同，句意往往就不一样，而医学典籍的翻译归根结底旨在准确传达原书中的医理信息。在现有的9个《黄帝内经·素问》译本中，李照国、吴氏父子、吕聪明和杨明山所译的四个译本采用汉英对照的形式。在这四个译本中，吕聪明译文的原文直接影印自人民卫生出版社1963年版的《黄帝内经·素问》原文，而其他三部中只有杨明山译本在前言中提到了中文原文的出处，即王琦主编的《素问今译》（贵州人民出版社1981年版）。其余两部没有提及。但从断句来看，基本可以断定吴氏父子本与李译本采用的是同一个原本。比如，人卫版中的"阳气者，烦劳则张，精绝辟积，于夏使人煎厥"，在吴氏父子本和李译本中均为"阳气者，烦劳则张，精绝，辟积于夏，使人煎厥"；人卫版中的"按尺寸，观浮沉滑涩，而知病所生以治；无过以诊，则不失矣"，在吴氏父子本和李译本中均为"按尺寸，观浮沉滑涩，而知病所生；以治无过，以诊则不失矣"；人卫版中的"脉有逆从四时，未有藏形"，在吴氏父子本和李译本中均为"脉有逆从，四时未有藏形"；而人卫版中的"合于人形血气，通决死生"，在吴氏父子本和李译本中均为"合于人形，血气通，决死生"，等等。译者使用不同底本导致的对原文理解的不一致成为翻译中的"噪音"之一。

3）传抄讹误带来的理解"噪音"

我国的传统医学经历了漫长的发展时期，在此过程中产生了不同的医学观点，中医药学体系就是在这样的各家理论观点相互碰撞以及医学实践不断深入的过程中不断演化发展而来的。因此，《黄帝内经·素问》在战国、秦汉时期成书时，其传统医学体系也初步形成，但医学著作中仍会存在一些逻辑不清、前后不连贯的地方，加之历代传抄过程中医家和注家们对原文的增删和修改，致使我们当前使用的唐代王冰[①]校注本已对《黄帝内经·素问》的篇章进行了较

① 王冰，号启玄子，又作启元子，唐代医学家，著有《补注黄帝内经素问》24卷，81篇，为整理保存古医籍做出了突出贡献。

多调整，并补入了运气七篇。除前面提到的假借字、通假字等"噪音"之外，文本中还存在着诸多衍文和脱文现象，也给读者和译者正确解读原文带来了难度。

（1）衍文。

衍文，又称"衍字"或"羡文"，罗邦柱、赵世举主编的《古汉语知识辞典》中定义为"书籍在流传过程中误增的字"。（罗邦柱、赵世举，1988：302）而马继兴先生在《中医文献学》一书中赋予它更为广泛的意义，指"原书本来没有的某些内容"，并将其分为"重出性衍文""赘余性衍文"和"后增性衍文"三类。（马继兴，1990：519-520）通俗地讲，"重出性衍文"指在同一句或同一段文字中前后出现了多余的重复内容；"赘余性衍文"指因古代传抄错误等原因多出的对原文造成逻辑混乱的字；"后增性衍文"是后人在书中故意添加进去的内容。由此可见，前两种衍文往往是在非故意的状态下添加进去的，而最后一种则是有意而为之。

从传播的视角看，前两种衍文给译者带来的翻译"噪音"更大。包括《黄帝内经·素问》在内的中医古籍由于经过历代的辗转传抄，此三类衍文现象均较为普遍。比如，《素问·平人气象论篇第十八》中有云："胃之大络，名曰虚里，贯鬲络肺，出于左乳下，其动应衣，脉宗气也。盛喘数绝者，则病在中；结而横，有积矣；绝不至曰死。乳之下其动应衣，宗气泄也。"其中"乳之下其动应衣，宗气泄也"部分明显与前面的"其动应衣，脉宗气也"有意义上的重复。王冰对此有如下注解："新校正云：按全元起①本无此十一字，《甲乙经》亦无，详上下文义，多此十一字，当去。"（王冰，1963：111）对于此种语义确实重复，且历代注家多认为属于衍文现象的文字，译者自然应该予以删除，或在不删除的情况下以英文做出注解。而对于"赘余性衍文"，译者也多采取直接删去不译的方式以减少原文中因增加不确定性而产生的"噪音"。

稍做译文对比之后，我们不难发现，吴氏父子译本中提到的异写、衍文等考证内容要远远多于李照国、文树德等人的译本，但鉴于译文的可读性，译本并未像文树德译本那样将考证信息以脚注的形式一一列出。文、李译本偏重学术，而吴译本偏重实用。吴译本中将有关衍文的考证以插入方括号[　]的方式注于该"衍文"之后，为读者做进一步考证提供了方便。并且，该译本并未将中文部分有关考证的夹注内容译成英文，说明译者很有读者意识，因为阅读该书中文原文和译文的未必是同一读者群，西方读者阅读译文只是为了了解中医

---

① 全元起，南朝时齐梁间人，撰《内经训解》，是为《素问》注解的第一人，该书后亡佚。

的医理，对考证信息一般没有兴趣。而且通过系统研究，我们也不难发现，吴氏父子在中文部分提供的考证信息也多为自己的翻译服务，译文多数情况下以考证结果来指导译文的内容，体现了以读者为中心的翻译原则。吴氏父子译本中对衍文的考证一方面来自清代翰林院编修柯逢时①等人，另一方面也有吴氏父子自己的观点。对于自己的考证（即未注明出处或依据的考证），译文均依此做相应更改，比如，《素问·六节藏象论篇第九》中的"夫自古通天者，生之本，本于阴阳，其气九州九窍，皆通乎天气"（王冰，1963：62）一句中的"九窍"一词，译者标注为衍文，因而译文中未出现相应的内容；再如，《素问·玉机真脏论篇第十九》"因而喜大虚则肾气乘矣，怒则肝气乘矣，悲则肺气乘矣，恐则脾气乘矣，忧则心气乘矣，此其道也"（王冰，1963：124-125）一句中的"大虚"二字明显为多余字段，译者注为"'大虚'二字似衍"，且在译文中直接删除。吴氏父子从中医医理的角度解读文本，对于逻辑不通的地方果断做出修正以提高译文可读性。

李照国教授所译《黄帝内经·素问》对名词术语含义的把握较为准确，文中指明"衍文"部分的内容不多，但对词义和句意的把握均基于译者的大量考证工作。例如，《素问·脉要精微论篇第十七》中有如下一句：

> 原文：肺脉搏坚而长，当病唾血；其耎而散者，当病灌汗，至令不复散发也。（王冰，1963：103-104）

吴译本长于考证和校勘，对此句中文当中以方括号夹注的形式提供了自己的考证结果，并根据考证结果相应调整了译文的内容。中文原文和译文如下：

> 吴译本中文：肺脉搏坚而长，当病唾血；其耎而散者，当病灌[《千金》"灌"作"漏"]汗，至令不复散发[据杨注"散发"二字乃衍文，应删]也。（Wu Liansheng, Wu Qi, 1997: 90）

> 吴译：When the lung pulse is vigorous and long, it shows the fire is over-abundant in the lung channel to cause blood-spitting; if the pulse is weak and scattered, it is the deficiency of lung-energy, and the skin and hair will be unstable with plenty sweat, and in this case, the bodily strength can hardly be restored. （Wu Liansheng, Wu Qi, 1997: 91）

---

① 柯逢时（1845—1912），字懋修，号逊庵、巽菴、巽庵、翼庵、钦臣，清朝政治人物、进士出身。

李译：Firm and long Lung-Pulse [indicates] the disease [marked by] bloody sputum; [if] it is soft and wandering, it [indicates] polyhedrosis that can be treated by dispersing therapy. （Li Zhaoguo, 2005: 209）

从吴译中不难看出，译者认为"散发"二字为衍文，且在译文中未出现"散发"的对应译文；而李译本中未将此二字视作衍文，并根据自己的理解将其译出，同样体现出尊重原文，对没有充足考证依据的地方不擅自改动的严谨态度。

（2）脱文。

脱文的别称很多，比如"脱""脱字""缺文""缺字""夺文""敓文""阙文"，指书籍在流传过程中脱漏的字句，其原因或经刊抄时遗漏，或经后人删汰。《素问》中也存在着许多脱文情况，吴氏父子译本、李照国译本和文树德译本中对此问题均有探讨。吴译本中会时常提到一些单字或个别词汇的脱文现象，比如"……以恬愉为务，以自得为功，形体不敝，精神不散，亦可以百数"（王冰，1963：8），据王冰校注中的"故年登百数"而推断说"亦"之后脱了一个"年"字，读来颇有道理，但因为"年"字即使不补仍无太大理解障碍，因此该补注意义不是很大。但有的地方脱字会影响到读者对原文的正确理解，比如，《素问·金匮真言论篇第四》中有云："夫精者，身之本也。故藏于精者，春不病温。"（王冰，1963：24）吴氏父子引用于鬯①的评注说："藏上当脱'冬'字。"这一"冬"字加与不加还是有分别的，译者也认同此种看法并将"冬"字译出。在另外一些情况中，如不添加过渡的内容，译文便会出现逻辑不通的问题。比如，《素问·移精变气论篇第十三》中说："岐伯曰：治之要极，无失色脉，用之不惑，治之大则。逆从倒行，标本不得，亡神失国。"（王冰，1963：85）该句中的"标本不得"讲的是治病的问题，而"亡神失国"讲的是治国的问题，中间缺乏必要的过渡。因此，吴氏父子在此加注说："疑'亡神'句上脱'如使辅君'四字"，这样便为自己在译文中添加必要的过渡找到了充足的合理性："...If the source of the disease in② comprehended in a wrong sequence, or fail to obtain the cooperation of the patient, the treatment will not succeed. When one assists a king to rule the country like this, the country will be subjugated." 此句下画线部分便为"脱文"内容。而李照国

---

① 于鬯（约1862—1919），字醴尊，一字东厢，自号香草，清朝末年学者，在经学、先秦诸子、历史学、楚辞等方面颇有研究。
② 笔者注：此处的"in"应为"is"之误。

教授在译文中使用方括号[ ]添加原文隐含的内容，尽管译者本人未提及"脱文"的字眼，但以[ ]形式添加的内容实际上是在补译所"脱"之"文"。请看李照国教授对此句的译法："...Errors in distinguishing the favorable from the unfavorable [changes of the countenance and pulse will result in] disagreement between the Biao (the diagnosis and treatment) and Ben (the pathological changes of the patients), inevitably leading to depletion of Shen (Spirit or vitality) [in treating diseases] and national subjugation [in governing a country]."（Li Zhaoguo，2005：167）此方括号内的下画线内容便是在补译"脱文"部分。从两译本的翻译主导思想来看，无论是处理"脱文"还是处理文中省译内容，译者都是在尽力让译文更加符合逻辑，增加可读性，名称不一样，但"降噪"思路却是一致的。

2. 中医名词术语英译标准化程度不高导致的"噪音"

自20世纪80年代末起的30多年来，我国在中医名词术语英译领域的研究已经有了长足的发展，有关中医名词术语翻译的学术文章和著述不断推出。世界卫生组织、全国科学技术名词审定委员会、世界中医药学会联合会、国内众多出版机构和学界人士在中医名词术语标准化方面做出了巨大努力，仅出版的有关中医名词术语汇编和词典就不下三十多部。

然而，纵观国内外中医方面的英文出版物，我们不得不说该领域的工作至今仍不能令人满意，"各吹各的号，各唱各的调"的现象依然严重。以20世纪八九十年代出版的一套"英汉对照实用中医文库"丛书中的《中医临床各科》分册为例，由于编译工作由多人承担以及审校不甚严格等原因，同一个中医药名的英译法不统一的现象较为严重。例如，"黄芪"一词在该书中的译法有"sweet wormwood, *HerbaArtemisiae*" "astragalus root, *Radix AstragalisseuHedysari*"；"泽泻"的译法有"water-plantain tuber, *RhizomaAlismatis*" "oriental water plantain rhizome, *Rhizoma Alismatis*" "alismatis rhizome, *Rhizoma Alismatis*"等；"白术"的译法有"white atractylodes rhizome, *RhizomaAtractylodisMacrocephalae*" "bighead atractylodes rhizome, *Rhizome Atractylodis Macrocephalae*"；"当归"的译法有"Chinese angelica, *Radix AngelicaeSinensis*" "Chinese angelica root, *Radix AngelicaeSinensis*"；"香附"的译法有"cyperus tuber, *RhizomaCyperi*" "cyperum tuber, *RhizomaCyperi*" "nutgrassflatsedge, *RhizomaCyperi*"等；"菖蒲"的译法有"grass-leaved sweetflag, *RhizomaAcoriGraminei*" "grass-leaved sweetflag rhizome, *RhizomaAcoriGraminei*" 等。（张恩勤，1990）

另外，对于目前中医界认识尚不统一的"三焦"，国内各出版物中的译法更是五花八门，据不完全统计，至少有如下几种：①Sanjiao；②three warmers；③three burners/heaters；④triple energizer；⑤tri-jiao；⑥three foci；⑦three burning spaces；⑧triple burner；⑨the three Portions of Body Cavity，等等。这种译名不统一的情况降低了中医英文文本的可信度，严重影响着中医文化的海外传播效果。

这种译名不统一也从侧面反映出当前中医名词术语工具书译名不统一的现状。世界卫生组织西太区于2007年公布了它的《WHO西太区民族药国际标准术语》（*WHO International Standard Terminologies on Traditional Medicine in the Western Pacific Region*），英国学者魏迺杰先生也早在20世纪90年代就已编写完成了《英汉汉英中医词典》，该书在中医翻译界产生了较大影响力。李照国教授作为我国国内中医名词术语标准化工作的积极推动者也已出版了多部标准化书籍，为标准化工作做出了巨大贡献。尽管中医名词术语英译标准化工作迄今为止已取得显著进展。但通过一些词汇在各部词典中的译法分析，我们也不难发现，译名不统一的现象依然严重。对于一些完全出自中医医理的名词，英语中找不到对应的表达方式。

但令人欣慰的是，经过多年的研究与探讨，学界已经在很大程度上取得了对一些常用中医术语译法的一致意见。笔者此处选取较有代表性的"经脉""气""藏象"三词在几部常用工具书中的译法稍做对比，详见表3-2。

表3-2 "经脉""气""藏象"的不同译法

中文名	英文译名	工具书名
经脉	1) meridian and vessels; 2) meridian; 3) menstruation	《汉英中医药大辞典》（李照国）
	1) channel vessel; 2) channel	《英汉汉英中医词典》（魏迺杰）
	meridian	《新汉英中医学词典》（方廷钰、嵇波、吴青）
	1) channel; 2) meridian and vessel; 3) meridian; 4) menstruation	《英汉汉英医学分科词典》（中医药学分册）（翁心植、胡亚美）
	meridian	《精编常用中医英语字典》（杨明山）

中文名	英文译名	工具书名
经脉	meridian vessel (28)	*WHO International Standard Terminologies on Traditional Medicine in the Western Pacific Region (WHO Western Pacific Region)*
	meridian; channel (49)	《中医基本名词术语中英对照国际标准》（世界中医药学会联合会）
	Jingmai	《汉英中医辞海》（张有寯、李梴、郑敏）
气	1) qi; 2) air	《汉英中医药大辞典》（李照国）
	1) qi; 2) breath(ing)	《英汉汉英中医词典》（魏迺杰）
	vital energy	《新汉英中医学词典》（方廷钰、嵇波、吴青）
	qi	《英汉汉英医学分科词典》（中医药学分册）（翁心植、胡亚美）
	Qi	《精编常用中医英语字典》（杨明山）
	qi (18)	*WHO International Standard Terminologies on Traditional Medicine in the Western Pacific Region (WHO Western Pacific Region)*
	qi (44)	《中医基本名词术语中英对照国际标准》（世界中医药学会联合会）
	Qi	《汉英中医辞海》（张有寯、李梴、郑敏）
藏象	viscera state	《汉英中医药大辞典》（李照国）
	visceral manifestation	《英汉汉英中医词典》（魏迺杰）
	organ manifestations	《新汉英中医学词典》（方廷钰、嵇波、吴青）
	visceral manifestations	《英汉汉英医学分科词典》（中医药学分册）（翁心植、胡亚美）
	visceral manifestations	《精编常用中医英语字典》（杨明山）
	visceral manifestation (21)	*WHO International Standard Terminologies on Traditional Medicine in the Western Pacific Region (WHO Western Pacific Region)*
	visceral manifestation (16)	《中医基本名词术语中英对照国际标准》（世界中医药学会联合会）
	Zang Xiang	《汉英中医辞海》（张有寯、李梴、郑敏）

从以上三例可以看出，尽管鉴于中文名本身的多义性有些词典给出了多个英译名，且有些词汇的英译法仍存在较大分歧（比如以上3例中的"经脉"的译法还存在较多不一致），但"气""藏象"之类名词的译法已达到了较高的一致性。

然而，对于一些使用率较低，未得到学界普遍关注的中医词汇，在译法上还存在着较大差异，例如"高骨"一词，由于中西医命名体系的不同，该词在西医中也无法找到对应词，且不同译者意见也不统一，详见表3-3。

表3-3　"高骨"的不同译法

中文名	英文译名	工具书名
高骨	1) bone prominence; 2) processussstyloideus radii; 3) Gaogu point	《汉英中医药大辞典》（李照国）
	high bone [radial styloid process]	《英汉汉英中医词典》（魏迺杰）
	high bone	《新汉英中医学词典》（方廷钰、嵇波、吴青）
	1) protruding bones; 2) bone prominence; 3) processussstyloideusfadii; 4) Gaogu point	《英汉汉英医学分科词典》（中医药学分册）（翁心植、胡亚美）
	bone process	《精编常用中医英语字典》（杨明山）
	high bone	*WHO International Standard Terminologies on Traditional Medicine in the Western Pacific Region (WHO Western Pacific Region)*
	1) protruding bone; 2) lumbar vertebra (34)	《中医基本名词术语中英对照国际标准》（世界中医药学会联合会）
	Gao Gu (High Bone)	《汉英中医辞海》（张有寯、李梔、郑敏）

可见，在中医名词术语标准化方面，我们需要继续做的工作还有很多，这需要学界共同努力，反复研究探讨，并努力推广使用一些较为成熟的译法。中医名词术语标准化工作任重而道远。

四、微观"降噪"策略

中医药是中华民族的先人历经数千年的实践创立的一门科学，具有自身的实用价值，但它的价值能否得以实现，最终还是要看读者对它的理解和接受程度。如果中医药的有用信息未能成功传播到外国受众那里，那么无论它本身具有多高的价值，都无法在外国受众中得以实现，从这种意义上说，中医药文化的译者肩负着两项使命：①译文能准确传达中医文化信息；②译文能够让译文读者接受。此二者缺一不可。

（一）扩大译者与原作者以及译文读者的"视域融合"

"视域融合"是德国哲学家伽达默尔在其所著《真理与方法》（*Truth and Method*）一书中提出的三个阐释学原则之一。"阐释学"，亦称"解释学""释义学""诠释学"，是一门研究理解和解释的学问。而海德格尔①则进一步将传统阐释学从方法论和认识论的层面转化为本体论层面。伽达默尔②在秉承海德格尔本体论的基础上最终建立起哲学阐释学这一学科。

伽达默尔将其阐释学理论延伸至社会生活的方方面面。1960年伽达默尔出版了《真理与方法》一书，在海德格尔本体论的基础上展开了他对"理解的历史性""视域融合""效果历史"等的阐释学原则的论述。从阐释学的角度看，阐释是实现沟通的必要手段，而阐释是一种"视域融合"的过程，传播学与阐释学之间存在着天然的紧密关系。就中医药文化外宣翻译来说，译者对原文本的阐释过程就是译者与原文本进行信息沟通的过程，因此可以说，阐释是使双方达成共识、降低沟通"噪音"的有效手段。

韦努蒂（Lawrence Venuti，1953—）于1995年在《译者的隐身：一部翻译史》（*The Translator's Invisibility: A History of Translation*）一书中援引施莱尔马赫的观点探讨了"归化"与"异化"的问题，韦努蒂赞同异化的翻译方法，但只是从文化批判的视角来探讨的，旨在有效抵制欧美文化霸权，倡导多元文化。笔者认为，从传播学与阐释学的角度看，译界的归化异化之争从一开始便注定是一列未设定目的地的列车，无法到达"是归化好还是异化好"的终点。就翻译而言，归化与异化只是手段，翻译的对象和目的不同，译文的目标读者

---

① 马丁·海德格尔（Martin Heidegger，1889—1976），德国哲学家，在现象学、存在主义、解构主义、阐释学、后现代主义、政治理论、心理学及神学方面有举足轻重的影响。

② 汉斯-格奥尔格·伽达默尔（Hans-Georg Gadamer，1900—2002），德国著名哲学家，阐释学大师，20世纪最具影响力的哲学家之一。其1960年出版的著作《真理与方法》使其闻名于世。

不同，采取的手段自然也是不同的。同时，翻译需采取何种方法也会受到两种文化之间差异大小、文本可译程度等因素的制约，着实无法在归化与异化之间划定一条严格的界限。

从微观层面上看，伽达默尔的阐释学理论与施拉姆的传播学理论之间存在着诸多共通之处：

1. 均强调"交叉"与"融合"

西方读者阅读中医药文化方面的著作，就如同书的作者（或译者）与读者在进行人际交流。如果双方在认知领域上有足够的交叉，那么两者之间的共同话题也相应较多，交流也就能够更加深入。施拉姆在《传播学概论》一书中对此做了精彩的描述："所有参与者都带了一个装得满满的生活空间——固定的和储存起来的经验——进入了这种传播关系，他们根据这些经验来解释他们得到的信号和决定怎样来回答这些信号。"（施拉姆，1984：47）他认为："在设计信息时，我们要确保我们在说与信息接收者'相同的语言'，说的话不要'超出别人的理解能力'，同时我们不应与信息接收者看问题的方式直接相悖。"（in designing a message we have to be sure not only that we speak the "same language" as the receiver, and that we don't "write over his head," but also that we don't conflict too directly with the way he sees and catalogs the world）（Schramm，1954：14）在施拉姆看来，双方交流的效果如何取决于各自生活空间中"共同经验"的多少。而翻译是一种跨语言、跨文化的传播行为，是将信息从一种语言转移至另一种语言，而信息得以"转移"的前提是两种信息具有"对接"的渠道，即施拉姆所说的"共同经验"（common experience）。

德国哲学家、现代阐释学的创始人施莱尔马赫（Friedrich Daniel Ernst Schleiermacher，1768—1834）在创建普遍阐释学方面做出了前人无法比拟的巨大贡献，使阐释学突破了具体阐释对象的局限性，使之成为一种具有普适性的方法论。施莱尔马赫认为，由于文本作者和读者在时间、语言、历史与生活背景等诸多方面存在差异，读者在理解作者方面必然存在着误解，而误解的消除需要借助阐释。阐释学由此而成为一门"避免误解的艺术"。阐释适用于一切文本之中，具有普适性。读者要准确把握原作者在其文本中的原意，就需要通过"心理移情"的方式"重建"文本与它所赖以形成的社会历史情境之间的关系。具体到翻译这种跨语言、跨文化的阐释上，译文读者只有在熟知原文产生的时代背景和文化背景的情况下才能真正理解译文文本。施莱尔马赫明确肯定了译者在此过程中的能动性，为翻译中的"作者中心论"向"译者中心论"的转移做了铺垫。

伽达默尔否定了古典阐释学关于阐释者抛弃自身视域而置身于理解对象视域之中的看法，在秉承海德格尔的哲学阐释学本体论视角的基础上创建了哲学阐释学。他提出的"视域融合"原则强调译者的主体性及文本意义的开放性，以及理解者与文本的平等对话关系。所谓"视域"，"就是看视的区域，这个区域囊括和包容了从某个立足点出发所能看到的一切"；"'具有视域'，就意味着，不局限于近在眼前的东西，而能够超出这种东西向外去观看"；"谁具有视域，谁就知道按照近和远、大和小去正确评价视域内的一切东西的意义"。（伽达默尔，1999：388）

伽达默尔认为，不同时期的译者在理解文本时会受到各个历史阶段的时代背景、社会条件、政治形态和思想意识等的影响，"理解"的历史性决定了我们的"成见"（亦称"前见"）。他认为"成见"并不总是人们需要克服和摒弃的东西，恰恰相反，它是人们实现理解的前提。所谓"成见"，是指对事物的先入为主的"前理解"，这些前理解指导着人们在理解过程中对事物的设想或预期。伽达默尔所定义的"成见"与我们常说的带有贬义的"成见"不是一个概念，它既包括合理的"成见"，也包括应该被过滤掉的不合理的"成见"。阐释者正是因为"成见"而拥有自己的"现在视域"，这种视域正是阐释者在时间维度内产生理解的场所，大脑在"白板"的状态（即与文本没有任何交叉的状态）下是无法实现文本与读者之间的"视域融合"的。阐释者不是抛弃自己的视域，而是将自己的视域与其他视域相交融以产生新的视域，即实现"视域融合"。

施拉姆的"经验场"和伽达默尔的"视域融合"都强调"交叉"和"融合"，认为双方共同的经验或共同的视域是构成双方互通信息的前提。施拉姆传播学理论的"交流双方"则可具体到文本和读者这一具体情况中，强调信息的传播需要有双方"经验场"的交叉；而伽达默尔的阐释学以文本和读者为研究对象，同样强调文本与读者之间的"视域融合"关系。

不仅施拉姆的传播学理论中强调"经验"和"经验场"，伽达默尔的阐释学中也非常重视"经验"，但他认为这种经验并不是自然科学中所讲的那种可以无数次重复的"经验"，经验不是一成不变的，而是在不断地容纳新的东西。文本与阐释者之间的关系就如同两名说话者之间的关系一样，谈话双方在努力达成一致的意见，而阐释者也是在努力地理解文本中的内容，与文本达成一致的"意见"，两者都是在努力达成一种"视域融合"，而阐释的过程正是实现这种"视域融合"的过程。

从传播学的视角看，中医药文化外宣翻译可分为"原文本与译者信息传播"和"译者与读者信息传播"两个阶段，而从阐释学角度看，它又可分为"原文本与译者视域融合"与"译者与读者视域融合"两个环节。传播学与阐释学在信息转移方面存在着共性。在"文本—译者"阶段，译者充当着阐释者的角色，而在"译者—读者"阶段，读者充当着阐释者的角色。由此看来，在中医药文化外宣翻译中，既然译者作为对原文本的阐释者担当着与原文本的"视域融合"以及与读者前见"视域融合"的双重使命，为了增加译者与读者的"视域融合"度，采取中外合作翻译的方式同样不失为一种较为理想的"阐释"方式。

2. 均强调双方的互动性

传播是指信息的交流互通与共享，具有双向性。美国学者J. 霍本认为，"传播即用言语交流思想。"（戴元光等，1988：35）1948年拉斯韦尔在《传播在社会中的结构与功能》一文中提出的5W模式是一种单向的线性传播模式，忽略了传播的反馈功能和信息接收者的主观能动性。1954年，施拉姆在其《传播是怎样运行的》一文中提出了带有反馈机制的双向传播模式，从控制论的角度强调了传播的双方均为传播行为的主体，且传播的过程是循环往复、持续不断的。1966年，美国传播学家梅尔文·德弗勒又提出了互动过程模式，不仅强调了传播的互动性，还突出了"噪音"在信息的传播与反馈过程中产生的影响。由此可见，传播学界在经历了短暂的单向传播认识之后已普遍认为传播是一种存在着反馈机制的互动行为，对传播行为的研究不能离开"互动性"探讨。伽达默尔的阐释学也认为，理解的逻辑结构是"问答"逻辑结构，同样承认阐释者对文本的理解过程是一种互动过程。理解模式是一种对话模式，理解毫无疑问地发生在理解者与理解对象的对话过程中。正是在理解者与理解对象的不断对话中，"视界融合"得以实现。在双方的"问答"过程中，阐释者带着自己的历史视域进入文本的历史视域中，二者发生碰撞与融合，从而形成一个既不同于原文本视域，也不同于阐释者视域的更大视域。伽达默尔认为阐释者对文本的理解和阐释不是对文本原意的重建，而是在读者与文本的相互作用下不断产生新的文本意义。

读者的视域与文本中作者最初的视域之间不可避免地存在着时间间距和历史间距，读者与文本的"视域融合"形成一个更为广阔的新视域，这个新视域超越了文本与读者的传统视域与前见，为文本视域提供了更为广阔的空间。在这个"视域融合"的过程中，阐释者的视域与文本的视域在对方视域的影响下均向着一种新的视域发展。认识的正确性和真理性既不是由阐释者决定，也不是由阐释对象决定，而是在"视域融合"的过程中由双方共同决定，真理是不断进行从而不断生成对话模式的"理解"活动本身。

3. 均承认信息传输效果的有限性

无论从科技的层面还是从大众传播的层面看，信息的传播效果都会受到外界的干扰，传输过程中都存在着"噪音"。克劳德·香农从信息论的角度提出了信息传播中的"噪音"概念，认为"噪音"会造成信号传输过程中的失真。20世纪40年代，美国实验心理学家卡尔·霍夫兰和他的团队开展的一系列实验研究显示，受众在信息的接受方面不是消极被动的，让人们看到了"魔弹论"的不足之处。美国社会学家拉扎斯菲尔德与其同事进行的伊里总统选举调查也显示宣传不是万能的，大多数选民受到的影响主要不是来自大众传播媒介而是一小部分其他选民。上述传播学领域的研究均表明信息传输的有限效果性。

阐释学理论在信息传输有限性方面持有与传播学类似的观点。伽达默尔的阐释理论认为，世界上不存在完美的阐释，阐释均具有局限性，对某一阐释对象的阐释也是永无止境的。对于翻译，伽达默尔认为人类是历史地存在着的，都有其无法克服的历史特殊性与局限性。不同时期的译者在理解文本时会受到各个历史阶段的时代背景、社会条件、政治形态和思想意识等的影响。

（二）把握好信息"熵"与"冗余度"之间的平衡

美国数学家、信息论创始人克劳德·香农在其《通信中的数学理论》一文中首次引入了"熵"和"冗余"的概念。信息量的大小与信息的不确定程度直接相关，"熵"越大，表示信息的不确定性也越大，而信息量也越小。在香农的理论中，"冗余"并非一个贬义词。香农认为："在理想的状态下，如果信号受到了'噪音'的干扰但仍属合理范围之内，最初的信号仍可以得到恢复而不会被改变成另外的信号。但为了实现这种恢复，编码者在编码时应添加进一些'冗余信息'。'冗余信息'的添加方式应适于消除混入的'噪音'。"[①]（Shannon，1993：40）

"熵"的概念来源于热力学第二定律，而热力学第二定律的思想最早萌生于法国物理学家、热力学的创始人之一尼古拉·莱昂纳尔·萨迪·卡诺（Nicolas Léonard Sadi Carnot，1796—1832）。卡诺于1824年提出了著名的

---

① 笔者自译。

"卡诺循环"，即只有两个热源的简单循环。克劳修斯[1]于1850年提出了史上所称的"热力学第二定律的克劳修斯说法"，即"不可能把热量从低温物体传到高温物体而不引起其他影响"；1851年，威廉·汤姆逊[2]（William Thomson，1824—1907）提出了史上所称的"热力学第二定律的开尔文说法"，即"不可能从单一热源吸取热量，使之完全变为有用功而不产生其他影响"。二人的表述分别讲的是热传递和热转变为功的过程，均具有不可逆性。尽管这些只是探讨热力学领域的问题，但却蕴涵着其他一切不可逆过程的普遍规律。而正是由于这种不可逆性，使得热力学第二定律的应用远远超出热功转换的范畴，成为跨学科研究中的一条普遍规律。"熵"（entropy）的概念是克劳修斯在表述热力学第二定律时首先引入的，其初衷是"用一种新的形式去表达一个热机在其循环过程中所要求具备的条件"（冯端，冯少彤，2005：28），其探讨仍是建立在"能量守恒"的基础之上。而"entropy"一词的中文译词"熵"则是由我国著名物理学家胡刚复教授于1923年创造出来的，颇为形象地表达了态函数"entropy"的物理概念。（冯端，冯少彤，2005：30-32）

施拉姆在其1954年发表的《传播是怎样运行的》（*How Communication Works*）一文中也引入了"冗余"（redundancy）的概念，他认为，社会传播学领域的信息传播与香农所探讨的科学领域中的情况一样，用于传播的"信道"具有一定的阈限值（即单位时间内信息的传输量），在信道的传输量无以复加的情况下，信息传输的效果取决于"编码者的能力"（the capacity of the encoder），传播技巧的高低体现在传输者充分利用现有"信道"传输能力的能力。（Schramm，1954：5）

施拉姆认为，语言是有冗余度的，语言的冗余度指信息中不能够自由获取的那部分内容。传播者本身也有冗余度，这种冗余度是创建信息的重要方面。如果我们认为该信息很难为受众所理解，我们便会特意地添加一些冗余信息。比如，我们会重复发出这条信息，或通过举例或类比的方式加以阐释。换言之，我们要在有限时间内传输更多信息与传输较少信息以期读者能够更好地理解信息之间做出选择。（Schramm，1954：5）对于信息传输者应该如何去平衡信息量与冗余度的关系问题，施拉姆认为这需要传输者自己去拿捏："这往往

---

[1] 鲁道夫·尤利乌斯·埃马努埃尔·克劳修斯（Rudolf Julius Emanuel Clausius，1822—1888），德国物理学家和数学家，热力学的主要奠基人之一。
[2] 威廉·汤姆逊（William Thomson，1824—1907），因获英女皇授予开尔文勋爵衔，后世改称他为"开尔文"。他是在北爱尔兰出生的英国数学物理学家、工程师，也是热力学温标（绝对温标）的发明人，被称为热力学之父。

是一种很棘手的选择，因为信息传输太慢会让受众感到乏味，而速度太快又会增加他们的迷惑。"（...it is often a delicate choice，because too slow a rate will bore an audience, whereas too fast a rate may confuse them.）（Schramm, 1954: 5）施拉姆的"冗余度"理论与香农信息论中的"信息纠错"（correction data）的思路较为一致，均认为信号在传输过程中变弱，或传输的信息与原信息发生"偏离"的时候，我们就需要增加信号或补充信息，这与阐释学中以增加冗余度的形式进行"信息补偿"具有相似性。

现如今，"噪音""熵"和"冗余度"的概念已被普遍应用于语义学、语用学和跨文化传播等诸多领域当中，这些概念也随着它们应用领域的扩大而不断扩大着自身的内涵和外延。斯坦纳将翻译过程划分为四个步骤：信赖（trust）、侵入（aggression）、吸收（incorporation）和补偿（restitution）。其中最后一个环节"补偿"就是靠增加信息的冗余度，即阐释的方式来实现的。翻译是一种跨文化的阐释。刘宓庆教授在《新编当代翻译理论》（第二版）中给语际翻译中的"阐释"下的定义是："阐释（解释）就是在双语转换中用目的语给原语中的可译性'障碍点'作注释，以利读者理解。这是重要的功能代偿手段……"（刘宓庆，2012：156）就中医药文化英译的过程来说，对以上三个概念的探讨，其本质是对翻译中"降噪"问题的探讨。在跨文化翻译方面，增加冗余度就意味着增加对原文的阐释信息。中医药文化的译者作为跨文化信息的传播者，同时担任着"编码者"和"解码者"的双重角色，也就是使用一种语言去阐释另一种语言的过程，如果这一"阐释"过程无法有效完成，信宿便不可能接收到与源语一致或基本一致的信息。而阻碍译者进行有效阐释的因素也是多方面的：有来自原作的，有来自译文读者态度或能力方面的，也有来自社会传播环境等其他方面的。

李照国教授是我国最早将"熵"的概念应用于汉英翻译理论研究的学者。在跨语言翻译研究领域中，"熵"指在语际的信息转换中部分信息的丧失。由于语言、文化差异以及时间间距等因素的影响，信息在从一种语言转换成另一种语言的过程中会不可避免地出现信息的"耗散"现象，这一方面源于语言转述能力的局限性，另一方面源于具有不同文化背景的译者和读者在理解能力方面的局限性。在中医药翻译中，译文的冗余度越高，文本传达给译文读者的信息量就越少，但冗余度太低又不利于译本的"降噪"。因此，在中医药文化外宣翻译这种特殊的跨文化传播活动中，要尽量实现"熵"和"冗余"的平衡。在翻译中医药文本时，如果译者过度使用异化手段，则译文带给读者的不确定因素太高，信息量太大，不利于读者对文本的理解；而如果过度使用归化方法，就意味着译者赋予译本过度的阐释，导致冗余度过高，信息量相对不足，也不利于原文信息的有效传达。因此，笔者认为，从传播学的角度看，一味"归化"和一味"异化"都是在走极端，不利于译者和读者之间实现良好的"视域融合"，因而都是不可取的，再笼而统之地纠结于使用归化好还是异化好的问题已经没有意义。对于不具有同一属性的词汇，使用归化多一点还是使用异化多一点，要视翻译的目的、读者对象、翻译的时代背景等多种情况而定，不能一概而论。在这个问题上，李照国曾简明扼要地表达过类似的观点："'归化'与'异化'向非截然，须得按本而行，相辅相成，切勿对立。译人若只执其一，必然自缚手脚。'归'中有'异'，'异'中有'归'，乃译事实际。"（李照国，2006：45）从传播学的角度看，在翻译时译者应该在合理范围内发挥其主观能动性，以原文信息的有效传播为标准灵活选取"归化"和"异化"的方法。而这里所说的"合理范围"应以兼顾"原文信息的准确性"和"译文文本的可读性"为准。

（三）推进中医术语标准化进程

早在2004年3月30日，《中国青年报》刊登了一篇题为《中医走向世界遭遇翻译障碍》的短评文章。文章认为中医英语发展落后已经阻碍了中医国际化的进程："目前国内中医英语缺乏统一标准，这方面的研究资料和论著数量少也不系统。国内从事中医翻译的多为英语教师，不通晓中医学科，于是就闹出了一些笑话，譬如把中医的'生气'（生命力）译为'发怒'，把'带下医'（妇科医生）翻译为'躲在裙带下的医生'，此类翻译难免让外国人如坠云雾中。"（龚瑜，2004）该文作者此处举的两个例子在现在看来并不常见，但"中医英语缺乏统一标准"的情况却是普遍存在的。造成这一问题的根源除译者本身的问题以外，更多体现在中西文化差异造成的翻译"噪音"方面。

目前国内外对中医术语（包括文化负载词汇、医理术语和药物名称等）的翻译仍较混乱，译名不统一现象非常严重，一个名词甚至有多达10个以上的英文译名，这对西方读者学习、了解中医药文化是非常不利的，中医名词术语标准化的工作还有待进一步的加强。

陈可冀教授指出："中医药名词术语的英译是中医药走向世界所必须逾越的沟坎。"（陈可冀，2015：序）我国政府一直非常重视中医药国际标准化的工作，自20世纪50年代起便开始从事该领域的研究。自改革开放以来，随着我国在中医药英译领域工作的加强，中医名词术语的标准化工作也得到了我国相关部门和译界的逐步重视。在我国国内中医翻译界学者的大力推动下，中医译名不统一的现象已得到了大大的改善。在汉英对照中医辞典的编撰方面，自20世纪80年代初以来已陆陆续续出版了30多部各类中医药名词术语的对照词典，为国内外广大中医爱好者及中医翻译界人士的学习和研究工作提供了有效的指导。其中较有影响力的第一部汉英中医词典是谢竹藩、黄孝楷主编的《汉英常用中医药词汇》（1984），其他较有影响力的相关词典还包括刘必先编写的《汉英中医名词辞典》（1984）、欧明编写的《汉英中医词典》、原一祥等人编写的《汉英双解中医大辞典》（1997）、方廷钰等主编的《新汉英中医学词典》、李照国编写的《汉英中医药大词典》（1997），等等。另外，由英国著名中医研究学者魏迺杰先生（Nigel Wiseman）编写的《英汉汉英中医词典》（1995）和由人民卫生出版社2002年原版引进的《实用英文中医辞典》（*A Practical Dictionary of Chinese Medicine*，魏迺杰著）在国内外也颇具影响力。

1982年世界卫生组织西太平洋地区成立了针灸穴位名称标准化工作组。该组织在我国的大力协助下于1989年至1991年先后制定了针灸穴名、经外奇穴名、头皮针穴线名、针具术语等标准；2008年制定了国际针灸穴位标准；2009年制定了世界卫生组织西太平洋地区传统医学名词术语国际标准。进入21世纪以后，我国积极参与了世界卫生组织《国际疾病分类》第11版（ICD-11）传统医学部分的研究起草工作。2007年，世界卫生组织西太平洋区颁布了《世界卫生组织西太平洋区传统医学标准术语》（*WHO International Standard Terminologies on Traditional Medicine in the Western Pacific Region*）。这些标准的出台积极推动了中医翻译的规范化。此外，我国还积极参与了国际标准化组织（ISO）的标准化活动。2009年，国际标准化组织开始筹备成立"中医药国际标准化技术委员会"，我国派中国代表团成员和专家组成员参加了该委员会的筹备和成立工作。

对于中医名词标准化问题，笔者认为标准化是大势所趋且非常必要，但也应把握好标准化的度，标准化名词应适当缩小范围，仅限于那些历史上已有了确切的中文名称，且中医界对其内涵又无过多争议的名词术语；而对于中文名称叫法不一，内涵不明确，甚至还称不上固定的中医名称的词汇，其标准化程度高未必是好事。笔者认为，对于一些名称，尤其是疾病方面的名称，留给译者一定的自主阐释空间还是有必要的。对于不同译者使用不同译法翻译同一个中医名词的问题，要分情况具体分析。如果两种译法具有相同的关键词，而只是辅助词的使用有所区别，那么它们对译文读者造成的歧义就不会太大。然而，如果对于同一个汉语名词，不同译者具有不同的译法且相互差别较大，对这样的名词术语进行标准化的必要性就更大，因为不标准化就会给读者造成指称上的混乱，使他们不能确定这些不同的名称在指同一事物还是不同事物。

中医药翻译界今后一段时期的当务之急仍是在充分尊重中西文化差异、保留中医文化特色的基础上努力寻求中西文化契合点，研究阐释方法，尊重约定俗成，以更为西方读者喜闻乐见的方式提供常见中医名词术语较为统一的译法。目前，我国学界在翻译中医名词术语方面常用的方法为：①音译法；②意译法；③音译+阐释法；④意译+阐释法；⑤造词法；⑥借词法；等等。以魏迺杰和文树德为代表的西方译者在翻译思路上与大部分国内学者的思路不一致。外国译者主张直译法，译语中尽量保留原文的字面含义但缺乏体现源语的实际内涵；另外，西方译者尽量避免使用西医词汇来代替或解释中医名词的概念，以保持原文的中国文化特性。此种译法较少使用拼音，而是根据字面意义转化为英语对应词，比如将中医的"贼风"译成"thief-wind"，其译法的字面无法体现源语内涵。相比之下，国内译者较多倡导使用"音译+阐释"的方法。此种译法的优点是可以较为准确地体现原文内涵，但缺点是音译对外国读者来说不容易记忆，且脚注或尾注过多会降低文本的可读性。从传播学的角度来看，音译法对于外国译者和读者来说抽象拗口，不具备联想意义，因此不宜过多使用。从《素问》的几位华裔译者的翻译思路来看，他们大多不倾向于使用拼音且不做任何注解，而宁可使用啰唆冗长的阐释法来代替音译。这些译者与西方读者接触较多，更清楚读者对哪类译法更容易接受，少用音译法自有其中的道理。上述两种翻译思路基本代表了当前中医名词英译的主要思路，但二者在译法上相去甚远，至今无法达成较为统一的意见。

（四）做一些必要的训诂、考证工作

对于科技翻译来说，翻译中最重要的一点是翻译的准确性。奈达也认为："在翻译中，译者的首要任务在于如实地传递原文的信息。而要做到这一点，就必须使译文能为读者所正确理解。"（谭载喜，1999：39）此处标题中之所以加上"必要"二字，是因为中医译者毕竟不是中医专家，不可能短时期内将中医理论研究得非常透彻。然而，由于译者面对的是专业性很强、时间和文化跨度都非常大的文本，不具备一定的中医知识和对文本中的文化要素进行考证的能力势必会影响到译文的质量。中医理论尽管抽象晦涩，但总体而言仍会遵循相对固定的理论体系。对于因历代传抄错误等原因而造成的衍文和逻辑不通的地方，如果译者不发挥自身的主观能动性而一味"忠实"地照直翻译，势必会在译文中保留大量前后矛盾之处，降低译本在译文读者中的可信度。现以"蛊"字的翻译为例略作说明。

例1：

> 原文：弗治，脾传之肾，病名曰疝瘕，少腹冤热而痛，出白，一名曰蛊，当此之时，可按可药。（王冰，1963：124）

各译者的译法详见表3-4。

表3-4　译者"蛊"的不同译法

中文名	译者	英文名译名	译者	英文名译名
蛊（124）	威译	dropsy (swellings) (181)	文译	bug poison (339)/Note 57 (339)
	李译	Gu (253)/Note 21 (266)	罗译	Gu (323)
	吴译	the syndrome of tympanites due to the parasitic infestation (106)（笔者注：译出了病因，给译名赋予的意义，便于记忆）	倪译	guzhang or abdominal tympanites due to parasitic infection (79)
	吕译	'the most vicious Yin energy in the lower region' (130)	朱译	（不在朱译本选译范围之内）
	杨译	turbid urine (112)		

这是《素问·玉机真藏论篇第十九》中的一句表述，其中的"蛊"字的译法可以很好地体现翻译中出现的"噪音"及"降噪"问题。首先，我们应该判断此处的"蛊"并非一个次要信息，需要较准确地译出。其次，从传播学中"熵"与"冗余度"的平衡观点来看，对该词的过度异化和过度归化都是不恰当的，因为过度异化会增加译文的"熵"，让读者无法获取必要的信息，而过度归化则会增加译文的长度，降低单位篇幅内有效信息的传输效率。《说文解字》（九州出版社2006年版）中对"蛊"的解释是："腹中虫也。《春秋传》曰：'皿虫为蛊。''晦淫之所生也。'"并对"晦淫之所生也"解释为"这种蛊毒是在夜晚淫乱的时候产生的"。（许慎，2006b：1103）由该词在此语境中的意义判断，"蛊"显然不表示它的原义即"腹中虫"，而是"晦淫之所生"之毒。现在让我们分析一下各译本对该词的译法。除朱译本中未选译该部分内容外，我们共获得8种译法。如表3-4所示，我们不难看出，由于文译、吴

译、倪译均已译出了该字的本义，即由"腹中虫"造成的病症，但因未做充足考证而忽略了它的比喻义，因而造成了误译的发生。（尽管文译本加脚注引述了唐代王冰的注解，但仍未将该字所表示的真正病因表达出来。）而威译、吕译和杨译则连"虫"的原义也未译出。另外，罗译本选择了只提供音译"Gu"这种过度异化的译法，未给读者提供有效的信息。至此我们看出，只有李照国教授准确译出了该词的真正含义，属于较为恰当的译法。可见，在翻译中适当做一些考证是很有必要的。

中医药文化英译者虽不必像专业人士那样深入进行不同文本的校勘工作，但在遇到一些逻辑不清的情况时，仍需在条件许可的情况下多查证几部校注本以确定文本的原意，实在无法做到这一点时再退而求其次。马继兴先生在其《中医文献学》中举唐代王冰注《素问·三部九候论篇第二十》中的一句阐述中医文献研究者开展校勘工作的重要性，这对中医文化英译者也不无启发作用。该句原文为："以左手足上，上去踝五寸按之，庶右手足当踝而弹之，其应过五寸以上，蠕蠕然者不病；其应疾，中手浑浑然者病；中手徐徐然者病；其应上不能至五寸，弹之不应者死。"（王冰，1963：133-134）该句描述的是通过弹动足内踝而诊断疾病的一种方法。该句读起来有多处逻辑不甚条理之处，为此马继兴先生通过参照《针灸甲乙经》、全元起注《素问》《黄帝内经太素》等不同版本，发现王冰注本与以往的旧本之间存在较多出入，旧本的"五寸"之后有一个"而"字，但"左手足"之后只有一个"上"字，而且"庶右手足"四个字中的"庶"字和"足"字旧本中均不存在。经过这样一"还原"，该句的表述应是："以左手足上，去踝五寸而按之，右手当踝而弹之。"这样一来就清楚明了得多了。不过，按照笔者的理解，王冰注本中在"去踝"之前增加一个"上"字也未尝不可，这样可以表示"踝以上五寸的位置"，比原来更加清楚明了，"而"字的删减也基本不会增加读者的理解难度，这两处改动未必不是王冰有意为之。但总体而言，马继兴先生通过校勘删去了"庶"字衍文之后才使得文句更加符合逻辑，这不能不说是校勘的功劳。

第三节　本章小结

自改革开放以来，我国在中医药领域取得了一系列傲人的成绩。2010年11月16日，联合国教科文组织将中医针灸列入《人类非物质文化遗产代表作名录》，中医针灸申遗成功；2011年5月我国中医古籍《黄帝内经》《本草纲目》

成功入选《世界记忆名录》；2015年10月5日，中国科学家屠呦呦在中医古籍《肘后备急方》的启发之下发现了青蒿素，开创了治疟新时代，挽救了无数人的生命。中医药在国际上的认可度不断提升，截至2019年10月，中医已传播到了183个国家和地区，成为促进中西文明互学互鉴的靓丽名片。然而，在成绩的背后，我们也不能否认中医药文化海外传播工作仍面临各种困难，这些困难也给我国的中医药文化外译工作带来了各种解读和接受上的"噪音"。

中医药文化自近代以来发展缓慢，甚至一度险遭废止，其原因来自宏观和微观两个方面。从宏观来讲，由于近代以来西方的文化入侵，我国的传统文化在国际上得不到应有的地位，中医一度被西方人视为伪科学，西方传教士在向西方宣传中医文化的同时也传播了他们对中医的偏见；而在国内，由于新文化运动中"废除中医"思潮的流行以及北洋政府、国民政府先后出台的一系列"取缔中医""专取西法"的错误决定，中医一度面临被废止的危险。而在当代，中西方文化的不平衡仍在制约着中医的海外传播，西方媒体对中医的报道中仍普遍存在丑化中医形象、歪曲事实的现象。国内一些所谓"反中医联盟"等以及误解中医的民众也在不同程度地散布着有损中医形象的言论。这些因素均是存在于我国中医药文化对外传播工作中的"噪音"，短时期内不可能被完全消除，也给我国中医药文化的英译工作带来了诸多困难。从微观来讲，由于中医药学中蕴含着丰富的中国传统文化元素，象数思维、气一元论、阴阳五行学说以及藏象理论等与西方文化迥异的文化元素像一面不可逾越的天然屏障阻碍着西方读者学习和理解中医文化。另外，古今汉语差异、中英语言差异以及中医古籍历代传抄错误造成的衍文、脱文现象等也给译者准确传达原文中的医学、文化信息带来了诸多难度。从传播学中施拉姆的"经验场"以及阐释学中伽达默尔的"视域融合"的观点看，西方读者能不能较为准确地理解中医的医理及文本中蕴含的中国传统文化，译者是关键。这需要译者首先要对中国传统文化、中医文化、古代汉语以及英语等翻译中涉及的各个要素具备一些基本的了解。原因很简单，如果译者没有正确的"视域"，也就无法奢望译文的读者能够获取那些能够帮助他们理解中医文化的"视域"。

另外，译者还应具备必要的传播学知识，懂得如何以读者为中心，确保译文充分照顾读者的感受以实现"视域"范围的最大重合度。就某一特定时期或某一特定读者群而言，该读者群对中医的了解程度是相对稳定的，换句话说，他们对中医的"视域"是相对稳定的，译者只有在翻译时心怀读者，在翻译的选词、表述方式以及概念阐释等方面有意识地向读者"视域"靠拢，才能够争取实现"视域"的最大融合度，译本才能够实现最佳的传播效果。

译者应本着"求同"思想努力增加读者与原作之间"共通空间"，在宏观上增加医译合作和中外合作，在微观上把握好文本信息"熵"和"冗余度"之间的平衡关系，适当增加阐释内容，使用译文读者较为明白易懂的语言解读中医医理。简而言之，翻译的过程既应体现译者的主体性，也应体现传播学中注重传播效果的"受众意识"，灵活运用"归化"和"异化"手段为读者呈现他们所喜闻乐见的译本。

第 四 章

《黄帝内经·素问》9个译本的英译"降噪"策略对比

　　《黄帝内经》是我国现存最早、学术体系最为完整的医药学专著，大约成书于两千多年前的春秋战国时期至秦汉之际，与《伤寒杂病论》《神农本草经》和《难经》并称为中国医学四大经典著作。《黄帝内经》包括《素问》和《灵枢》两部分，各八十一篇。它以阴阳五行和藏象学说为基础，探讨了生理学、病理学、诊断学、治疗原则和药物学等问题，被誉为"医典之宗"和"医之圭臬"。《黄帝内经》以黄帝和歧伯、鬼臾区、伯高、少师、雷公等人对话的形式写就，探讨了中医的理论基础和诊治方法等问题。唐代王冰在其《重广补注黄帝内经素问·序》中对《黄帝内经》做出了高度的评价："其文简、其意博，其理奥，其趣深；天地之象分，阴阳之候列，变化之由表，死生之兆彰；不谋而遐迩自同，勿约而幽明斯契；稽其言有征，验之事不忒，诚可谓至道之宗，奉生之始也。"（王冰，1963：5）

　　《素问》是中医基本理论的渊薮，也是我国优秀文化遗产的重要组成部分。其内容涵盖阴阳五行、脉象、藏象、经络、病因、病机、病症、诊法、论治、养生以及运气等学说。其中的"五运六气"七篇疑为王冰所加。另有"刺法论"和"本病论"两篇在王冰校注时已亡佚。后来宋人林亿[①]校勘时发现了此二篇的流传本，但认为其为伪作。（Li Zhaoguo，2005：前言）书中包含着丰富的中医理论知识和实践经验，在许多国家具有一定的影响力，其部分或全部内容已相继译成英、德、法、日文出版。2011年5月，《黄帝内经》与我国的另一部中医药经典《本草纲目》一起被联合国教科文组织世界记忆工程国际咨询委员会选入《世界记忆名录》。

---

　　① 林亿，宋代医家。嘉祐二年（1057年）政府设立校正医书局，与掌禹锡、苏颂等校定《嘉祐补注神农本草》二十卷。又于神宗熙宁年间（1068—1077）与高保衡、孙兆等共同完成《素问》《灵枢》《难经》《伤寒论》《金匮要略》《脉经》《诸病源候论》《千金要方》《千金翼方》《外台秘要》等唐以前医书校订刊印，为保存古代医学文献和促进医药传播做出贡献。

第一节 《素问》英译现状简述

中医药文化的对外传播离不开对中医文本的翻译工作。在中国历代浩如烟海的中医药著述中，《黄帝内经》是我国现存最早的医学典籍，反映了我国古代的医学成就，奠定了我国医学发展的基础。《素问》是迄今为止在海外得到译介最多、传播最广的中医经典，是西方读者了解中医药文化和中医理论的必读书。由于《黄帝内经》最早成书于春秋战国或秦汉时期，书中所使用的文言与当代的白话文已相去甚远，加之中西方文化的巨大差异，其翻译工作具有典型的跨文化传播属性，翻译难度很大，因而《黄帝内经》的英译工作在20世纪40年代以前鲜有人涉足。自20世纪七八十年代以来，随着我国国际文化交流活动的增多，中医文化宝库得到了世界各国人民的逐步认可，越来越多的国内外学者开始翻译并出版《黄帝内经》的英译本以满足国际读者市场的需求。据统计，迄今为止海内外《黄帝内经》的英译本已多达16个。（殷丽，2017：54）而根据王银泉等学者的最新考证，迄今为止《黄帝内经》的英译本共有20个。（王银泉、余静等，2020:17）其中《素问》的英译大致可分为两个阶段：

一、20世纪70年代以前

《黄帝内经·素问》的英译可以加拿大籍华人吕聪明博士1978年翻译《黄帝内经》全译本为分水岭，分为前后两个阶段。20世纪70年代以前只有少数学者尝试翻译《素问》，这少数的译者要么只做了一些初步尝试，要么因种种原因未能完成译作。威斯康星大学的生理学家珀西·米勒德·道森（Percy Millard Dawson，1873—1970）曾于1925年翻译了《素问》中的两篇，是现存最早的《素问》的节选译文。后来有美国有机化学家林达沃（J. W. Lindau）克服语言和文化方面的重重阻力尝试翻译《黄帝内经》，但遗憾的是终因他1942年因病去世而未完成此项翻译工作，但身后留下了大量翻译手稿。

世界上第一位真正意义上翻译《素问》的学者是伊尔扎·威斯女士，她于1949年翻译完成该书的前34篇，并由巴尔的摩的威廉姆斯威尔金斯公司（Williams & Wilkins）首次出版发行。伊尔扎·威

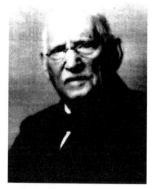

林达沃先生（J. W. Lindau）

斯女士是约翰·霍普金斯大学医学史研究所的第一个医学史博士、东京顺天堂大学（University of Juntendo）医学科学博士。她是历史上较为完整翻译《素问》的第一人，她在当时该大学医史学院院长亨利·欧内斯特·西格里斯特（Henry Ernest Sigerist）教授的建议下着手翻译该书，于1948年完成了《素问》前34篇的翻译并于次年首次出版，后又多次再版。威斯女士从史学研究的角度翻译《素问》，她的译本在西方学界至今仍是最有影响力的译本之一。

1950年，时任广州孙逸仙医学院系主任的黄雯先生将《黄帝内经》中的重要部分节译成英文并添加评注，发表在《中华医学杂志》医史专号单行本上，全长共33页。（王吉民，傅维康，1963：68）

二、 20世纪70年代以后

自20世纪70年代末起，《素问》的英译本逐步增多起来。这些译本大致可以分为两类：第一类由国内外从事相关研究的学者完成，他们主要从学术研究和文化传播的角度出发翻译中医，译本多关注对译文选词造句的斟酌，主要译者包括我国的李照国教授、罗希文教授以及德国的文树德教授。第二类由国内外从事中医临床或兼任教学工作的从医者完成，他们更加注重译本对中医临床实践与教学的辅助功能，译本长于对中医医理的阐释，主要译者包括我国中医临床从业者朱明先生以及吕聪明、倪懋兴和吴氏父子等华裔海外中医临床及教学工作的从业者。

旅居加拿大的中国海外行医者吕聪明博士于1978年翻译完成《黄帝内经及难经》全译本（*The Yellow Emperor's Classic of Internal Medicine and the Difficult Classic: Nei Ching and Nan Ching*）。该书由位于美国布莱恩和加拿大温哥华的"中国自然健康基金会"印制，用作中医知识的海外培训教材。全书共分五卷，第一、二卷为《黄帝内经·素问》部分；第三、四卷为《黄帝内经·灵枢》部分；第五卷包括《难经》、图谱和索引。据笔者初步了解，该书尚未由出版社正式出版发行。2004年，该书由温哥华国际中医学院（International College of Traditional Chinese Medicine of Vancouver）重新出版发行，英文名称更改为*A Complete Translation of the Yellow Emperor's Classics of Internal Medicine and the Difficult Classic (Nei-Jing and Nan-Jing)*，是囊括《素问》《灵枢》和《难经》在内的一部巨册。书中删去了中文原文。

另一部译作是由华裔美国中医师倪懋兴（Ni Maoshing）于1995年出版发行的英译本。倪懋兴出生于中医世家，受其父亲影响热衷于中医和道教的研究。

倪懋兴所译*The Yellow Emperor's Classic of Medicine*为《黄帝内经》的编译本，主要内容来自《素问》部分。

1995年，出生于中医世家的倪懋兴在美国山姆巴拉（SHAMBHALA）出版社出版了他的《素问》英文编译本。该译本的特点是译者根据自己对中医的理解加入了大量原文中没有的内容。译者在"翻译说明"中写道："我无意将其译成一部学术性译著。我确信汉学家们可以推出他们更完善的译本。而我是从一名临床医生的角度，着眼于中医学、哲学专业的学生以及对中医感兴趣的外行人的标准来解读这部经典的。"[①]（Ni Maoshing，1995：xv）

1997年，在美国行医的吴连胜（Nelson Liansheng Wu）、吴奇（Andrew Qi Wu）父子在中国科学技术出版社出版了《黄帝内经》（包括《素问》和《灵枢》）中英对照全译本，译文以对《素问》原文的医理阐释见长。该译本连续7次重印，可见该书的受欢迎程度之高。该书于1996年在美国内华达州拉斯维加斯举办的第三届世界传统医学大会上荣获最高荣誉金奖。

2001年，朱明大夫出版了基于程士德主编的《内经讲义》（上海科学技术出版社1984年版）翻译的《黄帝内经》编译本。该译本根据不同的主题，对《素问》中的70个章节分8个方面进行重新编译，每个章节相较于《素问》原文也有少量内容删减的现象。作为湖南中医学院毕业的一位临床医师，朱明大夫也是出生于中医世家，具有深厚的中医知识背景。

2003年，德国医史学家、汉学家文树德先生（Paul U. Unschuld）翻译出版了《素问》译介本*Huang Di neijingsu wen: Nature，Knowledge，Imagery in an Ancient Chinese Medical Text*。2011年，文树德与田和曼（Hermann Tessenow）合作，并在我国学者郑金生先生的协助下翻译出版了《素问》注释全译本*Huang Di neijingsu wen: An Annotated Translation of Huang Di's Inner Classic—Basic Questions*（该书分上、下两卷，共计1553页），成为国外对《素问》翻译研究最为深入的译者。文树德先生自1988年起主持《素问》的英译工作，通过多方的国际合作，历时20多年才最终得以完成。他主持出版的《黄帝内经》系列著作除上述两部之外还有《黄帝内经素问词典》（*A Dictionary of the HUANG DI NEI JING SU WEN，2009年出版*）。

2005年，李照国教授翻译出版了他的《素问》全译本，作为《大中华文库》外译项目的一部分，该译本也是我国国内译者完成的首部《素问》的全译

[①] 笔者自译。

本。李教授自1985年开始学习、研究并翻译《黄帝内经》这部千古医学经典。经过20年的努力，他所翻译的《黄帝内经》被纳入国家汉英对照"大中华文库"工程，《素问》三卷译本和《灵枢》三卷译本相继出版。

2008年，我国著名中医典籍翻译家罗希文先生在中国中医药出版社出版了他的《黄帝内经》编译本。该书在第一部分认真梳理了中文《黄帝内经》的脉络，而在第二部分将《素问》的前22章译成英文并配以历代名家的注释。

2015年，我国国内学者杨明山教授作为主译主持翻译出版了他的《黄帝内经·素问》全译本，由复旦大学出版社出版。

上述各译本所针对的读者对象不同，翻译风格各异，但字里行间均能体现出翻译的初衷和对读者对象的关照，同时也体现出各译者对原文解读的差异。为降低读者的阅读难度，各译本除在遣词造句方面各有"降噪"策略外，还在译本编排形式方面颇有讲究。李照国教授的译本采取左右页对照的方式，左手页的上部是《黄帝内经·素问》的原文，下部是刘希茹的今译文，而右手页上为英译文。该译本不采用脚注形式，所有需要较大篇幅阐释的内容均移至各篇篇末以尾注的形式呈现。吴氏父子译本以句群为单位上下对照，杨明山译本以单句为单位上下对照。而吕聪明译本则以人民卫生出版社1963年版《素问》原书的单页为单位进行上下对照，译本每页的上部为原书各页的影印文字，下部即为上部汉语内容的对照译文。

第二节　各译者翻译"降噪"策略分析

《黄帝内经·素问》的正文全文约10万字，在有限时间内对各译本的全文做全面分析有一定难度。鉴于该书前20篇所涉内容已较为全面地涵盖了基本中医医理、中国传统哲学思想及文化元素，在翻译策略研究方面有较好的代表性，本书拟仅选取本书前20篇作为研究对象。

一、伊尔扎·威斯的"以介为主，贴近读者"

伊尔扎·威斯（Ilza Veith，1912—1991），生于德国的路德维希港，1947年在约翰·霍普金斯大学医史研究所获得医学史专业博士学位，是该大学颁发的第一张医学史专业文凭。时任该医史研究所主任的亨利·欧内斯特·西格里斯特（Henry Ernest Sigerist）在了解到她的中医文献翻译学术背景时，建议她以《黄帝内经》的翻译和分析作为自己的毕业论文研究内容。威斯于1945年2

月在该医史研究所承担了《黄帝内经·素问》的翻译工作，并通过两年多的不懈努力将《素问》的前34篇翻译完成，也成为她博士学位的毕业论文。1949至1963年期间，威斯任芝加哥大学医学史专业副教授；1964至1979年期间，她担任加利福尼亚大学医学史专业教授。1975年获得东京顺天堂大学（University of Juntendo）医学科学博士学位。

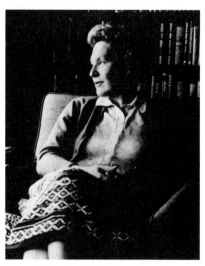

伊尔扎·威斯（IlzaVeith）

《素问》（1~34篇）英文版（*HUANG TI NEI CHING SU WEN: The Yellow Emperor's Classic of Internal Medicine*）是第一部相对完整的《素问》英译本，在中医典籍翻译史上具有划时代的里程碑意义。根据笔者手头的资料来看，本书至少于1949年、1966年、1975年、2002年和2016年五次出版，可见该译本在西方社会受欢迎程度非常高。该译作于1949年首次出版，由西格里斯特为本书作序，西格里斯特先生当时任该医史研究所的主任，也是威斯的导师。该译著初版时扉页上印有日本画家Seibi Wake 1798年创作的"三帝图"（伏羲、神农、黄帝）。1966年再版时除西格里斯特所作的序和初版的作者自序外，还增加了译者于1965年为本书新版所作的序。2002年再版时，在保留译者本人初版自序和1965年自序，以及西格里斯特作的序之外，还新增了肯·罗斯（Ken Rose）2002年为本书作的序。2016年再版时，除保留威斯自己的两篇自序外，又增加了由波士顿大学医学院的琳达·L. 巴恩斯[①]（Linda L. Barnes）2015年为

①琳达·L. 巴恩斯（Linda L. Barnes），美国医学人类学家，波士顿大学医学院家庭医学教授，波士顿大学宗教研究研究生部教授。

该书重新作的序，但各版本的正文部分未做任何变动。书中共附插图24幅，涉及五脏六腑、针灸、脉络等多项信息，并在正文之前提供了插图索引，大大方便了外国学习者对藏象、经络等重要中医文化元素的理解，提高了直观性和可读性。

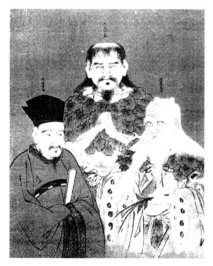

Seibi Wake创作的"三帝图"

（一）翻译"降噪"思想分析

在翻译中，威斯更多侧重文本中文化元素的传递，而不追求对中医医理的准确翻译。全书正文部分共253页，其中34篇的译文部分仅占159页，其余的96页全部用来提供《素问》的文化背景知识，包括"导言"、三个附录以及翻译相关的参考文献等。其中"导言"部分是对《素问》进行的总括性介绍，分"哲学基础""解剖学及生理学概念""诊断""病名""治疗概念"和"针灸与艾灸"六个方面，较为系统地介绍了中医的发展、成书时间及作者、哲学基础（道家思想、阴阳五行、天干地支）、中医基本概念、诊断、疾病、治疗、针灸等方面的相关知识。三个附录分别是威斯对唐代王冰所作有关《黄帝内经》在《四库全书》中的相关记载的评述文章、王冰的《素问》序（公元762年）以及北宋高保衡①、林亿公元1078年所撰《素问》序的英译，可见译者在译介《素问》一书之前已在该书背景知识方面做了大量的研究工作。

威斯女士翻译《素问》的主导思想是要尽量添加一些文本中没有提到但有

---

① 高保衡，宋代医学家，深明方药病机，曾在校正医书局任职，参加校正《黄帝内经·素问》《伤寒论》《金匮要略方论》等医书。

必要向西方读者译介的知识，因为她发现对于原文中的许多内容，如果不做必要阐释，西方读者根本无法理解。基于这样的考虑，威斯女士在译作中并不急于对原作进行逐字逐句的通篇翻译，也没有把原书的81个章节全部翻译出来。在她看来，这些都不是最重要的，她翻译此书的目的首先是要把中医介绍给外国的读者，让他们了解这是一门怎样的学问，并把中医药文化中涉及的中国传统哲学和文化一并介绍给读者，让读者对中医有一个较全面的认识。但受当时翻译条件的限制，她的译本中对原文的解读错误较多，尤其在一些中医术语的处理方面更显力不从心。但是她的翻译语言优美、流畅，用词灵活，可读性强。她的译本在国外学界以及对中国传统文化感兴趣的读者中间均具有相当大的影响力。

1. 对《素问》中文化词汇的阐释

威斯的译本长于对一些文化词汇的阐释。她在"导言"部分介绍一些文化概念时不吝篇幅，通过文化阐释的方法帮助读者理解中医文化。比如，在"Hua T'o"（华佗）一词的脚注中她提到了华佗发明的麻沸散。她首先以"anesthetic"一词将麻沸散与西方的麻醉剂之间建立某种相似性关联，同时援引了Eric Hauer医生的"ma-fei即opium"的说法，旨在增加译文读者对中医文化的"接触面"，以达到扩大"视域融合"的目的。至于Hauer医生的说法是否有道理，从文化传播视角来看这并非是威斯关注的重点。

在进行文本翻译之前，威斯在"引言"中用长达24页的篇幅详细介绍了"道""五行"和"阴阳"及它们在《素问》中的体现，认为对这些知识的了解是读懂《黄帝内经》的基础。

（1）"道"。

威斯认为："医学只是哲学与宗教的一部分，它体现着（中国）哲学'天人合一'的理念。"（Medicine was but a part of philosophy and religion, both of which propounded oneness with nature, i.e. the universe.）（Ilza Veith，1949：10）因此，中国的传统医学与中国的传统哲学密不可分，要想真正了解中医，必先认真了解中国的哲学思想。威斯向读者介绍说，"道"是人与世界和谐共存的一种"途径"（way）……而采取正确的"道"的唯一方式是"效仿宇宙的运行轨迹，根据宇宙的规律来调整自己的行为"。（…emulating the course of the universe and complete adjustment to it…）。（Veith，1949：11）作者将"道"的概念置于一个更为宏观的语境下加以阐释，非常自然地给"道"下了定义，为后面文本的翻译做了良好的铺垫。

（2）"阴阳"。

《素问》中"阴阳"的概念对于西方读者来说是非常难理解的，它既不同于英语中的"negative"和"positive"，更无法使用"female"和"male"来简单替代。对于"阴阳"，威斯先从天地的初开讲起，她引用Alfred Forke教授的表述说：天地始于一片混沌，宇宙的三要素能量、结构和物质还未完全分开。后来天与地才分隔开来，"清阳为天，浊阴为地"（Then the light and pure substances rise above and form heaven, the heavier and coarser sink down and produce the earth.）（Veith，1949：13），借此自然引出了"阴阳"的概念，并指出"阴阳"成为中国文化中"二元力量"（dual power）的源头，而此"二元力量"成为宇宙万物一切运动变化的源头。作者随后又将"阴阳"的概念扩展至传统文化中对山和水的"阴"和"阳"以及天气之"阴"与"晴"等的认识，指出这些概念均源于天地之"阴阳"的概念，一切事物皆有"阴"与"阳"之分，阐明了"阴阳"的普遍性。上述的一切努力都是为了在中国文化当中寻找与西方文化相同或相似的"映射点"，提高原文内容与译文读者之间的"视域融合"度，增加读者对"阴""阳"概念的理解。威斯指出，（《黄帝内经》中）阴阳的思想源自道家的"阴阳平衡"，人体只有保持了阴阳的平衡才能确保自身的健康和长寿（Man had received the doctrine of Tao as a means of maintaining perfect balance and to secure for himself health and long life）（Veith，1949：17），在道家的"阴阳"与中医的"阴阳"之间建立起关联。

（3）"五行"。

"五行"的提法最早出现在《尚书·洪范》中："一，五行：一曰水，二曰火，三曰木，四曰金，五曰土。"（慕平，2009：128）关于中医的"五行"，威斯认为"五行"的出现是由于存在着"阴阳"，将"阴阳"细分为更加具体的"五行"——木、火、土、金、水。这只是威斯本人对"五行"的认识，事实上，在中国的传统哲学中"五行"并非仅仅指五种具体的事物，而是对宇宙万物属性的抽象概括。但威斯的这种解读方便了西方人对"五行"概念的认识，从传播学的角度看不失为找到了一种符合逻辑的介绍方式。对于"五行"相生相克关系的阐释，译者同样找到了一种符合逻辑且容易记忆的方式加以阐述："木遇金（即金属工具）而被砍伐掉；火遇水而被熄灭；土遇木而被穿透；金遇火而被熔化掉；水遇土而被挡住去路。"（Wood brought in contact with metal is felled; fire brought in contact with water is extinguished; earth brought in contact with wood is penetrated; metal brought in contact with fire is dissolved; water brought in contact with earth is halted. ）（Veith, 1949: 19）

2. 对中医医理的阐释

（1）"藏象"。

"藏象"一词，首见于《素问·六节脏象论》："帝曰：藏象何如？岐伯曰：心者，生之本，神之变也，其华在面，其充在血脉……"从字面上讲，"藏"有两层含义，一是指"藏匿"，二是指"脏腑"；而"象"是"藏"的外在反映。"脏腑"即"五脏六腑"，其中"五脏"包括心、肝、脾、肺、肾，六腑包括胆、胃、大肠、小肠、膀胱、三焦。

"脏腑"和"藏象"的区别在于"脏腑"指人体内在视之可见，触之有形的实体脏器。它是古人在当时的历史条件下运用解剖的方法，实际观测而来的。而"藏象"则是一个生理学概念。（王琦，1997：4）对于"脏腑"与"藏象"之间的区别，威斯做了如下解释："事实上，很难将《黄帝内经》中的解剖学概念与生理学概念严格分开。对这些脏腑描述都是基于它们的功能而非它们的位置和结构，同时也是基于宇宙观。也就是说，有关脏腑结构和功能的理论主要关注阴阳、四时与五行之间的互动。"[①]（Veith，1949：30）正如前文所说，中医藏象学中的"五脏六腑"概念更多的是基于生理学从各自功能的角度加以探讨，强调了中医中的"心""肝""脾""肺""肾"等与西医解剖学中"心""肝""脾""肺""肾"等的差异性。威斯对"五脏六腑"的解读对西方读者来说更加突出了中西医概念的共同性而非差异性，更容易获取西方读者心理上的接受度。

（2）诊断。

中医对疾病的诊断是靠"望""闻""问""切"四诊法，以探求疾病的病因、病位、病性和病势，其中最主要的诊法是通过切脉。《素问》中第15篇至第21篇都是在探讨脉象与"阴阳""五行""四时"的紧密关系问题，强调诊脉要讲究阴阳的互动和五行的协调问题，阴阳平衡、五行协调就会带来健康，反之失衡就会带来疾病。《素问·脉要精微论篇第十七》中详细论述了脉象与四时的关系，强调"四诊"合参的重要性。对于诊脉的问题，威斯用很长的篇幅详细介绍了中医诊脉的时辰选择问题、脉象与性别的关系（男左女右）、脉象与四时的关系（春季主肝、夏季主心、秋季主肺、冬季主肾）、脉象的分类（三阳脉及三阴脉）、脉的类型（浮脉、沉脉、迟脉、数脉）、切脉

---

① 笔者自译。

方法等。威斯翻译脉络相关名称时多附加汉字的联想意义以便于读者记忆，一般采用"威妥玛音译+直译"的方法，必要时在译文中同时添加括号标注汉字，尽量赋予译文必要的联想意义，便于读者理解和记忆，但对词义不做过多阐释和考证，译例详见表4-1。

表4-1　威斯对脉及脉象名称的翻译

中文	译文	中文	译文
阳明脉	sunlight	厥阴脉	the absolute Yin
太阴脉	the great Yin	少阴脉	the lesser Yin
少阳脉	the lesser Yang	寸口脉	inch pulse
浮	*Fu*（浮）superficial	沉	*Ch'en*（沉）deep
迟	*Ch'ih*（迟）slow	数	*Shu*（数）quick

在威斯的上述译法中，大多都不是当今的常用译法，比如：译者将"太阳脉"译为"the Great Yang"而非常见的"taiyang meridian"；将"阳明脉"译为"sunlight"而非"yangming meridian"，将"厥阴脉"译为"the absolute Yin"而不是常见的"jueyin meridian"，等等。而对于"浮""沉""迟""数"四个形容词，译文中既提供音译和意译，同时也加注了汉字，方便了读者记忆。笔者认为，从语言学的角度看，威斯的一些译法的确缺乏严谨性，但从传播学的角度看，考虑到当时海外读者对中医术语的接受能力还比较低，为了尽可能提高西方读者的接受度而采取此种翻译思路却是更为可行的权宜之计。

（3）病症。

中医理论认为，"病"是由阴阳的失调引起的，它包括"形"与"神"两个方面的失调。据统计，《黄帝内经》中记载的疾病多达350余种，涵盖了临床各科。《素问》中对"热""疟""厥""咳""痛""风""痹""痿"等病症均专辟章节进行了深入阐述。表4-2中列出了威斯所译《素问》前20章中出现的一些主要病症名。

表4-2　威斯对病症名称的翻译

中文	译文	中文	译文
痎疟（9）	intermittent fevers（102）	飧泄（10）	indigestion and diarrhea（103）
痿厥(11）	impotence（103）	内格（关格）（14）	disobedience（105）
煎厥（16）	sickness（107）	薄厥（17）	dizziness（107）
痤痱（17）	eruption on the skin（107）	大偻（18）	deformity（hunchack）（107）
瘘（18）	ulcers（瘘）（107）	风疟（18）	intermittent fevers（107）
痔（20）	bleeding piles（108）	洞泄（21）	a leakage（109）
温病（21）	the warm disease（109）	衄衊（23）	to bleed at the nose（110）
痹厥（23）	paralysis（convulsions厥）（110）	惊骇（26）	a nervous disease（112）
䐜胀（32）	dropsical swellings（115）	咳嗽（35）	cough（117）
不月（53）	will not menstruate（译作动词）（128）	风消（53）	（因误译而未译出）
息贲（53-54）	（因误译而未译出）	痈肿（54）	ulcers and swellings（128）
痿厥（54）	impotence（128）	腗疽（54）	hiccoughing（128）
索泽（54）	heavy breathing（128）	㿗疝（54）	contusions（128）
心掣（54）	a throbbing of the heart（129）	隔（54）	irregularity（of the bodily function）（129）
风厥（54）	wind and convulsions（129）	偏枯（54）	a disease which produces paralysis（129）
痿易（54）	various trasformations（误译)(129)	消（即消渴病）（56）	digestion（130）（误译）
隔（56）	a filtering system（103）（笔者注：此处翻译与前面第54页的翻译出现了不一致）	水（水肿）（56）	a filtering system（130）（误译）
喉痹（56）	numbness of the throat（103）	痈疡（80）	ulcers（147）
挛痹（81）	bent and contracted muscles and numbness（148）	筋挛（92）	make the muscles bent and crooked（156）
瘛疭（95）	convulsions（157）	关格（101）	to influence the center（bar）pulse（161）

心疝（165）	rupture of the heart（165）	风（105）	the winds and the weather（165）
寒热（105）	chills and the fevers（165）	瘅（105）	diseases arising from overwork（165）
消中（105）	exhaustion of the diaphragm（165）	厥（105）	oppressive air（气逆）
巅疾（105）	madness（165）	飧泄（105）	inability to retain food（165）
疠（105）	sores and ulcers（165）	热中（107）	fevers（167）
厥巅疾（107）	madness（167）李译：epileptic disease（215）	恶风（107）	evil influences（167）李译：Efeng（Leprous Disease）（215）
眴仆（107）	dizziness and blurred vision and people are apt to fall down prostrate（167）	黄疸（114）	jaundice and ulcers（黄疽）（笔者注：此处"疽"为"疸"之误）（172）
浸淫（119）	（因误译而未译出）	重强（121）	the impulse of the viscera has become either heavy or violent（178）
疝瘕（124）	hernia（rupture）of the bowels（疝瘕）（180）	蛊（124）	dropsy（swellings）
瘛（124）	"convulsions"（瘛=瘘？）（181）	颓疝（54）	decay and hernia（129）

　　威斯认为中医的"病症"与前述的"藏象"概念一样也是非常模糊的概念，中国古代医学思想中根本不存在"病种"之说。正是基于这种认识，威斯认为"应尽量避免用现代的医学名词去翻译这些中医病症，原因是这会让读者感到早在《黄帝内经》成书的秦汉时期便有了对这些现代疾病的确切定义，很不可思议"[①]（Veith，1949：49）。从表4-2来看，威斯除"痿厥""痿""咳嗽""热中""黄疸""疝瘕"等少数病名是直接借用西医病名翻译外，其他大部分都是采用阐释的方法，个别译法中添加了汉字作为辅助手段。

　　但对于《素问》中出现的一些疾病，由于其症状与当今的某些疾病的症状非常相似，威斯仍不反对使用现代的名称来翻译。比如，中文当中的"间隔热"便可以翻译成西医体系中的"疟疾"（malaria）："尽管如前文所述

---

　　① 笔者自译。

我们将当时的疾病推断为当代的某些疾病很容易出错，但这里的'intermittent fever'仍有可能指的是一种疟疾。"①（Veith，1949：52）另外，威斯将"疝"字译为"hernia"也体现了译者翻译中的归化思想。

例2：

原文：曰：三阳为病发寒热，下为痈肿，及为痿厥腨痛；其传为索泽，其传为颓疝。（王冰，1963：54）

威译：It is said that the three Yang cause diseases whereby chills or fevers are produced, and these diseases cause ulcers and swellings within the body; these ultimately lead to impotence, hiccoughing, heavy breathing, and contusions. When these diseases spread they cause exhaustion and dampness, and transmitted they cause decay and **hernia**.（Veith, 1949: 128-129）

威斯之所以采取此种译法，大概仍是从西方读者对译文的接受度方面考虑的。传播学理论认为，人们更加倾向于接受与自身文化接近的外界事物，如果文本中充满着大量陌生且对他们来说毫无意义的外来名词，势必会大大消减他们的阅读兴趣。采用归化的译法可提高译文读者与译作的"视域融合"度，减少陌生感，争取到更大的读者群。

威斯对《素问》中出现的病名基本以意译为主，这与当时中医外译的通行做法是分不开的。在威斯之前，真正意义上的《素问》英译本还未出现，正如威斯在"自序"中所描述的，"由于缺乏必要的词典来处理文中的技术、医学和哲学问题，使得翻译工作难上加难，这让我不得不自己创造一些词句以满足翻译的需要。"②（Ilza Veith，1949：xi）当时连一本汉英中医词典都找不到，更谈不上中医名词术语的标准化问题，威斯唯一可以做到的就是将这些病名进行阐释性翻译。威斯的《素问》译本经数次再版，影响力巨大，证明其翻译策略已得到了读者的广泛认可。可以看出，威斯在翻译这些与西方文化差异巨大的概念时，是在努力减少西方读者对它们的陌生感，而其主要的手段便是用西方人可以理解和接受的语言加以阐释，如果英语中没有对应的近义词也不会去刻意寻找对应词汇，而是根据自己的理解用英语进行阐释。这能够给我们带来的启示是，译法的选择要充分虑及译者所处的年代、读者群的接受能力等多方面的因素。威斯作为一位西方的学者，更懂得使用怎样的语言才能够让读者接受。

① 笔者自译。
② 笔者自译。

（4）"针灸"与"艾灸"。

针灸是我国传统医学中独特的医疗方法之一，其理法在《灵枢》和《素问》的"卷第十四"（包括"刺要论篇""刺齐论篇""刺禁论篇""刺志论篇""针解篇"和"长刺节论篇"）中有系统的论述。中医的"宇宙观"理论非常典型地体现在针灸和艾灸理论当中。中医认为疾病发生的机理可以归纳为阴阳的失衡。《素问·阴阳应象大论篇第五》中说："故善用针者，从阴引阳，从阳引阴；以右治左，以左治右，以我知彼，以表知里，以观过与不及之理，见微得过，用之不殆。"（王冰，1963：46）可见，针灸的用针原则是以辨别疾病的阴阳、表里、虚实为前提。只有在分清阴阳的情况下才能了解致病的原因所在，进而相应采取"从阴引阳""从阳引阴""以右治左""以左治右"的不同用针方法，从而达到阴阳平衡的目的。

威斯在对针灸和艾灸的阐述中同样从"平衡阴阳"的视角出发，认为对针灸疗法的信任直接来自对宇宙乃至人体中阴阳平衡的理念，阐发了"天人合一"的中医理念。只有在人体各部分脉络畅通的情况下阴阳才能够达到平衡，如果身体中出现阻滞或阴阳的其中一方出现不足，就会给人带来病症。译者在此部分的讲解中提供了十二经脉的行走路线，并配以大量经络、穴位、针灸用针方面的插图，增加了直观形象性。

总体而言，威斯是站在历史学家的视角来介绍中医文化，但难能可贵的是，她对中医的疗效也持有基本肯定的态度。书中还介绍了公元6世纪中医针灸技术向日本和韩国的传播，以及公元16至17世纪针灸向葡萄牙、荷兰等欧洲国家传播的历史。威斯认为，针灸和艾灸的治疗方式之所以得以流传，原因之一是它们具有良好的治疗效果。作者讲述了日本的一个由医生组成的研究小组用现代科学实验的方法检验针灸和艾灸治疗效果的故事，并援引该小组成员之一的Nakayama医生的话说："小组中的其中一位科学家Hara医生在历经数年的研究之后提供了一些实验室的数据，这些数据表明艾灸可以提高红细胞和血红蛋白的数量。并且针灸疗法可以取得同样的效果……"[1]尽管研究小组中也有一些不同意见，但Nakayama医生的最终结论是"许多疾病在治疗之后都得到了明显的改善"[2]。（Veith，1949：73-74）威斯认为，人们对针灸和艾灸所抱有的认可态度以及阴阳平衡理论的广泛接受有助于我们理解这两种物理疗法为何得以历经数千年的历史而不衰。

---

[1] 笔者自译。
[2] 笔者自译。

在"引言"部分的末尾，威斯对《黄帝内经》做出了非常高的评价，认为"这部中国最早的医书绝不仅仅是一部医学教科书，更是一部有关健康与疾病哲学的专著"[①]（Veith，1949：76）。

（二）微观"降噪"策略分析

由于受到当时中医典籍翻译尚处于起步阶段的局限，威斯对中医的医理和术语的内涵存在着诸多误读，但在对中医文字的翻译策略和对名词术语的阐释方法方面却有着她自己独到的见解。威斯的"降噪"策略主要体现在如下三个方面：

1. 术语的翻译

威斯对中医的穴位名称都赋予了一定的联想意义，便于读者对不同穴位加以区分，如表4-3所示。

表4-3　威斯对穴位名称的翻译

中文	译文	中文	译文
广明	Shining space	太冲	The great thoroughfare
少阴	The lesser Yin	太阳	The Great Yang
太阴	The Great Yin	阳明	The "sunlight"
少阳	The lesser Yang	疠兑	everything（未译出实际含义）
隐白	everything that is hidden, mysterious, and empty	涌泉	All that flows rapidly and of all the springs
厥阴	The "absolute Yin"	大敦	Greatness and honesty

威斯给各术语赋予了一定的意义，便于读者通过联想来记忆，这也是"降噪"的一种较为有效的手段。文树德和魏迺杰的译文中同样体现了类似的翻译思想。随着当今中医名词标准化进程的不断深入，这些联想译法逐步被译界所抛弃，但它们在特定的历史阶段曾发挥过有效的跨文化传播功能，至今对我们当前名词术语英译具有重要的指导和启发意义。不可否认，此种译法存在着明显的不足：一是直译法并非适用于所有的名词翻译；二是过于直译的译名无法充分体现原名称中的深厚文化内涵。只要稍加研究一下威斯对下面这段文字的翻译，我们便不难发现译者将自己无法赋予联想意义的一些穴位名称从译文中

---

① 笔者自译。

隐去不译了。

例3：

原文：岐伯曰："圣人南面而立，前曰广明，后曰太冲。太冲之地，名曰少阴。少阴之上，名曰太阳。太阳根起于至阴，结于命门，名曰阴中之阳。中身而上，名曰广明。广明之下，名曰太阴。太阴之前，名曰阳明。阳明起于疠兑，名曰阴中之阳。厥阴之表，名曰少阳。少阳根起于窍阴，名曰阴中之少阳。"（王冰，1963：49-50）

威译：Ch'i Po answered: "The ancient sages faced the South and thus they established themselves. Whatever was before them was spoken of as shining space (广明)，and whatever was behind them was called the great thoroughfare to the Great Yang. The Great Yang is located within the soil and in it is the lesser Yin. When this lesser Yin rises above the Earth, it comes under the influence of the Great Yang. The Great Yang is the foundation of existence from the beginning to the end. The Great Yin is the connecting link between life and the "Gate of Life" (命门)，and thus it becomes evident that within the Yin there is also a Yang. It is within the body and above and it is called shining space; but if this shining expanse sends its rays below then it is spoken of as the great Yin. The front of the Great Yin is known to be illuminated by the "sunlight". The "sunlight" is the foundation of everything, it permeates everything and it is called the lesser Yang within the Yin. If Yin becomes apparent externally then it is known as the lesser Yang. The lesser Yang is the foundation of and brings to life the orifices of Yin， and hence it is called the lesser Yang within the Yin." (Veith, 1949: 126)

从该段译文来看，威斯认真翻译了每一句中文，但唯独未将"疠兑"一词译出，原因很明显，她的联想译法到了"疠兑"这里无法派上用场，无奈之下只能以"everything"一词聊作替代。这种处理方式同样出现在了紧接下来的一段文字中。

例4：

原文：岐伯曰：外者为阳，内者为阴，然则中为阴，气冲在下，名曰太阴，太阴根起于隐白，名曰阴中之阴。太阴之后，名曰少阴，少阴根起

于涌泉，名曰阴中之少阴。少阴之前，名曰厥阴，厥阴根起于大敦，阴之厥阳，名曰阴之厥阴。（王冰，1963：50-51）

威译：Ch'i Po answered: "On the outside there is Yang but within it is Yin that is active. Yin is active in the interior and is effective below; there its name is the great Yin. The great Yin is the foundation of everything that is hidden, mysterious, and empty; and thus it is called the Yin within the Yin. The rear of the Great Yin is called the lesser Yin (少阴). The lesser Yin is the origin of all that flows rapidly and of all the springs, and it is spoken of as the lesser Yin within the Yin. The front of the lesser Yin is called the "absolute Yin". This Yin is the foundation of greatness and honesty. Where Yin breaks off there is Yang, and at that point it is called the Yin within the absolute Yin. （Veith, 1949: 127）

在该段文字中，译者将"隐白"译为"everything that is hidden, mysterious, and empty"，将"涌泉"译为"all the springs"，将"大敦"译为"greatness and honesty"，均犯有明显的望文生义的错误。通过上面两段译文也不难看出，威斯的翻译并未从严格的学术视角出发，将重点放在词义的准确度方面，而仅仅是从译介的视角出发，对中医文化进行概括性介绍。对于"经络"的"经"和"络"的翻译，威斯也同样采取了直译法，将"经"翻译为"artery"，而"络"译为"vessel"。尽管现在看来将经络理解为西医学中的血管确实有些荒唐，但在当时，在消除读者的阅读障碍方面，却是功不可没。

2. 数字、计量单位的翻译

威译本在用词方面不太讲究，甚至会不求甚解，这自然不利于准确传递中医医理知识。然而，在一些细节的处理上，我们却能够体会到译者的良苦用心。《素问》中的一些数字是虚指的用法，比如"余闻上古之人，春秋皆度百岁"中的"百岁"未必指真正的100岁的年纪，而是形容上古之人的寿命都很长。同样，用来描述人的发育各个阶段的"七岁""二七""三七"以及"八岁""二八""三八"等也未必指精确的年龄。对于下句中的"寿敝天地"的说法，威斯自然不会认为中国古代的人能够长生不老，如果直译为"living as long as Heaven and Earth"必然会降低文本的可信度。威斯在翻译时做了如下变通。

例5：

原文：黄帝曰："余闻上古有真人者，提挈天地，把握阴阳，呼吸精气，独立守神，肌肉若一，故能**寿敝天地**，无有终时，此其道生。"（王冰，1963：6-7）

威译：Huang Ti said: "I have heard that in ancient times there were the so-called Spiritual Men（真人）; they mastered the Universe and controlled Yin and Yang [the two principles in nature]. They breathed the essence of life, they were independent in preserving their spirit, and their muscles and flesh remained unchanged. Therefore they could **enjoy a long life, just as there is no end for Heaven and Earth**. All this was the result of their life in accordance with Tao, the Right Way."（Veith, 1949: 100-101）

可以看出，译文中"就如同永远与天地同在那样地享受健康长寿"（just as there is no end for Heaven and Earth）显然比"寿敝天地"（living as long as Heaven and Earth）在语气上要弱化得多，提高了译文的可信度。

请再看下例。

例6：

原文：结阳者，肿四肢；结阴者，便血一升，再结二升，三结三升；（王冰，1963：56）

这句话的意思是：当阳气外结时四肢就会肿胀；阴气内结时，就会出现便血。郁结轻的会便血1升，略重的便血2升，再重的便血3升。威斯的翻译如下。

威译：When Yang coagulates the four limbs swell up. When Yin coagulates it is advantageous to draw one pint of blood; when it coagulates twice two pints should be drawn; when it coagulates three times, three pints should be drawn.（Veith, 1949: 130）

从译文可见，威斯基本上是误解了原作的意思，而且将中文当中的"升"错译为英语的"品脱"。误解原文意思自然是由于译者对中医文化理解不深入所致，但将"升"误译为"pint"却是有意而为之。因为稍有一些常识我们就可知道，在中国的古代不可能使用西方国家的容量单位。我国古代使用的容量单位"升"与现代人使用的"公升"并不是一个概念，而是1斗的十分之一，大约相当于200毫升。威斯在不了解"1升"到底是多大容积的情况下，对"pint"一词的借用只是希望表达它是一个容量单位，在选词方面表现出很大的灵活度。

3. 喻体的翻译

由于对中国中医文化了解不够，威斯不擅长翻译与医理相关的内容，因而产生了大量误译。然而，她在处理文学性较强的内容时却表现出语言方面的明显优势。比如，在翻译喻体时，威斯会充分考虑读者的接受度，采用归化的译法。对于西方读者不甚熟悉的喻体，威斯会果断放弃原文的喻体，并代之以西方文化中更为常见的事物。比喻的目的就是要让读者产生较为准确的联想，如果西方读者不熟悉作为喻体的事物，译文自然不会带来良好的传播效果。作为西方译者，威斯深知这一点，因此有意将原文中某些不利于读者理解的喻体换成他们更加熟悉的事物。请看下面一例：

例7：

原文：生于心，如以缟裹朱；生于肺，如以缟裹绀；生于脾，如以缟裹栝楼实；生于肾，如以缟裹紫，此五脏所生之外荣也。（王冰，1963：72）

威译：The color of life displayed by the heart is like the **vermilion red lining of a white silk robe**; the color of life displayed by the lungs is like **the lucky red lining of a white silk robe**; the color of life displayed by the liver is like the violet lining of a white silk robe; the color of life displayed by the stomach is like **the juniper berry colored lining of a white silk robe**; the color of life displayed by the kidneys is like the purple lining of a white silk robe. These are the colorful and magnificent external signs of life of the five viscera.（Veith, 1949: 141-142）

威斯作为西方译者熟知西方人的用词习惯，因而能较好地发挥她的语言优势和文化优势。她不拘泥于原文中的喻体，在译文中对喻体做了巧妙转换：

将"缟裹朱"（"朱"在此表示朱砂）译为"vermilion red lining of a white silk robe"（白色丝袍的朱红色衬里）。我国早在先秦时期便发展出道家发达的炼丹术，朱砂在中国文化中并不少见，因此《素问》作者会选取"朱砂"作为喻体。然而，译者如果将"朱"直译为"cinnabar"（朱砂）会增加西方读者对喻体的陌生感，同时也会大大降低译文的美感，不利于信息的有效传播。

将"缟裹绀"（"绀"意为"稍微带红的黑色"）译为"violet lining of a white silk robe"（白色丝袍的紫罗兰色衬里）。不难想象，白色丝袍覆盖下的红黑色物体所呈现的颜色的确类似紫罗兰色，而且这种英文表述所产生的美感也大大优于"black-reddish"之类的译法。

将"缟裹栝楼实"译为"juniper berry colored lining of a white silk robe"。该译法将中国读者熟知的"栝楼"换成了西方人更为熟悉的"juniper berry"（杜松子），充分虑及了译文读者的感受。

（三）不足之处

威斯译本在西方学界有一定影响力，在中医药文化外译中起到了积极的促进作用。然而，由于译者翻译时面临的种种不利条件，威译本中存在着大量误译现象却是一个无法回避的事实。威斯在"前言"中细致分析了翻译中遇到的各种困难，包括句读问题、一词多义现象等，尤其是无法找到一部合适的专业词典来辅助她的翻译工作。对于一位身处西方文化之中而又无法获得专业词典和中国文化专业人士协助的译者来说，要准确翻译这样一部艰涩难懂的著作，其难度可想而知，在当时的条件下误译是不可避免的。其误译主要表现在如下四个方面。

1. 文化差异导致的句意理解错误

尽管威斯在翻译《素问》时已对中国的汉语有了较为深入的研究，但是在面对这样一部语言晦涩、医理艰深的中医古籍时仍然表现出茫然与束手无策。她的《素问》译本中存在着大量解读错误，现仅举两例权作说明。

例8：

原文：故邪风之至，疾如风雨，故善治者治皮毛，其次治肌肤，其次治筋脉，其次治六腑，其次治五脏。（王冰，1963：46）

威译：Evil customs affect the body as much as wind and rain affect the body. Those who give their bodies a good cure（first）treat their skin and hair; their next treatment concerns itself with the muscles and the flesh; the treatment after that concerns itself with the six bowels; and the next treatment concerns itself with the five viscera.（Veith, 1949: 141-142）

该句原文体现的是中医"不治已病治未病"的思想，而从哲学思想根源上深究，它来自道家的"无为而治"思想，如果译者对中国哲学思想未有一个透彻的认识，很可能会将本句理解错误，而译者的解读错误必定无法为读者传达正确的文本信息。该句的大意是：体外的风邪会像疾风骤雨一样影响人的身体健康。善于治疗的医生会在风邪侵害人的皮毛的时候就给予治疗；稍逊色一些的医生会在外邪侵害人的肌肤的时候去治疗；更差一些的医生会对筋脉进行治疗；再差的会对六腑进行治疗；而最差的医生只会对五脏进行治疗。由于对中医文化缺乏了解，威斯对该句句意做出了错误的解读，认为是在讲一个人在为自己治病的时候应该先治皮毛，随后依次治肌肤、筋脉和六腑，最后治五脏。

威译本中还存在许多因对中医医理不了解而导致的误译。比如，中医认为，真脏脉是病情危重的时候出现的一种脉象，如果人体出现了真脏脉，人就离死期不远了。

例9：

原文：凡持真脉之藏脉者，肝至悬绝急，十八日死；心至悬绝，九日死；肺至悬绝，十二日死；肾至悬绝，七日死；脾至悬绝，四日死。（王冰，1963：53）

威译：In general it can be said that life is supported by the true pulse of the viscera. When the pulse of the liver is extremely uneven and hasty, death ensues after eighteen days; when the pulse of the heart is extremely uneven, death ensues after nine days; when the pulse of the lungs is very uneven, death ensues after twelve days; when the pulse of the kidneys is very uneven, death ensues after seven days; when the pulse of the spleen is very uneven，death ensues after four days.（Veith, 1949: 128）

在此句中，威斯显然对"真脏脉"做了错误的解读，误认为它是让生命得以延续的要素了。

2. 句读错误导致的误译

威斯在她的《素问》英译本"前言"中指出："（《素问》原文中）未提供任何断句信息，读者无法了解句子的起始和终止点，而只能由文本的节奏来充当句号、逗号、分号等标点符号的功能，这给读者造成了巨大的阅读困难。"[①]（Veith，1949：xii）可见，句读问题是她翻译《素问》时经常遇到的一个问题。比如，《素问·诊要经终论篇第十六》主要讲解的是诊病和针刺需要结合四时的变化，根据季节和时辰来确定具体的用针方法，体现了"人与天地相参"的思想。请看威斯下面一句话的翻译：

---

① 笔者自译。

例10：

原文：春刺秋分，筋挛，逆气环为咳嗽，病不愈，令人时惊，又且哭。（王冰，1963：92-93）

威译：When Spring has a stimulating effect, Autumn has a scattering effect; it makes the muscles bent and crooked, and the rebellious forces form a ring, thus inducing a cough which cannot be improved; it frightens and alarms people at special times and makes them cry.（Veith, 1949: 156）

该句的大致意思是，如果春天刺了秋天的部位，就会引发筋挛和胃气上逆的症状，并引发咳嗽，病不但治不好，反而会出现时惊时哭的新症状。威斯在翻译时将"春刺"和"秋分"分开来理解了；另外，"环"字此处应为"循环，周转"的意思，作动词。唐代王冰对"逆气环为咳嗽"的解释是"若气逆环周，则为咳嗽"。威斯误将其当作名词来译，因而成了"the rebellious forces form a ring"。句读错误除因原文自身逻辑不清外，最根本的原因还在于译者对原文解读不正确。在《素问》的英译中，因句读不同而导致对原文理解不同的情况是非常普遍的，这并非仅仅出现在威斯译本当中。可以说，句读问题是《素问》英译工作中不容忽视的一种常见"噪音"，这需要译者多下功夫，通过校勘和考据来最大限度地减少此种误译现象发生。

3. 词汇理解错误导致的误译

如前文所述，威斯翻译《素问》是在20世纪40年代，当时我国国内也不曾出版过有关中医术语翻译的工具书，这对威斯来说无疑是一个巨大的挑战，而仅凭自身的想象"造词"必然会出现诸多词义偏离的情况。这些挑战就如同一面硕大无比的屏障挡在她的面前，难以逾越。下面再举两例以示读者：

例11：

原文：岐伯曰：太过则令人身热而肤痛，为*浸淫*；其不及则令人烦心，上见咳唾，下为*气泄*。（王冰，1963:119）

威译：Ch'i Po answered: "Excess causes man's body to be hot and his skin and flesh to ache; **his body will gradually be flooded and unable to live**, he will have heart trouble; coughing and spitting will make their appearance above, while **below the breath of life is caused to leak out**."（Veith, 1949: 176）

《素问·玉机真脏论篇第十九》主要探讨脉象与四时的关系问题。该句是岐伯回答黄帝有关"如果夏脉太过会出现何种症状"的问题，其大意是：如果夏气太过，病人会有身体发热、肤痛、浸淫等症状，而夏气不及则会令人烦心，上部出现咳唾症状，下部出现气泄症状。"浸淫"指疮疥湿疹之类的皮肤病症，而"气泄"又称"气泻"，指气机郁滞及七情过极所导致的泄泻，都是症状名称。威斯在不甚熟悉中医医理的情况下将"浸淫"解释为"his body will gradually be flooded and unable to live"，可谓与原意相去甚远；而将"下为气泄"译为"below the breath of life is caused to leak out"更是令人丈二和尚摸不着头脑。

请再看下面一例：

例12：

原文：岐伯曰：太过则令人四肢不举；其不及则令人九窍不通，名曰**重强**。（王冰，1963：121）

威译：Ch'i Po replied: "Excess causes man to be unable to lift his four limbs, and this inadequacy brings about that the nine orifices of his body no longer communicate with each other; and then one says that the impulse of the viscera has **become either heavy or violent**." （Veith, 1949: 178）

该句同样来自《素问·玉机真脏论篇第十九》，意思是如果脾脉太过，病人会出现四肢不举的症状，而脾脉不及则令人九窍不通，这种病症称为"重强"。原文显然在讲脾脉的"太过"与"不及"两种情况，而威斯的译文却将"不及"的情况处理为"太过"的下义词，显然在理解上出现了偏差。另外，"重强"是一个病症名，其含义在本句中已表述得非常清楚，此处最好以音译的形式呈现为"Zhong Qiang"而无须再做过多解释，威斯将其译为"become either heavy or violent"可谓画蛇添足。

事实上，威斯在这方面表现出的翻译劣势也较为普遍地体现在文树德等其他西方译者身上，这从某个侧面体现出在中医英译方面中国译者地位的不可取代性。

4. 中医名词术语前后译法不一致

由于威斯在翻译《素问》时中医学界及译界尚未系统开展中医术语英译的研究工作，中医术语英译缺乏标准化，威斯译本中出现了诸多前后译法不一致的情况，给译文读者造成了阅读上的"噪音"。威斯在翻译同一个中医名词时，在不同地方采用了不同的译法，导致了概念上的混乱，比如"内格（亦称关格）"一词就出现了"disobedience"和"to influence the center（bar）pulse"两种译法，而"瘘"和"痈疡"则都译为"ulcers"，造成了一定的概念混乱。再比如"三焦"一词，在《素问》前20篇中共出现了4次，威斯使用了多达三种译法。这些误译均妨碍了读者对原文的正确理解。

例13：

原文：肝心脾肺肾五脏皆为阴，胆胃大肠小肠膀胱三焦六府皆为阳。（王冰，1963：25）

译文：All of the five viscera, liver, heart, spleen, lungs and kidneys, are Yin; and all of the five hollow organs, gall-bladder, stomach, lower intestines, bladder, and the three burning spaces, are all Yang.（Veith, 1949: 111）

例14：

原文：三焦者，决渎之官，水道出焉。（王冰，1963：59）

威译：the burning spaces are like the officials who plan the construction of ditches and sluices, and they create waterways.（Veith, 1949: 133）

例15：

原文：脾胃大肠小肠三焦膀胱者，仓廪之本，营之居也，……（王冰，1963：68-69）

威译：In the stomach, the lower intestines, the small intestines, **the three foci**, the groin and the bladder, one can find the basic principle for the public granaries and the encampment of the regiment.（Veith, 1949: 139）

例16：

夫胃大肠小肠三焦膀胱，此五者，天气之所生也，其气象天，故泻而不藏，此受五脏浊气，名曰传化之府，此不能久留输泻者也。（王冰，1963：77）

威译：The stomach, the lower intestines, the small intestines, **the three foci**, and the bladder, these five viscera, have an evil odor and their name is "conducting and transforming intestines." Within these nothing can remain for a long time, for they transport and dispel.（Veith, 1949: 145）

威译本中对"六腑"的译法也不一致。

例17：

原文：肾者主水，受五脏六腑之精而藏之，故五脏盛，乃能泻。（王冰，1963：6）

威译：Man's kidneys rule over the water which receives and stores the secretion of the five "viscera" (五脏) and of the six **"bowels"** (六腑) . When the five viscera are filled abundantly, they are able to dispel secretion;（Veith, 1949: 100）

例18：

原文：清阳实四肢，浊阴归六腑。（王冰，1963：32）

威译：Yang, the lucid element of life, is truly represented by the four extremities; and Yang（注：此处"Yang"应为"Yin"之误）, z the turbid element of darkness, restores the power of **the six treasuries of nature**. （Veith, 1949: 116）

另外，译者在翻译《素问·四气调神大论篇第二》中"春气""夏气""秋气""冬气"的"气"时也出现了不一致的情况：the **breath** of Spring（春气，p.102）、the **atmosphere** of Summer（夏气，p.102）、the **breath** of Fall（秋气，p.103）、the **atmosphere** of Winter（冬气，p.103）。诸如此类的不一致情况还有很多，此处不再一一详述。

从中医医理的角度看，威斯译本中存在着大量的误译，医理阐释准确度不高，很难在学术价值方面给予很高的评价。正如前文病名翻译中所看到的，威斯因当时翻译条件所限，并未将《素问》的内容从语言的层面成功译介给西方读者。在笔者所研究的威译前20篇中，除前4篇翻译较为准确外，其余的16篇均存在诸多误译问题。在与近年来出版的几种译本做过细致对比之后，我们可能会对威斯的误译甚至乱译做出批判。然而，从传播学角度来看，该译本的推出对中医药文化的海外传播仍具有积极意义和促进作用。该译本中误译现象随处可见，但翻译中仍处处体现着译者对译本可接受度和读者的关照，是在中医跨文化阐释方面做出的一种大胆尝试，正是由于有了威斯的翻译，才让更多西方人接触到中医文化并对此产生兴趣，其传播学意义不容否定。王尔亮、陈晓在《〈黄帝内经〉英译本研究史述》一文中认为："在当时的社会背景下，

Ilza Veith的这部译作得以出版，对中医典籍的对外交流来说，已经是迈开了一大步，这一贡献值得当今学者尊重。"（王尔亮，陈晓，2017：39）该译本自1949年初版之后曾多次再版，其在西方读者群中取得的成功恰恰说明传播效果往往并不与译文的准确度成正比关系。威斯本人在"前言"中谈到翻译目的时也做出了明确的表述："希望此项初步研究能够成为今后进一步研究的起点，在此基础上更加关注翻译中的诸多语言学问题。"[1]（Ilza Veith，1949：xiv）

然而，翻译活动毕竟是一项对严谨性要求极高的工作，对中医药这类具有科技翻译文体特征的翻译活动而言尤为如此。因此，威斯译本的成功并非在告诉我们：在今后的翻译工作中可以不顾准确性而胡乱翻译。毕竟，《素问》英译的最终目的还是要准确传递文本信息。我们应从传播学的视角来研究该译本的成功之处，从中汲取一些具有启发意义的翻译思路。具体到中医药文化翻译上，这种思路就是在信息准确传达的前提下同时注重译文在读者中的接受度问题。笔者在本书撰写过程中发现，国内有些学者对威斯女士译本的学术价值评价未免有些过高，有失公允。

二、文树德的"保留文化元素，遍列各家观点"

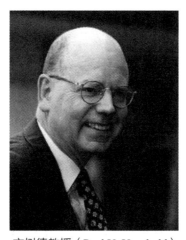

文树德教授（Paul U. Unschuld）

保罗·U. 文树德（Paul U. Unschuld，1943—），德国汉学家、医史学家。他出生于药师家庭，获哲学、药学、公共卫生学等多个领域博士学位。1974

---

① 笔者自译。

年，文树德到美国求学，就读于美国马里兰州巴尔的摩市的约翰·霍普金斯大学，并在该校获得公共卫生学硕士学位。1975—1983年期间，文树德往返于德国和美国之间，一边在德国工作，一边在美国约翰·霍普金斯大学公共卫生系担任客座教授。他先后担任过慕尼黑大学医史研究所所长（1986—2006）和柏林Charite医科大学中国生命科学理论·历史·伦理研究所所长（2006年起）。他的研究领域是中国与欧洲医学及相关生命科学比较史学，重点研究观念史。他已公开发表学术论文多篇，出版多种语言的专著30余部，其中与中医相关的英文著述主要包括表4-4所示的几种：

表4-4　文树德出版的与中医相关的英文著述

著者	书名	出版社	出版年份
Paul U. Unschuld	*Medical Ethics In imperial China: A Study in Historical Anthropology*	University of California Press	1979
Paul U. Unschuld	*Medicine in China: A History of Ideas*	University of California Press	1985, 2010
Paul U. Unschuld	*Medicine in China: A History of Pharmaceutics*	University of California Press	1986
Paul U. Unschuld （Edit）	*Approaches to Traditional Chinese Medical Literature: Proceedings of an International Symposium on Translation Methodologies and Terminologies*	Kluwer Academic Pub.	1989
Paul U. Unschuld	*MEDICINE IN CHINA: Historical Artifacts and Images*	Prestel	2000
Paul U. Unschuld	*Huang Di Nei Jing Suwen: Nature, Knowledge, Imagery in an Ancient Chinese Medical Text*	University of California Press	2003, 2011, 2015
Mermann Tessenow, Paul U. Unschuld	*A Dictionary of The Huang Di Nei Jing Su Wen*	University of California Press	2008, 2011, 2015
Paul U. Unschuld	*Huang Di Nei Jing Suwen: An Annotated Translation of Huang Di's Inner Classic—Basic Questions*	University of California Press	2011

（一）翻译"降噪"思想分析

文树德教授翻译中医文本的主导思想是尽量保留译文中的文化元素。他认为，中医古籍的重要文化价值之一是它能够体现当时的社会与文化风貌，因此译文在对原文的处理上应尽量保留这些能够体现当时社会状况的元素。文树德在翻译中非常推崇隐喻的价值，认为中医的名词术语大多具有隐喻的功能，要想最大限度地保留原文的文化信息，就不能忽略这些隐喻。因此，我们在翻译时应尽量保留原文中隐喻所蕴含的文化元素。只有译出了隐喻中的内容才能帮助读者了解文本创作时的文化语境，将原作的真实内容原汁原味地呈现给读者。例如：文树德教授不建议将"藏（脏）"译为"bowels"或采取音译的方式，而应保留"藏（脏）"原有的表示"贮藏场所"的隐喻功能，建议翻译成"depots"。另外，文树德也不提倡使用拉丁语来翻译中医名词，因为这样不利于保留中医特有的文化特性，让读者产生中国古代便已创造出一套与西方相同的医学体系的错觉。

在中医名词术语的英译方法问题上，英国学者魏迺杰（Nigel Wiseman）先生持有的观点与文树德教授大致相同。对于借用西医学名称的做法，魏迺杰认为，"使用西医学术语名词来解释中医概念常常会掩盖了读者应该明白的中医含义"（魏迺杰，1996：23）。英译中可以借用的西医词应仅限于那些"目前已很少被西医使用的名称"，而"那些开始使用的年代可以溯源至西方现代医学发展之前的疾病名称，如measles、malaria等"，则应"视为不属于西医专业用语的自然对应词"（魏迺杰，1996：23）。对于借用拉丁文的问题，魏迺杰坚决反对使用"未被英文接纳的纯粹拉丁文名词"来翻译中医术语，"但唯一的例外是由学名变化而来的拉丁文中药名"（魏迺杰，1996：23）。中国学者兰凤利也认为，"为了适应中医医学与文化交流的客观要求，中医英译中的医学文化空缺现象的处理应本着文化平等的态度，尽量运用'异化'的译法，将医学文化空缺术语译成'中国式英语'。"（兰凤利，2003：628）

1991年，文树德申请的"《黄帝内经》英译"项目获得大众汽车基金会的资助。该资助项目下有关《黄帝内经》的著述共有三部：

《黄帝内经·素问：古代中国医经中的自然、知识与意象》（*Huang Di Nei Jing Suwen: Nature, Knowledge, Imagery in an Ancient Chinese Medical Text*），（2003年加利福尼亚大学出版社初版，2011、2015年再版）；

《黄帝内经词典》（*A Dictionary of the Huang Di Nei Jing Suwen*），2008年加利福尼亚大学出版社初版，2011、2015年再版；

《黄帝内经·素问译注》（*Huang Di Nei Jing Suwen: An Annotated Translation of Huang Di's Inner Classic—Basic Questions*），2011年加利福尼亚出版社出版）。

文树德《黄帝内经·素问》三部著作的出版很好地体现了作者文化阐释的"三部曲"。作为译者，文树德深知，《素问》中涉及的文化元素异常繁多，如不做好前期的文化阐释工作读者根本无法读懂。而读懂文本的关键在于对孕育中医文化发展的中国文化土壤的了解。同样的道理，译者作为一名特殊的读者，也要首先读懂书中所蕴含的文化才有可能将文本内容准确传达。文树德先生在答记者问时说："我认为一定要在理解中医的基础上进行翻译，只有用中医的思维模式来全面理解中医，才能翻译好中医著作。"（付明明，2016：36）文化认知是文化解读与翻译的重要前提，在不熟悉中国传统文化的条件下根本无法实现文化的有效传播。"文先生为翻译中医古籍投入了大量的精力。促使他致力于中医文献翻译的起因，是西方世界'混珠'的'鱼目'。他发现某畅销数十万册的西方人撰写的'中医书'，其作者竟然不懂中文，没看过中医书，想当然杜撰出西式'中医学'。其中的内容与术语，与中医风马牛不相及。为此，他决定正本清源，选择中医最有影响的著作进行翻译，并着手策划课题。"（郑金生，2013：7）

1. 编著《素问》译介本

2003年，文树德教授在加利福尼亚大学出版社出版了他的《黄帝内经·素问》译介本——《黄帝内经·素问：古代中国医经中的自然、知识与意象》（*Huang Di Nei Jing Suwen: Nature, Knowledge, Imagery in an Ancient Chinese Medical Text*）。该书一经出版，便受到西方学界的关注，并于2011年和2015年再版。

该书第一章探讨了《素问》的起源和早期历史；第二章对题目中"黄帝""内""经"和"素问"分别进行了解读；第三章首先回顾了11世纪以前古代医家对《素问》的评述，这些医家包括皇甫谧①、全元起、杨上善②、王冰；第四章对《素问》公认经文的起源和传统进行了探讨，介绍了继宋代高保衡注本之后各个注释本以及日本江户时代的两个评注本；第五章对《素问》中涉及的文化及医学问题进行了分类详述。第五章是本书最长的一章，分别

---

① 皇甫谧（215—282），字士安，幼名静，自号玄晏先生，西晋学者、医学家。
② 杨上善，初唐时人，官至太子文学，编有《黄帝内经·太素》三十卷。此书保存了早期的《素问》风貌，得到现代学者的重视，是研究《黄帝内经》的重要参考书。

介绍阴阳学说、五行学说、人体与器官、血与气的概念、经脉、致病因子、疾病、诊断、介入治疗、药物治疗、热疗等；第六章介绍医学思想的历史比较人类学。

对于中医文化典籍翻译，译者翻译的目的就是要向译文读者呈现原著中的文化、历史、哲学等与医学相关的各个方面，但不同译者因学术背景、职业身份的不同其译介的重心也会各有不同。文树德先生作为一位医史学家，在《素问》的译介过程中更加关注对中国古人在长期的医学实践中人与自然关系认知过程的探讨，是迄今为止对中医文化研究最为深入的一位外国学者，值得我们尊敬。该书不是《素问》的全译本，但对《素问》的起源、文本的历史演变、注家等问题深入研究，并对书中所蕴含的阴阳、五行、藏象、气、血、经脉、病源、病症、诊疗、治则等各个方面进行了细致的探讨，以详尽的史料和细致入微的分析为西方读者展现了《素问》乃至整个中医文化两千多年来发展演变的历史长卷。作者在该书中加入了大量《素问》文本的译例并做出分析，是我们研究他文化翻译思想及文化沟通策略的宝贵资料。该书的附录部分对《素问》中唐代王冰的补充内容"五运六气"进行了全面的介绍。

文树德在翻译《素问》时非常注重对文本中的文化元素进行阐释，这与他认真研究王冰对文本的注解密不可分。文树德对王冰的评价颇高，认为："他不仅为读者解读了中医传统，同时大大丰富了这些传统。"（He was not merely an interpreter of tradition but also added knowledge.）（Unschuld，2003：58）另外，他也相信中西医两种文化之间尽管差异巨大，但毕竟存在着桥梁，我们不能忽视这些桥梁。（At any rate, despite all the differences between ancient Chinese and European medical thought, one should not overlook the possibility that a number of bridges existed between the two.）（Unschuld，2003: 58）文树德认为，王冰之所以会对某一个单字添加长篇大论式的注释，原因各有不同。除前述注者不清楚读者是否熟悉而保险起见添加注解的情况外，还会缘于汉字的多义性而加注。比如"经"字在《素问》中就涉及多种含义：有时表示"经典"（classic text），有时表示"通道"（conduits），有时表示"经线"（warp），有时表示"规范"（law），而有时还会用作动词表示"途经"（to pass through），不一而足。

无论古代的翻译还是当代的翻译，也无论是语内翻译还是语际翻译，译者的目的都是最大限度地消除读者的理解"噪音"。在该书的王冰校注本研究部分，文树德试图通过对王冰注释重点选择策略分析来指导自己的语际翻译实践。比如，文树德认为，在《素问》开篇的第一句"昔在黄帝，生而神灵，弱而能言，幼而徇齐，长而敦敏，成而登天"中，王冰之所以对"徇齐"中的"徇"作了注解，是由于他不清楚当时的人们有多少对《墨子·公孟》中的"徇通"（这里的"徇"表示"迅速渗透"）较为熟悉；而之所以选择不阐释该词的第二个字"齐"是由于"齐"在当时并不像现在这样生僻。（Unschuld，2003：51-52）

（1）"阴阳"。

文树德认为，《素问》中"阴阳"学说体现了人类在动态世界中存在的一种复杂感知。"阴阳"最初来自动物界的"雄"与"雌"以及"牝"与"牡"等概念。在农业社会中，家畜的饲养为这一自然界的二元存在提供了最初的含义。后来，雌雄的结合才能产生子嗣的概念得以扩展至宇宙中的万事万物，于是人们需要创造新的术语来表示这一更加广义的哲学概念，于是"阴阳"概念便应运而生，成为一对可以用来表示"既相互对立而又形成一个不可分割的完整整体"的新生术语。在诸多代表"阴"和"阳"的概念中，唯有"天"和"地"是可以涵盖最广泛的事物。文树德引用《管子·乘马》中的一句来阐述阴阳四时的转化关系："春秋冬夏，阴阳之推移也；时之短长，阴阳之利用也；日夜之易，阴阳之化也。"（[The sequence of the seasons of] spring, autumn, winter, and summer reflects the alternative appearance of yin and yang. The length of the seasons reflects the operations of yin and yang. The alternations of day and night reflects the transformations from yin and yang [and vice versa].）（Unschuld， 2003: 51-52）文树德解释道，"阴"和"阳"已不仅仅是代表对立属性的标签，也被看作是渗透于宏观世界的微观个体方方面面的一种抽象原则。

文树德继续向西方读者解释说，"阴"与"阳"对立面的共存表现为一种动态过程，这体现在日夜的交替、潮汐的涨落、四季的更替以及其他诸多自然现象之中。为了实现"阴阳"观念与西方文化间的"视域融合"，文树德借用了希腊格言"*panta rei*"（everything flows，万物皆转）作类比，说明"万物恒动"的理念成为中国传统文化对自然规律早期解读的重要方面。文树德对"阴阳"学说的深入阐释为西方读者正确理解中医文化做了非常关键的铺垫。

（2）"五行"。

文树德探讨了"五行"学说的发展演化过程。他认为，与"阴阳"的二元对立相比，"五行"学说的最初起源不甚明确。但周代后期的著述中体现的

"五行"思想直接反映在《素问》文本的字里行间。《素问·阴阳应象大论第五》中说："天气通于肺，地气通于嗌，风气通于肝，雷气通于心，谷气通于脾，雨气通于心，谷气通于脾，雨气通于肾。"（王冰，1963：45），文本中充分体现着"五行"相生相克的思想。"五行"学说在《素问》中主要体现在"五行配五脏"理论方面，即肝属木，心属火，脾属土，肺属金，肾属水，借助"五行"的生克乘侮关系来阐述五脏之间相互依存、相互制约的关系。

文树德提到了"五行"的最早出处《尚书·洪范》。《洪范》中说："五行，一曰水，二曰火，三曰木，四曰金，五曰土。水曰润下，火曰炎上，木曰曲直，金曰从革，土爱稼穑。"（The five agents, the first is water, the second is fire, the third is wood, the fourth is metal, the fifth is soil. Water is moistening that which is below. Fire is flaming upward. Wood is bent and straight. Metal is compliance and resistance. Soil, then, is sowing and reaping.）（Unschuld, 2003：102）文树德指出，《洪范》中并未提到五行之间动态传递的理念，其"五行"的顺序与《素问》中的生克关系也不一致。但他认为，尽管《洪范》中并未传达出五行之间的互动关系，但它暗示了五行之间的对应性。文树德认为，正是这种从一开始的"五种事物简单罗列"向"更加多元化的五种事物相互依存关系的确立"的转变孕育了"五行相生相克"思想的产生。

2. 编撰《黄帝内经·素问》索引词典

或许正是基于对王冰注释策略的解读，文树德于2008年与田和曼（Hermann Tessenow）合作完成并出版了《黄帝内经·素问》相关的又一部力作《黄帝内经词典》（A Dictionary of the Huang Di Nei Jing Suwen）。该词典旨在消除读者对《素问》原文的阅读障碍，对《素问》中出现的1 866个汉字进行分别统计，列出每个汉字在《素问》中出现的所有位置并分别标注各自的英文含义，既方便读者对《素问》全文的阅读，也便于他们有针对性地查询，是《黄帝内经》阅读的有力辅助工具。

该词典是一部用于深入研读《素问》原文的配套辅助性工具书。它以人民卫生出版社1963年版的王冰校注本为底本，共收录1 866个单字，一一列举各字所在原文中的位置，并对该字在该处的含义做出英文注释。该词典于2008年在加利福尼亚大学出版社首次出版，并于2011年、2015年两次再版。该部词典是文树德所主持的"《黄帝内经》英译"项目的一个组成部分。该词典只提供最基本的英语翻译功能，省去了原文中的所有注解和解释性内容，而这些内容均编入2011年出版的《黄帝内经·素问》全译本中。

由于汉语具有显著的一词多义性，编著这部词典是一项非常有意义的工作。田和曼和文树德对每一个词的用法的变化情况进行了确定，并对每一种用法在原文本中出现的情况进行了重新整理。在< >中标注每一种意思在文中出现的次数；如果某一词条意思在文中出现的次数过多，超过了25次，该条意思的频次以<p>来表示，此处的"p"是"passim"的缩写，意为"许多处"。篇章的标题是后来添加上去的，只出现在标题中的用法会在定义之后标注<T>。另外，该书第66章和第71至74章的内容被认为是由唐朝编著者王冰于公元672年添加上去的。王冰补充的篇章主要涉及"五运六气"理论，因此如果新的用法出现在这些章节当中，它的出处就会在定义之后以<YQ>标注。每一条目结尾处的数字表示篇号、页码以及行号。这些信息在词典的结尾处进行了重新编排。比如，词典第52页显示的对第128条"膜"字的注释如下：

128膜chēn：

甚则心痛脅慎　　distended <2YQ> 71 490-2

慎慎：腹满身慎慎胕腫　distension pressure <2YQ>……71 469-6

慎满：入五藏则慎满閉塞　distension <1> 29 180-2

慎脹：濁氣在上则生慎脹　bloating <5> 5 32-3

→339　慎膜<1>

从上例可以看出，使用该词典可以帮助读者轻松找到原文的位置，以便让读者明白该词在具体的语境下代表什么意思。另外，词典中条目的编排以拼音的发音为序，但同时也为读者提供了笔画索引途径。词典的最后以词的使用频率降序方式重新编排书中各字的排列顺序，非常直观地告诉读者词典中各字的使用频率情况。

从功能上看，它是一个索引工具。因此，该词典既可用作《素问》的辅助学习工具，也是具有创新意义的参考书，对进一步学习中医文本很有帮助，是帮助读者在阅读中"降噪"的有力手段。

3. 翻译出版《黄帝内经·素问》全译本

2011年，文树德教授主持翻译的《素问》英文全译本——《黄帝内经·素问译注》（*Huang Di nei jing su wen: An Annotated Translation of Huang Di's Inner Classic—Basic Questions*）由加利福尼亚大学出版社出版发行，在国际上引起轰动。

作者在该书"前言"（PROLEGOMENA）中指出："本书兼顾了中国和日本众多学者和临床医家的观点，以便读者在我们的解读与其他学者和医家的解读之间自行选择。"①（Unschuld, et al，2011：9）对于这样做的目的或用途，译者认为："首先，它便于我们将中国古代医学与欧洲古代类似的医学传统进行对比，以便更好地了解'什么是医学'……其次，只有通过此种翻译方式我们才能够追溯中国医学，尤其是当代中国及国外'中国传统医学'（Traditional Chinese Medicine）的发展轨迹。"②（Unschuld，2011：9-10）

文树德认为目前存在着两种对中国传统医学的翻译方法。一种是根据21世纪人们对人体生物学的解读去重新审视中国和欧洲古代的卫生保健理念与实践，即在现代生物医学理念的基础上重新书写古代医学文本，而这也是众多医学和翻译领域的学者的普遍做法。采取这种译法的人旨在通过援引古代的理论来证明他们所持观点的正确性；另一种则是尽力呈现原文本的历史风貌，也即文树德本人和他的合作者们所极力推崇的做法。文树德认为，所谓"翻译"，就是要借助目标语言，以尽可能接近原始格式和含义的方式"复制"原文本，而不做任何增删和跨越时代的解读（reproduce a text in a target language as close to its original format and meaning as possible, without omissions and and anachronistic interpretations and additions）（Unschuld, 2003: 13），并认为这是一种尤其适用于翻译《素问》之类文本的方法。他认为译者不必去重构原文本中的观点、理论和做法，而这一切是译文读者需要做的事情，但译者必要时可基于自己的理解在译文正文以外的脚注或附录中陈述自己的观点。但同时他也承认，上述的第二种译法只是一种理想化的形式，因为要使译本具有可读性便少不了对文本进行解读性定义并添加必要内容，而这些定义和添加不可能完全游离于现代知识与概念之外，而译者消除这种"两难"情况的方式就是在脚注中同时呈现译者的一种或多种解读以及中国及日本多位学者的其他解读。

在该书的编排形式方面，为方便读者阅读，译者可谓费尽心思精心设计。首先，译本采取"译文+脚注"的形式。由于收录各家观点和解读较多，每页上脚注的内容往往多于译文的内容，但由于未设尾注一项，着实为读者省去了翻页之苦。其次，译文采取以小句为单位换行排列的方式，使前后句的内容对比更加直观。另外，译文正文中未使用过多夹注以避免过于频繁地干扰读者的阅读，但在译文正文中添加了中文本（即人民卫生出版社1963年版本）的换页标

---

① 笔者自译。
② 笔者自译。

志，以"篇号—页码—行号"的顺序标注，便于读者查询中文位置。这些设计都是为了在形式上方便读者的阅读，是有效的外在"降噪"形式。

（二）微观"降噪"策略分析

文树德教授对于中医名词术语的译法有自己独到的见解，他认为中医文化的翻译应该严格遵循语言学原则，不应使用现代词汇和西医词汇来翻译距今两千多年的医学文本。比如，翻译中应尽量避免使用"energy"之类的现代术语，也应避免使用像"pathogens"之类广为熟知的现代西方医学术语，以保证中医概念的纯正性和地道性。为便于现代临床应用，中医行医者们已经对一些传统医学术语进行了修改，这给中医的翻译带来了更大的复杂性。整体而言，文树德和田和曼以尽可能直接和简化的方式进行翻译，避免使用由希腊语和拉丁语衍生出来的医学术语。例如，他们将"邪"（xie）译成"evil"而不是"heteropathy"，将"藏"翻译成它的字面意思"depot"而不是"organ"，而将"腑"翻译成"palace"而不是"viscera"或者"visceral system of function"。尽管此种译法与较为流行的"音译+阐释"译法有些格格不入，很难加以推广，但至少体现了作者力图还原原文本义的翻译思想，在处理某些字词的翻译方面颇具启发意义。

1. 术语的翻译

文树德翻译文化词汇的基本思路是音义结合，生成新词。他认为，翻译不同的词汇应采取不同的方法。对于"骨""血"和"脑"等非文化词汇，尽管也存在着文化和时代的解读，仍应以通用术语翻译（generic translation）的方式来翻译，将它们翻译成"bone""blood""brain"。不采取这种方式，翻译工作就会困难重重，甚至导致不可译。而对于"藏""腑"等文化词汇，则需要采取隐喻性翻译（metaphoric translation）（即分别翻译成"depot"和"palace"），因为它们在原文中就是隐喻性的。但他同时承认通用术语翻译与隐喻性翻译这两个概念在区分上具有模糊性。

1）身体部位及器官名称

由于中、西医体系的差异，人体部位和器官名称的内涵也存在诸多差异。在此部分中，文树德分别从形态学、胸腹、头、四肢、脏腑等各个方面阐释中、西医学身体部位、器官和功能的异同性。

文树德认为，《素问》描述躯体和内脏状况的形态学名词数量最多，并列举了一些不同部位所表现出的症状的英语表达法。有些中医部位名词是汉语中独有的，如眇，表示侧腹部（lateral abdomen），又如三焦（triple burner，位于两肾之间，主管水谷的输泻）。《素问》中描述头部及孔窍部症状的形态学术语数量也很多。器官与症状之间的搭配往往与西医不同，比如牙齿可以用"枯槁"（wither）来形容，而耳朵可以用"关闭"（close）来形容。另外，四肢的外在病症往往与内脏直接相关，比如小腿肿可能是肾部疾病的征兆，而小腿疼痛可能是由肺部疾病引起的。

文树德在翻译上述身体部位的术语方面表现出明显的直译倾向，他说："除了'水道'（waterway）、'管道'（conduit tunnels）、'髓孔'（marrow holes）和'三焦'（triple burner）这类名词以外，即使我们不确定那些被翻译成英文的'肌肉'和'筋腱'是否真的与我们当今定义为'肌肉'和'筋腱'的肌体组织有关联，前面列出的约75个名词中的任何一个都不会造成形态鉴别方面的重大问题。"（With the exception of terms such as "waterways," "conduit tunnels," "marrow hole," and "triple burner," and even though we cannot be sure whether the terms rendered as "muscles" and "sinews" did indeed pertain to those tissues that are termed "muscles" and "sinews" today, none of the approximately seventy-five terms listed above causes a major problem in terms of morphological identification.）（Unschuld, 2003: 128）

2）"血"与"气"

对于存在文化空缺的词汇的翻译，阐释更是必不可少的手段。无论传播学领域施拉姆提出的"经验场"，还是阐释学领域伽达默尔提出的"视域融合"，给我们的翻译工作带来的启示就是要首先营造一个"对话"的基础。文树德在对"血"和"气"的阐释中就很巧妙地采取了这一途径。他首先找到了"血"和"气"最容易让人联想到的两个英文词"blood"和"breath"，也就是先给读者提供一个可以联想的空间，然后通过分析"Qi"与"breath"的差异向读者呈现更加接近其本意的"Qi"的概念。文树德首先明确指出："现代词汇中还没有一个词可以涵盖'Qi'的所有含义和各个层面。"（No single modern term exists that could encompass all these meanings and layers.）（Unschuld, 2003: 145）

文树德首先介绍了哈珀先生的"vapor"的译法。哈珀认为"vapor"既保留了"Qi"（气）的物质属性，同时也保留了它"易挥发、易扩散"的含义，会对解读马王堆出土的文本很有帮助。接下来文树德提到西方文化中具有类似意义的词汇"pneuma"，它可表示弥漫于宇宙间且处于不断运动状态的一种"原始物质"（primordial stuff），且从词源学的角度看它与"pnein"（表示"呼吸")具有意义的相关性。通过上述两个西方视角下对"Qi"的阐释，成功为西方读者构建起文化沟通的"共同视域"。或许作为一名西方人，文树德对中国"Qi"的理解仍不到位，但这种"求同存异"的解读方式的确可以给我们的翻译工作带来一些启示。文中文树德并未建议将"气"翻译成其中的某一个词，但这两个词的引入将"气"与西方文化的某些概念建立起关联性，为读者建立起合理的联想意义，成功实现了跨文化的阐释。

3）"脉"与"穴"

为了清楚明了地向西方读者介绍中医当中"脉"的概念，文树德也找到了一个非常理想的切入点——农业灌溉用的沟渠。作为"气"和"血"的运输通道，中医的"脉"也发挥着"水渠"的作用。文树德认为，在中国这样一个数千年来一直以农业经济为主的国家，灌溉用沟渠的重要性自不待言，因此中医当中强调"沟渠"和"沟渠的疏通作用"的重要意义。在将"脉"与"水渠"建立形象关联之后，文树德指出通行于中医脉络的不仅有"正气"（qi that were identified as "proper"），还有"邪气"（evil qi）。在探讨《素问》中"脉"的词法意义时，文树德又对"经脉"这一常用搭配进行了解读。他认为，"经"（jing）的词源学意义是"经线"（warp），即织布时穿过并固定各条编织线的纵向中央线，在构词之初"经"是被用作比喻意义的，或象征流经中国大地的主要河流，或象征流传后世的重要文献（比如《黄帝内经》），文树德认为此处应译为"conduit"，取"传输液体的自然管道"之意。在《素问》的翻译中，文树德的词源学阐释法是他翻译思想的一个重要特色，对读者深入理解原文意义非常有效，详见表4-5、4-6。

表4-5　文树德对脉络的翻译

中文	译文	中文	译文
太冲脉	the great thoroughfare vessel（38）	任脉	the controlling vessel（39）
经脉	the conduit（83）	广明脉	broad brilliance（129）
少阴脉	minor yin（130）	太阳脉	major yang（130）
太阴脉	major yin（130）	阳明脉	yang brilliance（130）
厥阴脉	ceasing yin（133）	三阳脉	the three yang（131）
三阴脉	the three yin（133）		

表4-6　文树德对穴位的翻译

中文	译文	中文	译文
至阴穴	Extreme Yin （130）	疠兑穴	Grinding Stone Hole （131）
窍阴穴	the Orifice Yin （131）	隐白穴	the Hidden White （133）
涌泉穴	the Gushing Fountain （133）	大敦穴	the Large Pile （133

4）病症的翻译

对于中医术语中的病症名称，文树德主要采取直译的方法，将该词的核心意思使用西方读者较为熟知的词汇译出。对于他认为在英语中无法找到对应词语的术语名称，他也会采取音译的方法，比如将"痎疟"中的"痎"音译为"*jie*"，但这种情况在文译本中极为少见，且在脚注中会做一些必要的考证说明。这些直译名称大多可以体现原词的基本含义，比如：heat rashes（痱）、wind-malaria（风疟）、craziness（狂症）、piles（痔），等等。但也有一些仅从译文字面无法判断原词的真正含义，比如：opposition（内格）、cold center（寒中）、bloating（䐜胀）、a barrier（隔），等等。可见，如此整齐划一地使用直译法翻译中医病症词具有一定的局限性，有些译词存在异化过度的情况，不利于读者快速准确地把握词义。现将文树德所译《素问》前20篇中出现的部分病症的译法呈现如表4-7所示。

表4-7　文树德译本中前20篇中出现的部分病症的译法

中文	译文	中文	译文
痎疟	Jie and malaria （47）	痿厥/痿疾/痿易	limpness （50/64） （痿厥）limpness with receding [qi] （79） （痿疾）limpness with receding [yang qi] (143) （痿易）limpness (145)
内格	opposition （57）	拘挛	cramp (64)
薄厥	beating recession (68)	偏枯	unilateral withering (68)
痱	heat rashes (69)	痈肿	yong-abscesses and swelling (71)
风疟	wind-malaria (71)	狂症	craziness (74)

中文	译文	中文	译文
痔	piles (76)	寒热	cold and heat (78)
洞泄	pipe flush (79) vacating diarrhea (85) vacating diarrhea (87)	温病	warmth disease (79)
衄蚵	stuffy nose and nosebleed (85)	寒中	cold center (85)
痹厥	block, receding [qi] (87)	飧泄	outflow of [undigested] food (87)
䐜胀	bloating (97)	濡泻	soggy outflow (103)
厥气	receding qi (104)	烦冤	vexation and grievance (112)
腨𤹀	soreness (143)	索泽	dispersing moisture (144)
善泄	a tendency to outflow (144)	心掣	heart tugging (144)
隔	a barrier (144)	风厥	wind-recession (145)
喘鸣	pant with sounds (147)	消	wasting (150)

2. 句子的翻译

为了体现译文的全面性和客观性，文树德会在脚注中将各译注本的不同解读一一列举出来。全面列举的目的是为读者提供充足的解读和判断空间，而非要求读者接受译者自己的解读。

例19：

原文：二八，肾气盛，天癸至，精气溢泄，阴阳和，故能有子。（王冰，1963：5）

文译：With two times eight, the qi of the kedneys abounds; the heaven gui arrives and the essence qi flows away. Yin and yang find harmony. Hence, he can have childen.（Unschuld, 2011: 39）

注53：Most Chinese authors interpret 阴阳和 as a reference to the sexual union of man and woman. In contrast, the Japanese commentator喜多村: "That is to say, in males, with two times eight [years], yin and yang, that is, qi and blood, are blended harmoniously." 925 agrees.

在译文正文下方的脚注53对原文中的"阴阳和"做出了注解。从注解内容可以看出，译者不仅给出了多数中国学者对"阴阳和"的解读，同时也为读者提供了日本注家喜多村的另一番解读以体现客观性。而译者无论在译文中（Yin and yang find harmony）还是在脚注中均未申明自己对此文的看法，而是留待读者自己做出评判。

另外，在不影响原文意思的前提下，文译本更加追求译文与原文形式上的对应，这种翻译风格的优势主要体现在形式方面，即它可以为译文读者提供一个最接近原文结构的译文，方便读者进行中、英文的对照阅读，但同时带来了对文本原义阐释不清楚的巨大缺陷。这种缺陷可通过与李照国教授译本的对比得到明显体现。

例20：

原文：气味，辛甘发散为阳，酸苦涌泄为阴。（王冰，1963：33）

文译：Qi and flavor:

Acrid [flavor] and sweet [flavor] are effused and disperse and are yang,

Sour [flavor] and bitter [flavor] cause gushing up and outflow and are yin.（Unschuld, 2011: 101）

从文译本可见，译者追求译文与原文在内容乃至格式上的对应，除将原文中隐含的"味"字以添加方括号的形式增译出之外，其他部分均按照原文顺序一一译出。此种译法的优点是有利于保留文本的原貌，但明显的不足之处是阐释不到位，常常无法充分体现原文的真正内涵。我们再比照阅读一下李照国教授的译文。

李译：In terms of flavors, pungent and sweet flavors pertain to Yang [because they] disperse, [while] sour and bitter flavors belong to Yin [because they] induce vomiting and purgation.（Li Zhaoguo, 2005: 61）

李译不拘泥于原文各部分位置的对应，更加注重逻辑关系的阐发。译者通过添加"because they""while"等关联词，将原文所蕴含的逻辑关系阐述得更为清晰，有利于读者的正确理解。从阐释的效果来看，显然李译本是更胜一筹的，这体现出的不仅是二者翻译风格的不同，还有中、外译者对原文本解读能力方面的差异。由于过于注重中英文的对应，文译本中逻辑关系表述不明确的情况较为普遍，这种缺陷还体现在其他众多句子当中，请再看下面一例。

例21：

原文：厥气上行，满脉去形。（王冰，1963：35）

文译：Receding qi moves upwards: it fills the vessels and leaves the physical appearance.（Unschuld, 2011: 104）

李译：Adverse flow of Qi inflates Channels, physically deforming the body.（Li Zhaoguo, 2005: 63）

正确理解该句话的关键是正确解读"去"字和"形"字。此处的"去"表示"丧失，失去"，而"形"表示身体。文树德误读了这两个关键性词语的意思，而只是一一对应地将它们翻译到译文中去，自然无法传达原文的真正含义。而李译本则采取了灵活的方式处理句子结构，真正译出了原文的本义。

（三）不足之处

如前所述，文树德教授推崇保留原文中的文化元素，为读者呈现最为接近原文风貌的译文，这一翻译思想对我们是极具启发意义的。但通过对文译本的研究我们也不难发现，译者在处理某些意义明确的中医词汇的翻译时未免有些矫枉过正，让人感觉译者是将"保留文化元素"等同于"机械直译"了。比如，文树德长于对文化负载词汇的阐释，但对于有些句子的表述仍然不到位，造成读者的理解困难。例如，译者将"偏枯"译为"unilateral withering"，而偏枯症事实上更接近于西医中所说的半身不遂（hemiplegia），"unilateral withering"在不做任何额外注释的情况下读者是无法体会它的真正含义的，这样就严重限制了读者对此概念的联想空间，更加不利于中医文化的有效传播。同样，译者将"消"直译为"wasting"，更是与它接近于西医中"糖尿病"的含义相去甚远，无法帮助读者建立自身视域与原文本视域之间的"融合"，译文"准确"的问题更加无从谈起。请再看下面一例。

例22：

原文：曰：二阳之病发心脾，有不得隐曲，女子不月。（王冰，1963：53）

文译：It is said: "Diseases in the second yang break out in the heart and in the spleen. [As a result] one cannot [use] **the hidden bend**; females do not have their monthly [period]."（Unschuld, 2011: 142）

"隐曲"一词本是一个较为模糊的概念，在《素问》以外的其他医学著述中很少提及，大意指一些不便于说出的生理疾患。唐代王冰对该词作的注解为："隐曲，谓隐蔽委曲之事也。夫肠胃发病，心脾受之，心受之则血不流，脾受之则味不化，血不流故女子不月，味不化则男子少精，是以隐蔽委曲之事，不能为也。"（王冰，1963：53）李照国教授将该词译为"unmentionable problems"并以夹注的形式做了进一步解释：difficulty in urination and defecation or sexual disorder。（Li Zhaoguo，2005：99）该译法较为准确地传达了"隐曲"二字的大致含义。而文树德的译法"a hidden bend"则实在令读者费解，从传播学的角度看便是大大增加了信息"熵"，需要提供足够的冗余度（即阐释）才能够化解之。尽管文译本中添加了长达24行的脚注对该词加以阐释，遍陈各家学说，但毕竟不如在译文中直接译出其真正含义来得更加明白易懂。

另外，文译本在翻译一些病症名称时常采取两字分开来译的方式，比如：将"痎疟"译为"*Jie* and malaria"，将"痹厥"译为"block and receding [qi]"，将"痈肿"译为"*yong*-abscesses and swelling"，等等，这无形中割裂了二者不可分割的内在逻辑关系，因而导致误译的发生。请再看下面一例。

例23：

原文：阴搏阳别谓之有子。阴阳虚**肠澼**死。（王冰，1963：56）

文译：When yin and yang are depleted and when the intestines [make noise sounding] bi, [the patient] dies.（Unschuld, 2011: 151, 152）

"肠澼"是中医的病症名称，表示"便脓血"，而文树德将"肠"和"澼"拆开来解读，将"澼"理解为肠中的一种噪音，这显然未能向读者准确传达原文的信息。

从以上分析可以看出，在"保留原文文化内涵"整体思路的指导之下，文树德对某些名词术语的翻译出现了一些过于直译以致无法有效体现概念的原有内涵的情况，产生了适得其反的结果。另外，有些译词与当今较为通行的译法出入较大，未能尊重必要的约定俗成原则。例如，文树德将"经脉"译为"the conduit"，而西方国家较为认可的魏迺杰先生编著的《英汉汉英中医词典》中将其译为"channel vessel"和"channel"，我国国内较为通行的译法则为"meridian"和"channel"；文树德将"薄厥"译为"beating recession"，魏迺杰译为"sudden reversal"，而我国国内较常见的是"音译+阐释"的译法。可见，文树德的有些译法既不同于我国较为通行的译法，也有别于西方出版机构较为认可的译法，这种状况也从侧面反映出当前名词术语译法不一致的现状。

作为一位致力于从事中医文化研究的汉学家，文树德教授能够从尊重中医文化特征、保留文化内涵的角度看待中医典籍翻译，并且身体力行，这本身就是一个值得我们钦佩和赞赏的做法，但鉴于他作为一名外国学者，在对中国文化解读方面难免仍有一些欠缺之处，因此他的翻译思想和翻译方法无法为我们所全盘接受，但这并不妨碍我们从他的译作中汲取我们所需要的方法和灵感。他为我国的中医传统文化海外传播工作做出的巨大贡献不容忽视。郑金生先生对文树德译本的学术价值给予了高度的评价："虽然文先生翻译的《素问》并非该书第一个译本，但若论所译内容的全面，方法的严谨，仍属前所未有。"（郑金生，2013：8-9）

三、李照国的"译古如古，求同存异"

李照国教授自1985年起就着手研究并翻译《黄帝内经》的工作，经过近20年的不懈努力，在21世纪初翻译完成并成功入选国家《大中华文库》（汉英对照）工程。

李照国是我国国内第一位从医学与翻译学两个角度翻译《黄帝内经》的译者，对中医文化的解读较为深入准确。据他本人介绍，《素问》的译稿早在1992年就已完稿，《灵枢》的译稿完成于1998年，但始终未交付出版，原因是他本人认为译稿中还有许多问题，还需要做进一步的考证和推敲，因此一直推迟到2005年才交付出版。李照国教授的主要中医典籍译著包括：

①《黄帝内经·素问》（汉英对照，共三册），世界图书出版公司2005年出版。

②《黄帝内经·灵枢》（汉英对照，附《难经》，共三册），世界图书出版公司2008年出版。

③《金匮要略》（汉英对照，共二册），上海三联书店2017年出版。

④《伤寒论》（汉英对照，共一册），上海三联书店2017年出版。

⑤《黄帝外经》（汉英对照，共二册），上海三联书店2017年出版。

⑥《神农本草经》（汉英对照，共三册），上海三联书店2017年出版。

《素问》的李译本使用古文原文、今释文和英文对照排列的方式，汉语今释文由刘希茹提供。书中提供了中、英文两个版本的前言，可以同时满足中外读者了解原文背景知识的需要。在《素问》的序言部分，译者首先对《黄帝内经》的历史、内容、翻译原则、翻译体例等内容做了较为详细的介绍，尤其是重点介绍了对原文中的省略以及衍文的处置方法。正如"序"中所介绍的那样，《黄帝内经》由于年代久远，又经过历代多次传抄，其中的增删错漏之处较为常见，这一方面给译者的翻译工作带来了巨大难度，另一方面要求译者使用增补内容的方式降低理解难度。基于这种考虑，译者在"序"之后又提供了一项专门针对译本中术语阐释、省略、衍文而制定的括号使用说明，大大方便了读者的阅读。其中圆括号（ ）主要用于对一些专有名词音译后面的简要英文解释，视情况需要也会将原中文汉字放入括号中以增加直观性，例如，Jing（Essence）、Shen（Spirit）等；方括号[ ]用于增补原文字面省略的内容，使译文内容完整，语法正确，逻辑清晰，以便更有效地传递原文的信息，例如，将"早卧早起，与鸡俱兴"翻译为"[People should] sleep early in the night and get up early in the morning just like Ji （hens and roosters）"等；而大括号{}则主要处理原文中的衍文现象。对于那些明显属于传抄错误而造成的逻辑混乱、词不达意的情况，译者会考虑忠实于原作而不将这些衍文删掉，但会将它们放入大括号中。李译本中使用大括号的情况比较少，但圆括号和方括号使用较为频繁。李译本对各种括号的使用方法与文树德《素问》全译本中基本一致。括号的使用对于翻译像《素问》这样文本高度简练且词意晦涩，需要充分阐释的文本来说是一种非常有效的方法，因而不难理解李照国、文树德等学者选择采用此方法以实现信息有效传输的初衷。另外，对于历史人物、病症、藏象、治则、天文历法、哲学思想等各个方面涉及的无法用三言两语说清楚的概念，译者便将它们以尾注的形式列于篇末，供学习者根据自身需要翻看。借助括号夹注和尾注，中医文本中的文化要素可以得到充分阐释。在内容的编排上，出版方也是煞费苦心地精心设计，使书页的左边中文部分与右边的英文部分内容基本对应，并以段为单位对中、英文同时编号，极大方便了学习者进行中、英文对照阅读。

（一）翻译"降噪"思想分析

李照国教授拥有英语语言和中医理论两方面的教育背景，在文本解读和外语运用方面均具有专业水平。在中医药翻译研究的专著出版方面，我国国内的著述目前还不是太多，最具代表性的便是李照国教授的几部中医翻译理论专著。李教授在中医药翻译研究方面的主要著作有《中医翻译导论》（独著，西北大学出版社1993年版）、《汉英中医药大词典》（主编，世界图书出版公司

1997年版）、《中医英语翻译技巧》（主编，人民卫生出版社1997年版）、《医古文英语翻译技巧》（主编，上海中医药大学出版社1999年版）、《简明汉英中医词典》（主编，上海科学技术出版社2002年版）、《译海心语：中医药文化翻译别论》（独著，上海中医药大学出版社2006年版）、《中医基本名词术语英译国际标准化研究——理论研究、实践总结、方法探索》（独著，上海科学技术出版社2008年版）、《简明汉英黄帝内经词典》（主编，人民卫生出版社2011年版）、《中医基本名词术语英译研究》（独著，世界图书出版公司2017年版）、《中医名词术语英译国际标准化比较研究》（独著，世界图书出版公司2017年版），等等。他的中医翻译思想主要体现在《中医翻译导论》《中医英语翻译技巧》和《译海心语：中医药文化翻译别论》三部书中。其中医翻译思想大致可以归纳为如下两个方面。

1. "译古如古，文不加饰"

李照国教授认为，中医不仅具有"科技"属性，同时也具有明显的"人文"属性。他的主要翻译原则是"译古如古，文不加饰"。李教授认为，《黄帝内经》作为一部古老的中医经典，其对中国传统医学的意义恰如《圣经》对西方文化的意义一样重要，不容人们对其内容和风格肆意损益，在解读有争议的地方宁可存疑也不可妄加衍化，认为"在衍化译文的过程中，译者个人的思想和观点就被有意无意地渗透其中，其结果是以文害意，不利于在译文中保持原作思想的原质性"（李照国，2006：99）。

笔者认为，李教授的"译古如古"并非强调要继续保留原文的"晦涩"特征，而是在目前理解能力所能达到的限度内做出阐释，最大限度消除读者的阅读障碍。一方面，理解是翻译的第一步，而译者在理解的基础上将原文转化成译入语文字，其目的仍然是要让读者理解，因此译者在翻译过程中进行阐释是必不可少的，李照国教授强调的是译者不应无中生有地妄加阐释。另外，译者理解的过程总是带有一定的主观性，完全脱离于主观理解的阐释是不存在的。另一方面，"如古"只是针对那些有待继续考证的部分而言的，而对于目前已得到了广泛共识的部分，自然也会以明白晓畅的语言加以阐释。事实上，无论从他的译文还是译论中都体现着他对译文读者的关照。下面选取两个方面稍做说明：

1）"归化"与"异化"问题

对于原文中尚不明确或仍存有争议的内容，李照国教授认为不可妄加阐释，而应采用音译的方式翻译，留待以后做进一步的研究。但这并非意味着他强调一味地对译文作异化处理。比如，李照国赞同将书名中的"黄帝"音译为"Huangdi"，但也不反对使用"Yellow Emperor"的译法。在他看来，中文"黄帝"中的"黄"表达的意义除"黄色"以外还有"丰富而深刻的中国古典哲学和文化之原质"，这种原质也应该以相应的方式或途径在译文中予以体现以实现内容和形式上的统一。然而，这种"统一"是有条件的。他所说的这种条件必然是西方读者对中国传统文化的充分了解。"在西方文化背景下，Yellow的形式与其在中医翻译上应该承载的中国文化内涵尚未实现统一"，这样直译似乎缺乏逻辑基础，因此也就让人感到有些"译法滑稽"。等到将来中国文化已经比较深入地介绍到西方后便会实现这种统一。而"现在还没有实现统一，这只能说明对外翻译介绍中国文化还有很长的路要走，不能简单地否定了某种译法了事"（李照国，2006：88-89）。"翻译时不仅仅要从译者的角度来解读原文，更要从读者的角度来理解文意。"考虑到"Yellow Emperor"的译法在西方已"较为流行，为不少人所熟知"，经过再三斟酌，译者决定首先选取音译法以"保持其内涵的原质性"，但同时添加了"Yellow Emperor"作为副名以起到有效的补充作用。（李照国，2006：90）李照国教授的译法充分体现了他在翻译时充分考虑到读者接受度的灵活性。

对于应"归化"还是应"异化"的问题，李照国教授不赞同将二者对立起来："说实在的，我向来极少关注这两个怕人的概念。我所努力的，是'传中华医药与泰西，弘岐黄之术于天下'"……"'归化'、'异化'本方法之属耳，奈何论证如此，必求统一而后快？"（李照国，2006：44-45）李照国的这番话事实上是蕴涵着浓厚的"传播"与"关照读者对象"的思想的。此番话之后，他又略举几例印证了自己的观点："将'带下医'译为doctor underneath the skirt，当属'异化'，但却异得离奇。'带下医'指的是妇科医生，即英语的gynecologist，而非其他。将'大腹皮'译为potbellied或big-bellied，亦是'异化'，然而却异得离谱，因为'大腹皮'是一味中药，其拉丁语名称为PericarpiumArecae，其英语名称为pericarp of betelnutpalmArecae。将'五行'译为five elements，可能算'归化'，但却很有些归之不当，因为'五行'之'行'乃movement或motion，而非element。"（李照国，2006：45）

传播学中的"以读者为中心，注重传播效果"的思想恰恰能够回避语言学上的"归化"与"异化"之争，为中医文化词汇的翻译确定一个更具可操作性的标准。李照国的"译古如古，文不加饰"原则在某种程度上体现了"异化"思想，而前述对"带下医""大腹皮""五行"译法的否定又体现了一定的

"归化"思想。由此可见，译者认为"归化"与"异化"之间本来就不存在二元对立的关系。对此，他也得出了明确的结论："总而言之，统而言之，'归化'与'异化'向非截然，须得按本而行，相辅相成，切勿对立。译人若只执其一，必然自缚手脚。'归'中有'异'，'异'中有'归'，乃译事实际。但求其一者，不独自缚手脚，亦难成就译业。所以译人下笔从译之时，必得仔细斟酌，须'归'则'归'，当'异'则'异'，方不失其机。无论'归化'还是'异化'，其实只是方法理念而已，须按所译文本灵活把握，实难从一而终。"（李照国，2006：45）在中医典籍英译中，李照国教授真正关注的是效果而不是方法。

2）尊重约定俗成性

对于某一个具体的词汇，李照国在其译法上具有自己明确的观点，但他同时又非常尊重译词的约定俗成性而不拘泥于某一固定的翻译原则。这一点体现了他注重文化传播效果的务实态度。此处仍以"五行"的翻译为例略做说明。前面已经提到，李照国在收录于《译海心语——中医药文化翻译别论》一书中的《也说归化与异化》一文中认为，将"五行"译为"five elements"的译法"很有些归之不当"，因为"'五行'之'行'乃movement或motion，而非element"（李照国，2006：45），但在实际翻译中他却没有拒绝使用这个"归之不当"的"five elements"译法，请看选自《素问》英译本中的一例。

例24：

原文：天有四时五行，以生长收藏，以生寒暑燥湿风。（王冰，1963：34）

李译：In nature, [variations of] the four seasons and [the motion of] the Wuxing (Five-Elements) are responsible for the [the activities of（笔者注：原文此处多出一个"the"）]Sheng (germination)，Zhang (growth), Shou（ripening or reaping）and Cang (storage) as well as [the climatic changes of] cold, summer-heat, dryness, dampness and wind. (Li Zhaoguo, 2005: 61)

另外，《也说归化与异化》一文中也提到将"脾"译为"spleen"亦有"归之不正"之嫌，因为"中医上的'脾'主'运化'，为'后天之本'。而英语中的spleen却只是个'淋巴器官'，与'脾'毫无关系"。然而，在《素问》译文中，李教授同样是没有抛弃"spleen"这一在他看来并不准确的译法。

例25：

原文：三月四月，天气正方，地气定发，人气在脾。（王冰，1963：91）

李译：In March and April, Tianqi is in abundance, Diqi is flourishing and Renqi is in the spleen.（Li Zhaoguo，2005: 187）

看来现实很残酷，在现已得到普遍认可的译法面前，译者也只能"随波逐流"了。通过研究不难发现，李照国教授对于一些译法的观点也是在随国际翻译惯例的发展情况而相应做着改变，这也体现了他在处理一些具体问题上所表现出的灵活性。例如：在《千岩万转路不定，研讨微茫信难求——谈〈黄帝内经〉英语翻译的原则与方法》一文中，他从翻译的合理性角度否定了世界卫生组织颁布对"任脉"（译为conception vessel）和"督脉"（译为governor vessel）译法的可取性，认为"任脉"和"督脉"应采取音译的方法。然而，在他2005年正式出版的《素问》全译本中仍充分尊重了世界卫生组织的译法，将译词做了相应调整。

例26：

原文：二七天癸至，任脉通，太冲脉盛，月事以时下，故有子。（王冰，1963：4）

李译：At the age of fourteen, Tiangui begins to appear, Renmai (Conception Vessel) and Chongmai (Thoroughfare Vessel) are vigorous in function. Then she begins to have menstruation and is able to conceive a baby.（Li Zhaoguo, 2005: 5, 7）

在《问渠那得清如许，为有源头活水来——早期中医西译者的翻译思路与方法》一文中，李照国教授还以"艾灸"一词的形成历史为例说明了某些词汇音译的约定俗成性。"艾灸"的英文"moxibustion"是一个音义结合形成的"新造词"，其中"moxi"来自日语"艾"的发音"moxa"，按罗马音转写为mogusa，而英语词根"bustion"表示"燃烧"。采用日语"艾"的发音是由于17世纪时一些西方医生询问日本医生在患者身体某部位燃烧用的东西是何物时，日本医生的回答是"moxa"（即日语中"艾"的发音），于是西方人便根据这个发音将"艾灸"拼写为"moxibustion"。李教授认为，该词在构词方面传递了一些错误信息，让人感到艾灸疗法似乎来自日本而非中国，并且中国学界也有人呼吁将"moxibustion"改为"aibustion"以正本清源。但李照国教授认为，对于这种误译词汇，由于其译法早已为人们所接受，具有约定俗成性，因此不太可能也没有必要重新做出翻译。（李照国，2006：73-74）

在《两岸猿声啼不住，轻舟已过万重山——中医名词术语国际标准化工程正式启动》一文中，李照国对"约定俗成"问题提出了自己明确的观点。他认为，尽管我国翻译界对WHO国际标准化方案中提供的一些中医名词译法提出了异议，比如认为将"三焦"译为"triple energizer"，将"奇经八脉"的"脉"字译为"vessel"都有失准确，但鉴于该方案已由WHO颁布并具有了一定的影响力，"我们在实践中还是应该对其予以尊重"（李照国，2006：158）。

3）推进翻译标准化工作，消除译法不统一带来的"噪音"

从前文的探讨中我们也深有体会，由于不同国家、不同国际组织、不同译者对一些常用的中医名词术语译法存在差异，给中西方中医文化的交流带来极大困难，中医药名词术语英译的标准化工作刻不容缓。尽管我国国家中医药管理局、国家名词术语审定委员会以及世界卫生组织等国际机构多年来为此做出了巨大的努力，中医名词术语统一的问题仍进展缓慢，中医基本文化术语、脏腑、经脉、穴位、病因、病机、诊法以及临床各科等各个方面种类繁多的术语仍存在着较为严重的译名不统一现象。

从前述威斯和文树德的翻译中我们也已经充分体会到，不采用音译会给标准化带来诸多问题，比如，同一译者甚至在同一本译著中犯下译名前后不一致的错误。李照国倡导的"音译+文内注解"的方式能有效地解决这一译名不统一的问题，同时又不失对原文进行阐释的有效手段，是目前来说比较理想的翻译方式。对于采取这种方式的好处，李照国做了如下阐述："一是译名始终如一，便于统一；二是注解随语境而行，有利于解释该概念在不同情况下的特殊所指。"（李照国，2006：92）

对于这种术语翻译方法的优点，李教授本人也已在《译海心语——中医药文化翻译别论》一书中的《说与旁人浑不解，张黎携酒看芝山——再谈〈黄帝内经〉英语翻译的方法问题》一文中做了详细的说明。作者以"道"字的翻译为例，说明了"音译+文内注释"的方法对于阐释并区分一字多义现象所表现出来的独特优势。这种译法一方面向读者说明各处所使用的中文字是同一个，又同时通过对括号内注解的具体区分澄清了中文汉字的一字多义性，减少了读者在这方面可能产生的不必要的困惑。比如，在文中不同的地方，"道"被分别译成了：Dao（method for preserving health），Dao（teaching method），

Dao（diagnostic and therapeutic method）, Dao（therapeutic method）, Dao（natural law）, Dao（medical theory and method）, Dao（theory or idea）, 等等。（李照国，2006：117）从此例可见，"音译+文内注释"的方法大大方便了译名的统一性，同时解决了一词多义不易区分的问题。除此之外，此种译法还有一个很大的优势，即可以使译文简洁明了，可大大降低不同译者因阐释不统一而造成的信息"熵"，因而更有利于信息的准确传播，就中医名词术语标准化发展现状来说是较为可取的一种译法。

笔者认为，任何译法都是具有自身的使用范围的，此译法也不例外。一方面，这种译法不应使用过于广泛。对于一些高频词或意译法过于啰唆冗长的词汇，这种译法较有优势。而那些不太常用且两三个字词便可阐释清楚的词汇则未必适用此种译法。另一方面，我们在根据该种规则翻译中医概念时仍需同时兼顾译法的约定俗成性，不要人为增加一套新的译法，总之仍需掌握一定的灵活度。如果只要涉及中医名词皆用此法翻译，势必会给西方读者带来一定的阅读障碍。拼音对外国读者来说毕竟是陌生而抽象的字母符号，使用过多会降低译文的可读性，降低读者的阅读兴趣。译法是服务于传播的，传播效果不佳，再合理的方法也无法得到读者的认可。

2. "比照西医，求同存异"

李照国教授认同在中医英译过程中"强调中医的民族特色"的观点，但认为不应将中医与全人类的共同文化遗产对立起来，否则只会"将中医孤立起来，使之裹足不前"。李教授认为，中医和西医固然属于两种不同的医学体系，但二者之间至少存在着两方面的共性：①都是为防病治病，保障人的健康服务；②本质上都属于科学技术范畴。在对人体结构及各个系统、各个器官的生理功能和病理状况的认识，对许多疾病的发生、发展及其治疗的探讨方面，中西医之间存在着很多相同或相近的地方。（李照国，1997：19-20）他从100多年前西医向中国的译介中获得灵感，认为既然西医东渐中可以借用中国传统医学的固有生理、病理知识和用语来传达西医的概念，那么逆过程也必然是可行的，而实现的途径便是"力争求大同而存小异"。

李照国援引"语言国情学"的理论指出："'语言国情学'是研究语言和民族文化背景之间的关系的一门新兴学科。其理论核心是：世界上任何一种语言中的绝大多数词语在别国的语言中都能找到相应的词汇，这些词汇是全人类语言的'共核'，反映了世界各民族共有的事物和现象。"（李照国，1997：24）李照国教授的此番分析为中医药跨文化阐释的可行性提供了理论依据。从这种意义上说，中医名词英译中对西医名词的借用也并非将中医归向了西医的范畴，而是在利用中、西医语言和文化的"共核"。张隆溪教授曾指出："跨文化理解的目的不是把不同文化变得一致而毫无区别，而是深入认识不同文化，既认识其中的差异，也认识其中相通和共通之处。我们反对的不是文化差异，而是把文化差异绝对化，把不同文化说成毫无相互理解的可能。相对于西方当代理论对文化差异的高度强调，相当（对）于影响极大的文化'不可通约性'概念，尤其相当（对）于把东西方绝对对立起来的做法，我们有必要指出跨文化理解的必要和可能，指出不同文化之间可以有沟通契合之处。但这并不是否认中西文化的差异。"（张隆溪，2014：165）

（二）微观"降噪"策略分析

李照国教授从语言学的角度研究中医药文化的英译问题，已形成了一套囊括文化元素处理、语音、词素、词汇、句子、语段等各个层面的较为完整的翻译理论体系，在中医药英译方面具有很高的开创性。

1. 术语的翻译

李照国认为，中医词汇具有较大的模糊性，这给理解造成了一定的困难，译者在翻译时要注意区分"语义模糊"和"民族性"这两个不同的概念，前者是语用学的范畴，而后者则属于文化学或民族学，比如"命门"和"三焦"两词的民族性要高于"语义模糊性"；中医词汇还具有歧义性，这已在译者的翻译策略选择方面增加了复杂性。许多词汇具有一词多义的特点，这种歧义性既是中医发展历程中医哲交融的结果，也是各派学说纷争所致。这种语义模糊性既是中医学界面临的棘手问题，也给中医翻译工作带来了各种障碍。另外，中医词汇还具有笼统性，这种笼统性的成因在于中医理论建立之初不具备建立实验科学体系的条件，这就限制了人们对客观实体做系统观察并得出客观、精确的结论，而只能代之以概括的说明和笼统的归纳。

针对中医词汇的上述特点，李照国提出了一套较为行之有效的"音译+注释"译法，其优点已在前面以"道"为例做过阐述。对于那些李教授称之为"民族性"较强的词汇，这的确是一种行之有效的好方法。译者提供注释的方式包括两种，一种是以添加夹注的方式将注释直接附于该词后面，这通常适用于注释内容较短的情况，详见表4-8。

表4-8　添加夹注的翻译示例

中文	译文	中文	译文
道	the Dao (the tenets for cultivating health)	术数	Shushu (the ways to cultivate health)
真气	Zhenqi (Genuine-Qi)	虚邪	Xuxie (Deficiency-Evil)
高骨	Gaogu (spine on the lumbar region)	痎疟	Jienüe (malaria)
飧泄	Sunxie (diarrhea with undigested food in it)	痿厥	Weijue (dysfunction, weakness and coldness of the limbs)

另一种是以添加尾注的形式加以阐释，这通常适用于注释内容较长的情况（往往也同时添加夹注），详见表4-9。

表4-9　添加尾注的翻译示例

中文	译文	中文	译文
真人	so-call Zhenren (9)/Note 10 (14)	至人	so-called Zhiren (perfect person) (11)/Note 11 (14)
空窍	Kongqiao (external orifices)/ Note 7 (25)	九州	Jiuzhou (nine geographical divisions) (27)/Note 3 (37)
十二节	The twelve Jie (Joints) (27)/ Note 4 (38)	贼邪	Zeixie (Thief-Evil)/Note 6 (38)
圣度	The Shengdu (the supreme standard) (35)/Note 17 (39)	痿厥	Weijue (weakness of the limbs) (35)/Note 18 (39)

这种夹注和尾注并用的方式既增加了阐释中翻译的灵活度，又可减少译文正文的过分臃肿，是一种较为理想的对文化词汇的阐释方式。

2. 句子的翻译

李照国教授在译句处理方面基本遵循"去冗就简"的原则，不添加任何不必要的词汇，通过弱化原文中的文学修辞成分、删除原文中的重复内容、添加定语、伴随状语等手段确保译句简洁流畅，以尽量符合科技文本的文体特征。

例27：

原文：至道在微，变化无穷，孰知其原？窘乎哉！消者瞿瞿，孰知其要？闵闵之当，孰者为良？恍惚之数，生于毫厘，毫厘之数，起于度量，

千之万之，可以益大，推之大之，其形乃制。（王冰，1963：59-60）

李译：The abstruse Dao (theory or idea) is subtle and changing. Who knows its origin? It is really difficult [know]. This abstruse theory is not easy to understand. The erudite [scholars] study it diligently. But who is aware of its miracle? It is very abstruse and unclear. How to grasp its essence? Indistinct numbers originate from very small [changes] which can be measured [with certain units]. Extending from one thousand to ten thousand, they evolve incessantly and extend to infinity, [eventually constituting] the form of the body [and various things in nature]. （Li Zhaoguo, 2005: 111）

这是《素问》中非常佶屈聱牙的一段描述，其中充满了各种抽象晦涩的修饰语，给译者造成很大的翻译难度，历代注家在文字解读上也存在不少争议。"瞿瞿"表示什么意思？"闵闵"做何种解释？"毫厘""千之万之""推之大之"又如何翻译？此段文字对医理的阐释并不多，大意是说有关脏腑的理论是非常抽象莫测的，要深入了解其中的道理非常困难。有学问的人勤谨钻研之后也未必能够获得真谛。世界的万事万物都产生于极其微小的事物，只不过是将它们无数倍地放大才有了我们当今的事物。李照国教授采用了弱化文学色彩的手段翻译此段文字，还其本意，用平实的语言加以叙述，最大限度地减少了译文的生涩感，对于科技文本的翻译来说的确是一种行之有效的"降噪"方法。

例28：

原文：拘于鬼神者，不可与言至德。恶于针石者，不可与言至巧。病不许治者，病必不治，治之无功矣。（王冰，1963：78-79）

李译：Do not discuss medical theory with those who are superstitious; do not talk about the therapeutic skills with those who dislike acupuncture. [Those who] do not want to receive medical treatment when ill are incurable. In this case, force treatment is ineffective. （Li Zhaoguo, 2005: 153）

该句话较为明白易懂，准确翻译的关键是读懂"至德"和"至巧"二词。而"拘于鬼神者"即相信鬼神的人，"恶于针石者"指不喜欢通过针灸方法治疗的人。译者采用祈使句翻译前一句话，省去了条件状语，"病不许治者"也灵活地转译为"forced treatment"，可谓惜字如金，体现着译者追求简洁明了的翻译风格。李译本在力求简洁的同时也未忽视译文的完整性，请看下面一例李译本和威译本的对比情况。

例29：

原文：岐伯曰：能知七损八益，则二者可调，不知用此，则早衰之节也。（王冰，1963：43）

李译：If seven [ways of] losses and eight [ways of] profits are understood, the two can be balanced. Ignorance of this leads to premature senility.（对"七损八益"作了尾注）（Li Zhaoguo, 2005: 71）

威译：Ch'i Po answered: "If one has the ability to know the seven injuries and the eight advantages, the two principles can be brought into harmony."（未对"七损八益"作脚注）（Veith, 1949: 121）

该句需要阐释的重点是"七损八益"一词，尽管历代注家解读不同，但基本而言指的是一种养生之道。李译本专为该词添加了尾注，而威斯译本不仅未对此关键名词术语作注，还省译了该句后半部分内容，两种译法的优劣已不言自明。

四、罗希文的"简化医理，面向大众"

罗希文（1945—2012），我国著名中医典籍研究与英译专家，本科毕业于北京外贸学院（现名对外经济贸易大学）的外贸英语专业。1982年毕业于中国社会科学院研究生院，获法学硕士学位，1985年获美国中西医科大学东方医学哲学博士学位。生前曾任国家社科基金"中医典籍研究与英译工程"的首席专家、中国哲学史学会中医哲学专业委员会会长。

罗希文认为，改革之初的中国百废待兴，以往国际交流的不畅让我们这个文明古国并不为世界所了解，需要我们采取主动，将我们优秀传统文化的代表——中医药文化介绍给海外民众。除翻译和教学工作之外，1984至1990年期间他还积极参加了各种国际学术交流活动，先后出访了美国多所大学，并在美国见到了时任德国慕尼黑东亚研究所所长的著名中医研究学者满晰博教授。1992年访问英国剑桥大学时又见到了《中国科学技术史》的作者李约瑟先生并与他当面交流。这些交流活动使他看到了西方国家对中医文化的需求，进一步增加了他从事中医翻译工作的信心和决心。

罗希文先生一生致力于中医典籍的英译和海外传播工作。1985年，罗希文的第一部中医典籍译著《伤寒论》英译本出版，成为全世界第一部中医典籍的英译全译本。1990年，他翻译出版了自己的第二部中医典籍《金匮要略》英译本。随后不久，他着手翻译其工作量足以让人望而却步、被达尔文赞誉为"中国古代百科全书"的鸿篇巨制《本草纲目》。2003年，在历经了10年艰苦翻译之后，翻译完成的《本草纲目》英译本终于迎来付梓印刷。该《本草纲目》英译本全书共六册，由外文出版社出版。出于学术的严谨性和对读者认真负责的态度，罗希文对原文中的一些错误做了订正和注解。2009年，罗希文根据人民卫生出版社出版的顾从德版影印本翻译出版了《黄帝内经·素问》的前22章，书名为*Introductory Study of HUANGDI NEIJING*（《黄帝内经入门研究》，中国中医药出版社2009年出版），成为第一部国内译者翻译出版的《素问》节译本。2012年，他翻译的《东医宝鉴》（全二册）英译本由社会科学文献出版社出版。罗希文在坚持不懈翻译中医典籍的同时也很重视中国传统哲学的弘扬工作，与其他学者共同建议"把中医哲学与儒释道看成中国哲学的核心内容"[1]。他认为："中医经典的传播，不能仅仅局限于翻译，更需要理论和文化上的支撑。只有在深刻阐明和总体把握中医的哲学性质和思维方式的前提下，才能深化对中医原典的理解，推动中医在现代社会的传承、发展和创新。"[2]

（一）翻译"降噪"思想分析

从罗希文先生所译《黄帝内经》英译本的书名*Introductory Study of HUANGDI NEIJING*（《黄帝内经入门研究》）便可看出，作者翻译此书的目的是向对该书感兴趣但又不懂中文的西方读者介绍该书的概况，用译者本人在"前言"中的表述就是：this dissertation aims at telling the readers what a book Huangdi Neijing is and what it is talking about...After reading this Introductory Study, the reader is given an overall view of this classic.（该论文致力于告诉读者《黄帝内经》是一部怎样的书，一部讲述什么内容的书。……读者在读完这本入门书之后，会对该部经典有一些整体的认识。）"[3]（Luo Xiwen, 2009: PREFACE）

罗希文在翻译初衷、文章编排结构两个方面都与美国译者威斯的译著非常相似。全书共分两个部分，第一部分是"导言"，译者从《黄帝内经》的医学价值、作者、书名的由来及含义、历代注家、学术思想、理论体系等几个方面展开系统介绍。其中的"学术思想"部分阐述了"阴阳""五行""整体

---

[1] 中国社会科学院：罗希文简介 [EB/OL]. http://cass.cssn.cn/xuebuweiyuan/rongyuxuebuweiyuan/lxw/,2013-09-09.

[2] 凤凰网：《本草纲目》英文本译者罗希文去世 [EB/OL]. http://news.ifeng.com/gundong/detail_2012_08/07/16617583_0.shtml：2012-08-07.

[3] 笔者自译。

论""世界的恒动性"等概念；而"理论体系"部分分藏象、病机、诊断、治则四个方面进行详述，较为全面系统地介绍了中医的医学体系，为西方读者了解中国传统医学并正确解读《黄帝内经》文本做了良好的铺垫。该书的第二部分是《素问》前22篇的全文翻译并加注。每篇的正文前简要介绍本篇的主要内容，帮助读者快速掌握篇章大意。

罗希文先生探讨中医药翻译理论的著述不多，但通过他的译著我们也可以获得许多中医翻译中的有益启示。罗希文译本行文流畅，句法规范，能够让读者清楚地了解到译者对原文的解读情况。在第一部分中，译者首先纠正了西方人有关"世界医学的主流源于希腊并在欧洲工业革命之后得到发展，世界医学的发展有赖于当今世界的科技进步"的片面认识。他指出，中医这门发源于5000年前的传统医学正在为占世界人口近四分之一的中国人乃至世界各国人民做出巨大贡献。然而令人遗憾的是，世界上的其他国家（日本、韩国以及其他东南亚国家程度较轻一些）目前对中医的认识还很粗浅。尽管世界医学界近年来逐渐关注中医文化，但西方人对中医的认识还不足以真正理解这门学科的理论体系内涵，他们认为中医是一门"没有任何科学依据"（without any scientific foundation）的学说。这种言论主要产生于"对中医缺乏认识"（an ignorance of traditional Chinese medicine）的事实，而这种认识的缺乏正是由于中医文化目前还未被系统地翻译成西方文字，因而目前西方对中医的评论多是基于这些"对中医的一知半解"（a scanty knowledge of Chinese medicine），自然也就无法确保他们认识的正确性。（Luo Xiwen，2009：4-5）

1. 对中医学术思想的阐释

罗希文认为《黄帝内经》的重要地位主要体现在它与其他医学经典之间的密切关系以及书中涉及的医学以外的中国传统文化知识方面。除医学外，《黄帝内经》还广泛涉及天文、历法、数学、气象、生物、地质、人类学、心理学、逻辑学、哲学等各个方面。另外，《黄帝内经》的珍贵之处还在于它是现存最早的一部医学经典。为了帮助读者进一步研读《黄帝内经》原文，罗希文依据明代著名医学家张介宾的《类经》内容对《素问》和《灵枢》两部书的内容分类重排，共分为"长寿与行为方式""阴阳理论""脏腑、藏象理论""诊断""经络""主次（根源与症状）""治则""病症""针灸""五运六气"十个大的方面，每个方面又列出各个具体的主题，并标注每个主题在《素问》或《灵枢》中的具体探讨篇章。这些统计均以表格的形式列出，可大大方便《黄帝内经》学习者检索阅读。

《黄帝内经》的哲学观是该书向海外读者阐释的重要内容。译者罗希文从"阴阳""五行""整体观"和"世界处于不断运动变化之中"四个方面展开。《黄帝内经》医学理论形成的时期正是中国历史上"阴阳相生相克"朴素唯物史观形成的时期，《黄帝内经》的作者在吸收了这一思想的基础上阐释人类生理与病理问题。他们将人体看作一个对立统一的整体：外为阳，内为阴；背为阳，腹为阴；腑为阳，脏为阴。《黄帝内经》认为对立是相对的，阴阳之间会相互转化。对于"五行"的理论，罗希文解释说，中医的"五行"理论体现的是中国古代朴素的辩证法思想，构成人体的一切要素处处体现出"五行"的相生相克关系。他认为，我们的先人在2000至3000年前发现的这一朴素的辩证法理论对我们理解宏观世界仍具有一定的科学价值，并介绍了中医理论当中的"官制文化"，生动形象地向外国读者介绍了中医理论下各脏器的功能。

2. 对中医医理的阐释

在中医理论体系的介绍部分，罗希文认为《黄帝内经》的理论体系大致可以分为四个方面：①藏象；②病理；③诊断；④治则。藏象理论不仅对人体的组织和器官做了详尽的观察和描述，还对各器官及其相互关系进行了深入分析。他认为对藏象理论的研究可以概括为三个方面：①脏腑、各器官和组织的生理及病理状况及其相互关系；②"精""气""血""津液"等人体基本构成及其相互关系；③"经脉"体系及其相互关系。他认为，"藏象"理论是古人通过观察和分析人体的外部表现来研究生理功能、病理变化以及五脏六腑相互关系的方法。"藏象"理论的形成具有三个来源：①古人的人体解剖经验；②对生理现象的反复观察；③临床经验的积累。译者还强调了中医之"五脏"与解剖学意义上的五种器官之间的差别。对于"五脏"的解读，译者巧借德国汉学家满晰博先生（Manfred Porkert）的比喻，从一名西方人的视角阐释"五脏"的含义。罗希文认为满晰博先生"成功地阐释了中医的'藏象'理论"（has successfully explained the theory of visceral manifestation）（Luo Xiwen，2009：51）。满晰博以核物理模型做比喻来阐释中医的"藏象"。他说，如果物理学家用表面光滑的球体来代表电子，用金属丝做的圆环代表电子运行的轨迹，用一颗覆盆子来代表原子核，那么这位物理学家也并非认为电子就真的是被缩小了无数倍之后的光滑的球体，而原子核在外观上也并非真的就像一颗覆盆子的样子。如果说这个模型包含了一些与已知原物体相似的元素，那只是因为他试图激发人们的想象力并帮助人们去记住该事物。同样，那些古代阐释藏象理论的作者们也并非在描述他们在解剖室看到的真实的场景。他们的唯一目的是帮助读者实现对体系化的有关脏器功能的观测结果的"记忆同化"（mnemonic assimilation）。（Luo Xiwen, 2009: 51）通俗地讲，古代医家使用心脏、肝脏等脏器的形象来讲解中医概念上的各脏腑的功能，只是为了让读者产生对中医脏腑功能的合理联想，而并非真的指中医的心脏等同于解剖学意义上的心脏，也并非真的指中医的肝脏等同于解剖学意义上的肝脏。从罗希文对满晰博例子的引用可以看出，罗希文先生本人也是非常赞同这种找近似物以增加"视域融合"的方法。尽管中医的"五脏"并非等同于解剖学意义上的"五脏"，但为了阐释"五脏"，古代医家仍以解剖室看到的形象作为联想物来帮助学习者记忆，以减少理解上的"噪音"。这种方式同样适用于中医的海外译介工作。

经络理论是中医理论中的重要组成部分，是人类在长期与疾病做斗争的过程中逐步发展起来的。中医认为经络遍布全身，是运输气、血和津液的通道。为了向读者说明经络的存在，以及身体的脏腑及身体各部之间相关联的事实，罗希文举了这样一个例子：当肝火过旺时，火气会异常地上升而应先到眼，造成眼睛的肿痛；当肝火焦而伤及肺阴，就会造成咳嗽，且痰中带有血丝。这些情况都可以证明身体各部及五脏六腑都是通过经络连接的。另外，由于经络是按照固定的路线来巡行的，经络上的任何一点如果发生病变都会影响到它所巡行的所有部位和器官。例如，前额、面颊、牙齿、口、唇和咽喉位于足阳明胃经和手阳明大肠经所经过的区域，因此头痛、牙痛和咽喉肿痛应归类为阳明经疾病，可通过针刺阳明经上的穴位来治疗。通过上述两例，译者生动形象地说明了经络的存在以及通过针刺经络穴位来治病的可能性。

（二）微观"降噪"策略分析

译者对词句的处理方式是译者微观翻译思想的重要体现，而文本的可读性是译者拉近与读者距离的最关键手段。我们也可以通过对译句的分析感知译者翻译中所秉持的原则和关注点。在该部分的分析中，笔者拟同样从名词术语的翻译和句子的翻译两个层面分析罗希文先生的"降噪"策略。

1. 名词术语的翻译

由于译者将该译本的读者对象定位为对《黄帝内经》感兴趣但又不懂中文的西方普通民众，译文行文非常注重对词句的斟酌而又不失通俗易懂性，这一以读者为导向的翻译思想同样体现在对中医名词术语的翻译方面。稍做研究我们便不难发现，译者对这些术语的翻译遵从尽量简化的原则，是照顾到译文的可读性，唯恐文本过于冗长而致使读者失去阅读的耐心。译者以句群为单位提供术语的尾注，方便了读者在文后查找。另外，以尾注形式为这些术语提供的阐释也大多三言两语，或译者自己做出解释，或引用历代注家对该概念的解读，以确保非专业的外国读者有足够的耐心阅读下去。现从《素问》中抽取20例病症名略做分析，详见表4-10。

表4-10　病症名翻译示例

中文	译文	中文	译文
寒热	chills and fevers (121)	洞泄	excessive diarrhea (121)
痎疟	malaria (121)	痿厥	flaccidity with coldness on the extremities (121)
温病	acute febrile disease (121)/ Note 4 (122)	鼽衄	stuffy nose with snivel and epistaxis (126)/Note 2 (126)
䐜胀	distention (138)/Note 11 (140)	濡泻	diarrhea (145)/Note (146)
风消	a syndrome of emaciation due to pathogenic Wind (176)/Note 3 (177)	息贲	suffocation and adverse ascending of gas in the chest (176)
痈肿	swelling (177)	腨痟	aches on calves of legs (177)
索泽	scaly skin (177)	颓疝	hernia with swelling scrotum (177)
心掣	pain in the heart (177)	隔	stagnation syndrome (177)/ Note 2 (178)
风厥	Feng Jue (178)/Note 2 (178)	偏枯	hemiplegia (178)
痿易	flaccidity (178)	肠澼	syndrome of diarrhea (181)

从上述20例病症名的翻译可见，罗希文先生只对其中8例添加了尾注，其余的译词要么从西医词汇中选取意义接近的词汇来代替，要么以较通俗易懂的文字进行简要阐释。而这添加了尾注的8个例子也多以三言两语甚或几个单词做出简要的解释，充分体现了译者简化译文和注释的翻译思想。由此我们不难得出这样一个启示：译者所采取的翻译风格往往与译本的读者对象选择紧密相关，各译者从事翻译时均在潜意识中利用传播学思想指导着自己的翻译实践。

2. 句子的翻译

从传播学的角度看，罗希文先生在翻译中持有的"降噪"思想大致可以归纳为如下两个方面。

1）根据需要减译内容

罗希文的译文行文流畅，用词富于变化。译文在增减译的处理方面保持了较高的灵活性，而在认为将原句译出无助于传达准确信息的情况下，会果断删译少量内容。对于中医当中出现的一些概念，比如"精气""真气"等，中国人自身也未给出确切的定义，就更无法苛求外国读者了，因此罗希文也充分考虑到这一点，在遇到原文本身就比较晦涩难懂的地方，如果没有影响到对全局的理解，他会尽量使用一些更易理解的方式加以阐释，甚至省去不译。

例30：

原文：岐伯对曰：上古之人，其知道者，法于阴阳，和于术数，食饮有节，起居有常，不妄作劳，<u>故能形与神俱</u>，而尽终其天年，度百岁乃去。（王冰，1963：2）

罗译：Qi Bo says: People in ancient times who understand the Tao would act according to the changes of Yin and Yang and harmonize themselves with nature and exercise self cultivation. They ate in a temperate manner, worked and retired at regular time, always avoid overstrains. In this way, they could live their full span and enjoy a long life by maintaining their physique and spirit in conformity.（Luo Xiwen, 2009: 89-90）

译者在此句翻译中有意省译了原文中的下画线部分"故能形与神俱"，而省译的原因或许是原文意义的模糊性。"形"即"形体"，而对于"神"的意思，明代吴昆①的注解为"神，真气也"。"形与神俱"大概指人的身体和精神都很充盛。如果将此部分内容译出，一来可能造成意义的表述不明确，二来行文也不简练，而删去不译并未造成逻辑上的不连贯。这种处理方式充分体现出译者处理原文内容的灵活性。

又如，在《素问·金匮真言论篇第四》中有云："故冬不按蹻，春不鼽衄，春不病颈项，仲夏不病胸胁，长夏不病洞泄寒中，秋不病风疟，冬不病痹厥，飧泄，而汗出也。"（王冰，1963：24）罗译文中将"冬不病痹厥，飧泄，而汗出也"省去未译出。唐代王冰在此加注曰："此上五句，并为冬不按蹻之所致也。（新校正云：详飧泄而汗出也六字，据上文疑剩。）"（王冰，1963：24）罗希文或许就是参照了王冰的此番注解而删译上述文字的，但对此

---

① 吴昆（1551—1620），字山甫，号鹤皋，自号参黄子。明末医学大家。

未在文中做出说明。省去此部分之后译文逻辑清晰，只是目前还不清楚罗氏缘何决定将"冬不病痹厥"部分一并省去不译的。

2）用词通俗易懂

考虑到译文读者多为外国人士，罗希文先生很注重译文行文的条理性，同时也不拘泥于原文的表述形式，尽量用通俗的语言加以阐述，请看下面一例。

例31：

> 原文：大骨枯槁，大肉陷下，胸中气满，喘息不便，其气动形，期六月死；真脏脉见，乃予之期日。（王冰，1963:125）

> 罗译：Patient will die within six months when the following symptoms and signs are observed: big bones are withered and flaccid, big muscles are emaciated, a feeling of fullness in the chest accompanied by a wheezing sensation and dyspnea that makes the patient have to shrug his shoulders to help respiration. When pulse symbolizing the decay of visceral Vital Energy is diagnosed, exact date of death can be predicted.（Luo Xiwen, 2009: 325-326）

该句话的大意是疾病会导致身体消瘦，胸口有积气，喘息困难，气息会带动身体一起活动，预计6个月就要死亡；只要出现了真脏脉，就可以预知死期了。李照国教授将"其气动形"以"shivering"一词译出以追求简洁性，而罗希文则阐释为"that makes the patient have to shrug his shoulders to help respiration"，增加了叙述的形象性，是较为典型的罗译本风格。

五、吴氏父子的"注重医理阐释"

吴连胜（Nelson Liansheng Wu，1916—1998）与其子吴奇（Andrew Qi Wu，1948—）是美籍华裔人士。吴连胜祖籍广东，是我国著名经济学家。他1936年入南开大学经济学系学习经济学，1941年毕业于西南联大。吴奇出身书香门第，父亲学经济，曾是西南联大的高材生，母亲学英语，曾经为美国著名汉学家费正清当过翻译。良好的家庭熏陶让年少的吴奇兴趣广泛。吴奇1967年随天津老中医王季儒教授学习中医。1979年，吴奇以8000人报考总分第一的优异成绩考入天津中医学院中医系，五年的寒窗苦读之后以全班第一的成绩留在了天津中医药大学第一附属医院。

他从事中医针灸事业主要源于自己的哥哥。他哥哥从小身体不好，患有严重的哮喘病，经过各种西医治疗都不见效。随着年龄的增长，他担负起陪哥哥看病的重任，在求助西医无效的情况下，一位老中医用针灸给哥哥治病，病情竟然出现了缓解。就是在这种自己学好中医为哥哥治病的动力驱使下他选择了中医求学之路。虽然哥哥终因病情过重而去世，但吴奇看到了中医对哮喘的神奇疗效。吴奇开始跟着老中医学习针灸。1988年，吴奇受聘于美国旧金山中医针灸大学任教，并先后在这所大学以及加州奥克兰美洲中医药大学、美国加州中医药大学从事中医教学工作。1989年，吴奇获得加州针灸执照。2001年，吴奇获得天津中医药大学医学博士学位；2006年获得美国加州南湾大学（South Baylo Uinversity）东方医学临床医学博士学位。2008年起在加州五系中医药大学（Five Branches University）任教，现为该大学的教授、博士生导师和副校长。2010年9月受聘为《中国医学大百科全书·针灸卷》编委会委员。2011年3月受聘为世界中医药联合会心血管专业委员会副主席。2012年10月21日中国中央电视台四套国际频道《华人世界》栏目播出了专访吴奇中医师的节目《中医伴我闯天下》。

1997年，吴氏父子出版了他们历时5年合作翻译的中医经典古籍《黄帝内经》全译本（包括《素问》和《灵枢》两部分）（*Yellow Emperor's Canon of Internal Medicine*）。该书由中国科学技术出版社出版，成为继华裔中医行医者吕聪明（Lu, Henry C.）1978年全文翻译《黄帝内经》之后世界上第二部《黄帝内经》的全译本。该译本共831页，其中《素问》部分占了488页，采用以句群为单位中英双语对照的方式排版。中文部分以方括号的形式加入了译者的校注，校注内容主要涉及文字表述上与其他医书的对比考证，以帮助熟悉中文的读者判断历代中医文本的传抄错误。同时在译文中充分照顾译文读者的阅读能力和习惯，尽可能以平实的语言阐释原文。译文以一种不加任何脚注和尾注的方式展开，降低了外国读者阅读此类文本的心理畏惧感，读来如同英文白话普及本，可读性较强，因而自1997年初版以来多次重印，至2010年7月已第7次印刷，其在中、外读者当中的受欢迎程度由此可见一斑。从传播学的角度来看，该译作已取得了巨大的成功。在1996年美国内华达州拉斯维加斯举行的第三届世界传统医学大会上，该译本获得了最高荣誉金奖。

（一）吴氏父子的医理阐释策略

对《素问》中的医理进行充分阐释是吴氏父子翻译的一大特色。对于原文中的大部分句子，译者都会附加一些自己的解读以帮助读者理解。比如在《素问·阴阳别论篇第七》中，原文有关脉之阴阳的论述寥寥三行零四个字，其译文竟长达45行之多。这种翻译风格无疑会吸引到一些真正对中医理论感兴趣的读者前来"围观"。现将吴氏父子的医理阐释策略简要总结如下。

1. 增译阐释内容

《黄帝内经》主要以秦、汉和唐代的古汉语写成，言简意赅但内涵丰富，原文并不展开讲解中医的各种医理，而这正是造成外国读者乃至中国不熟悉中医的广大读者解读文本困难的一个重要原因。吴氏父子能够从中医医者的角度细致阐述原文文本，这正是该译本的优势所在。他们的阐释自然会存在一定的个人发挥的成分，但通过文本的细致分析我们不难体会到，这种阐释也并非天马行空不着边际，增译部分不仅不能算是拖沓累赘，反而让中医学习者和前去应诊的病人能够听懂读懂。对于《黄帝内经》这样抽象晦涩的文本，做过多阐释有任意发挥、不尊重原文之嫌，而阐释不足则根本起不到传播的作用，这种两难的情况还需要中医翻译界人士花更多时间继续探讨。吴译本的显著特征是添加阐释性文字，这些新增的文字有的添加于核心句之前，有的置于其后。以下几例可帮助我们体会吴译本的阐释风格。

例32：

原文：夫四时阴阳者，万物之根本也。（王冰，1963：13）

吴译：<u>The energies of all things on earth are born in spring, grow in summer, yield in autumn and hide in winter, they are all promoted by the law of variation of Yin and Yang energies of the four season.</u> So Yin and Yang energies of the four seasons are the root-energies of birth and growth of all things.（Wu Liansheng, Wu Qi, 1997：16）

本句阐述的观点是：四季的更替和阴阳的转化成为万事万物生长的根本。然而，为什么说四季、阴阳万物生长之间存在如此密切的关系呢？原文中并未将这种关系表达出来。译者认为有必要先行阐述它们之间的这种逻辑关系，然后自然而然地译出需要翻译的核心句。译文中下画线部分便是译者添加的阐释内容，将其置于核心句之前。

例33：

原文：其生五，其气三，数犯此者，则邪气伤人，此寿命之本也。（王冰，1963：14）

吴译：<u>The survival of a man depends on the Yin and Yang energies and</u>

depends on the five elements (metal, wood, water, fire and earth), it is the so called "life depends on five". <u>The five elements on earth correspond to the three Yins (cold, dryness and wetness) and the three Yangs (wind, fire and summer heat), it is the so called "energies depend on the three".</u> If one violates the principles of preserving health frequently, his health will be hurt by the evil factors and contracts diseases. Therefore, Yin and Yang energies are the foundation of life.（Wu Liansheng, Wu Qi, 1997: 18）

"其生五，其气三"的说法言简但意不赅，如不做任何额外解释，相信多数中国的普通民众也不明白它的含义，就连中国历代的注家们对此也有不同的解读。译者对"其生五"和"其气三"两个分句分别进行解释，将解释的内容分别置于两个分句之前。

如果本着尊重客观，宁可存疑的原则处理该句，恐怕也只能像文树德教授那样，将各家之言遍列于此。然而考虑到吴译本的读者对象大多为一些不甚了解中医的西方普通民众，吴氏父子对此句提供自己的解读以帮助他们明白一些中医理论。译者将"五"和"三"的具体所指以夹注的形式放入括号内，方便读者更为直观地了解。笔者作为一个非专业人员，无权评判其观点的正确性，但从传播学的角度看，无论其解读是否准确，但言之成理，也符合逻辑，不失为对该句的较为合理的处理方式，这对专业翻译人员来说也不无启发意义。

例34：

　　原文：因于露风，乃生寒热。（王冰，1963：21）

　　吴译：If one contracts a disease stemmed from the exposure to dew and wind, cold and heat will occur. <u>As the dew is Yin-evil and and wind is Yang-evil, and as Yin-evil produces cold, and Yang-evil produces heat, thus, the syndrome of cold and heat will occur.</u>（Wu Liansheng, Wu Qi, 1997: 23）

该句的意思是，人如果受到露和风的侵袭，便容易产生寒热病，但其原因是什么，原文并未做出解释。译者添加的第二句话（下画线部分）是对前句话的解释。译者增译内容就是要让读者明白其中的原因所在，而这些理论对于初学中医理论的外国读者来说无疑是弥足珍贵的。

例35：

　　原文：岐伯曰：女子七岁，肾气盛，齿更发长。（王冰，1963：4）

吴译：Qibo answered: "For a woman, her kidney energy becomes prosperous when she is seven, <u>as kidney determines the condition of the bone, and teeth are the surplus of bone</u>, her milk teeth fall off and the perminant teeth emerge when her kidney energy is prosperous; <u>as hair is the extension of blood and the blood is transformed from the kidney essence</u>, her hair will grow when the kidney is prosperous."（Wu Liansheng, Wu Qi, 1997: 9）

该句中文共14个汉字，而译者使用了70个单词来翻译，下画线部分均是译者额外添加的内容。同样，译者将此句分为"女子七岁，肾气盛"和"齿更发长"两部分分别做出阐释，并将阐释的内容分别置于两部分之后。对于西方普通读者来说，如果没有必要的中医常识，读者便无法将"肾气盛"与"齿更发长"之间的逻辑关系看懂。笔者认为，译者此处对中医"肾主骨，其华在发"进行医理阐释还是非常必要的，虽篇幅有所增加，但对于真正希望了解中医的读者来说译文并无冗长累赘之感。

除将增译的阐释句置于核心句之前和之后两种情况外，译者有时还会将增译的部分与核心句的内容融为一体，在句子处理方面表现出很高的灵活度，下面的一句就属这种情况：

例36：

原文：所以圣人春夏养阳，秋冬养阴，以从其根，故与万物臣服于生长之门。（王冰，1963：13）

吴译：So the sages maintain the heart and liver which is the Yang energy in spring and summer and maintain the lung and kidney which is the Yin energy in autumn and winter to keep consistent with the roots, so as they can preserve them perfectly.（Wu Liansheng, Wu Qi, 1997: 16）

本句依然采用文本阐释的思路加以处理，从一名专业中医医师的视角介绍"春夏养阳，秋冬养阴"的道理。中医当中有"春木为肝，夏火为心，长夏土为脾，秋金为肺，冬水为肾"的五行观。肝属木，木主生发，而生发是春天的特征；心属火，火主繁茂，而繁茂是夏的特征；肺属金，金主收敛，而收敛是秋的特征；肾属水，水主库藏，而库藏是冬的特征。译者在翻译中引入了原文中未阐明的"肝""心""肺""肾"元素以便展开说明其中的医理，帮助读者理解。美中不足之处是译文中出现了"so as"等语法不规范的现象。

吴氏父子对《黄帝内经》的翻译以阐释见长，具有自己独特的风格，该译本也是非常成功的，但笔者认为此种翻译风格要依译者的学术背景以及译文的读者对象而定，并非所有译者、所有译本均可以效仿。然而，吴译本对其他译者来说也并非无借鉴意义。从这一角度上也可证明"归化"与"异化"之间不存在二元对立关系，翻译风格和翻译策略由译者的学术背景、读者对象和翻译目的等因素决定。

2. 根据考证结果修正原文内容，确保译文逻辑合理

吴译本的可贵之处在于译者能够发挥自身的中医专业优势，通过考证消除文本中因衍文、脱文等现象而产生的逻辑"噪音"，使译文更加言之成理。

例37：

原文：天地之间，六合之内，其气九州九窍、五脏、十二节，皆通乎天气。（王冰，1963：14）

吴译：In the universe, there are nine states (namely Ji, Yan, Qing, Xu, Yang, Jing, Yu, Liang and Yong), and man has nine orifices (seven orifices: two ears, two eyes, two nosetrils, and one mouth; two Yin orifices: external urethral orifice and the anus); there are five musical tones in the universe, man has five solid organ responsible for storing the mental activities (liver stores soul, heart stores spirit, spleen stores consciousness, lung stores inferior spirit, kidney stores will); there are twelve solar terms in the universe, and man has twelve channels. （Wu Liansheng, Wu Qi, 1997: 18）

该句体现的是《素问》中的象数思维，以这种人与自然关系中数字的"巧合"来证明"人与天地相参"的道理，虽有唯心主义色彩，但其中确有诸多规律值得探讨。王冰校注本中对该句的注解为："六合，谓四方上下也。九州，谓冀兖青徐杨荆豫梁雍也。外布九州而内应九窍，故云九州九窍也……"（王冰，1963：14）而在吴译本中该句的中文部分，译者以方括号夹注的形式提供了如下考证：[俞樾说："九窍是衍文，九州即九窍，古窍为州]（Wu Liansheng，Wu Qi，1997：18），看来译者并不十分认同王冰的评注观点，只将"九窍"译出而未译"九州"二字，甚至将原文中没有的"五音"也加了进去："there are five musical tones in the universe"，体现出译者以读者为中心的翻译原则。

而在下面的一句衍文中，译者则根据自己的判断将不符合上下文逻辑的多余衍文删去不译："所谓得四时之胜者，春胜长夏，长夏胜冬，冬胜夏，夏胜秋，秋胜春，所谓四时之胜也。"（王冰，1963：23）吴译本中在此句中文部分之后以方括号注曰："所谓得四时32字，柯逢时说'是衍文'。"（Wu Liansheng, Wu Qi, 1997：25）并且吴氏父子根据上下文的逻辑判断此句的确为传抄错误，如不顾逻辑混乱照译不误，必会给读者造成理解上的"噪音"，因此果断将此句删去不译。

例38：

原文：夫精者，身之本也。故藏于精者，春不病温。夏暑汗不出者，秋成风疟。此平人之法也。（王冰，1963：24）

吴译：The essence of life is the vital energy of a human body, and the vital energy is the foundation of man. When one's vital energy is abundant in winter, be① can hardly be affected by evil, and the seasonal febrile disease will not be contracted in spring. In summer, if one fails to perspire when there should be a sweating, the evil energy will be shut inside, and one will contract wind-type malaria in autumn.（Wu Liansheng, Wu Qi, 1997: 26）

对于"故藏于精者"部分，译者的考证是：[于鬯说："藏上当脱'冬'字"]，根据中医"阴阳四时相合"的理论，后面有"春不病温"的"春"字，前句出现"冬"字是符合逻辑的，因此译者采纳的是于鬯的说法，在译文中译出了"in winter"的字眼。而对于"此平人之法也"部分，译者本人的观点是"疑为衍文"，于是在译文中直接删去不译，再次体现了译者对待原文的客观态度和翻译的灵活性，而这样做的根本目的是去伪存真，扫除外国读者的理解障碍。如果不对中医理论有透彻的领悟，不对《黄帝内经》文本进行深入的研究，译者就不可能做到这一点。

吴氏父子善考证，这些考证大都能够疏通医理，排除逻辑上的障碍，很好地起到了"降噪"作用。作为译文读者，尤其是熟悉古汉语的中国读者来说，对于吴译中提供的考证观点，我们自然也应本着客观的态度看待，而不应一概接受。但从传播的视角来看，译者的这些考证大都能够理顺原文的逻辑关系，为不懂中文的外国读者提供了逻辑更为合理的译文。

---

① 笔者注：此处的"be"应为"he"之误。

对于原文中指代不甚明确的概念，译者还会直接删去不译。《素问》的成书年代久远，经多次传抄错误导致文中包含诸多衍文。这些传抄错误中有些已得到注家的合理注释，理顺了逻辑，但个别还没有答案。对于这样的含义模糊不清的内容，吴氏父子在翻译时会在不影响整体逻辑的情况下果断删去不译，请看下面一例：

例39：

原文：善察者，察色按脉，先别阴阳；审清浊，而知部分；视喘息，听音声，而知所苦；观权衡规矩，而知病所主。按尺寸，观浮沉滑涩，而知病所生以治；无过以诊，则不失矣。（王冰，1963：46-47）

吴译：...observe the condition of dyspnea and listen to the sound to infer the pain of the patient; (此处省略"观权衡规矩，而知病所主"一句) feel the Chi and Cun pulse condition of the patient to know whether the disease is in the superficies or in the interior, in Yin or in Yang according to the floating, deep, slippery, choppy pulse conditions and treat the disease accordingly...（Wu Liansheng, Wu Qi, 1997: 43）

大概是考虑到"权衡规矩"一词的具体含义不好把握，即使通过考证给它确定一个意思翻译出来，也很难理顺该句与上下文之间的逻辑关系，译者未将此句译出，或许是翻译中的无奈之举，但在对理解整段文字无大碍的情况下似乎还应算作一个可行的做法。

3. 对存疑问题尽量给出自己明确的阐释

对于一些历代注家仍存在争议的名词术语，如果译者本人认为争议不太大，就不再另外以方括号的形式列出不同观点。事实上，译者使用方括号夹注都是为了借用历代注解来表达自己的修正意见，而不去烦琐地列举各家之言，这样能够很好地消除译文中出现诸多不确定含义，减少读者的理解"噪音"。比如，历代注家对《素问》中出现的"七损八益"一词有不同的解读。李照国教授从严谨的学术角度将其在正文中直译出来，然后在篇末的尾注中做出注释，提供了历代注家两种较常见的解释，非常客观地阐释了"七损八益"的含义，留待读者自己做出判断。李教授的这种处理方法也是德国汉学家文树德教授的典型做法，从严谨治学的角度来说本应如此。然而，从那些只希望初步了解中医的读者角度看，这种译法并不利于他们的阅读。李教授将其直译为"seven [ways of] losses and eight [ways of] profits"（Li Zhaoguo, 2005:

71），并在文后的尾注（笔者注：正文尾注标号为[46]，但实为第[44]条）中提供了两种观点。吴译中则将"七损八益"直接译为"the physiological rule of seven disadvantages and eight advantages of men and women"（Wu Liansheng，Wu Qi，1997: 39）。

明代吴崑对"七损八益"作的注释为："七损者，女子天癸以七为纪，二七而天癸至，月事以时下，阴血常亏故曰其损。八益者，男子以八为纪，二八天癸至，精气溢泻，阳常有余，无月事之损，故曰八益。"（刘之谦等，1988：35）此观点与《素问》"上古天真论篇第一"中讲到的男女"少、长、壮、老"生理过程分别以七和以八为纪的理论吻合，所以它是正解的可能性更大一些。另外，明代马莳①所著《黄帝内经注证发微》中也有与上述类似的阐述："盖女子以二七为天癸之始，男子以二八为天癸之始，惟于七者损之，八者益之，即《生气通天论》所谓凡阴阳之要，阳密乃固是也。"（马莳，2017：54）清代张隐庵②（张志聪）的《黄帝内经素问集注》中的观点也与前两者无二致："女子以七为纪，男子以八为纪。七损八益者，言阳常有余，而阴常不足也。然阳气生于阴精，知阴精之不足，而无使其亏损，则二者可调。"（张隐庵，2002：59）因此，我们可以较有把握地说，历代注家基本倾向于认为它是对男女生理问题的阐述。

笔者认为，仅就该名词的翻译而言，吴氏父子的翻译方式似乎更为合理一些。原因是"七损八益"尽管历代有不同的解读，但大家倾向于将其理解为男女生长发育规律的观点更为普遍，就主观判断来说也更为合理，译者不妨就此发挥一下译者主体性，给出较为合理的解释以消除读者的迷惑感，这样会让译文更加简单易读，从而大大提高可读性。

（二）微观"降噪"策略分析

吴译本非常注重对中医名词概念和医理的阐释，其"降噪"策略同样充分体现在字词和句子两个层面上。

1. 名词术语的翻译

吴译本中对名词术语的翻译似乎在使用一套自己独创的方法，其最大特点是尽量少用音译法。根据笔者初步统计，译者除对"阴阳""营气""卫气"，以及经络、脉象、穴位、个别病症名称等属于中国文化中独有，不宜使

---

① 马莳（1551—1620），中国明代医学家，曾任太医院正文。在太医院任职期间对《素问》和《灵枢经》重新分卷并加以注释。著有《黄帝内经素问注证发微》《黄帝内经灵枢注证发微》等书。
② 张志聪（1616—1674），字隐庵，清代著名医家。

用其他译法的词汇使用音译、音义结合译法以外，其他词汇大多使用意译或阐释法。这些译词少则包括一两个英文单词，多则七八个英文单词，比如，将"飧泄"译为"lienteric diarrhea with watery stool containing undigested food"，将"衄衊"译为"the syndrome of running nose and nasal hemorrhage"，等等。这种译法的缺点是不利于译名的统一，容易造成译名的混乱，自然也就不利于中医文化的传播。另外，对于译名较长的词汇，每出现一次便将此冗长的译法罗列一次，也不利于文本实现简洁性。但同时它也具有自己的优势，那就是译文更加关注对医理的阐释，行文中不过多打断读者的思路，不给读者增加术语识别难度。对于吴译本的名词术语翻译风格，现仅略举几例以示读者，详见表4-11。

表4-11　吴译中名词术语翻译示例

中文	英文	中文	英文
道	the way of keeping a good health（7）	阴阳	the principle of Yin and Yang
神	energy（8）	任脉	Ren channel（9）
冬气	winter energy（15）	痿厥	Muscular flaccidity and coldness of the extremities（15）
内格	the disease of mutual excluding of Yin and Yang（16）	九窍	nine orifices（seven orifices: two ears, two eyes, two nosetrils, and one mouth; two Yin orifices: external urethral orifices and the anuse）（18）
薄厥	Syncope due to emotional upset（20）	偏枯	hemiparalysis（20）

2. 句子的翻译

对于句子层面的翻译风格问题，笔者在前文"增译阐释内容"部分已做了较为详尽的探讨，此处不再赘述。而在译本的编排上，不难看出译者充分照顾到读者阅读的方便，以句子或句群为单位进行中英文对照编排。另外，译者在中文部分添加了大量考证信息，一方面是为了帮助读者更好地理解原文，另一方面也是在为自己的译法寻找依据。另外，为保证读者阅读的流畅性，译文中不过多添加夹注，书中也不包含任何脚注和尾注。由于此译著主要面向希望初步了解中医的读者群，吴译本的这些处理方式具有较大的合理性。

（三）不足之处

笔者认为，吴氏父子的这部全译本在如下三个方面仍有改进的空间。首先，译文有些地方过于拖沓冗长，遣词造句有失严谨，在一定程度上降低了译文的可读性。其次，拼写错误太多，损害了译文内容的可信度，无法给读者留下良好的第一印象。令笔者费解的是，此译本历经七次印刷，前后间隔十数年之久，然而其文本的拼写错误却只字未改，其间为什么不能抽出少量时间做些校对工作？另外，译本中的语法、文法错误也时有出现，比如，《素问·四气调神大论篇第二》末尾有一句话是这样说的："夫病已成而后药之，乱已成而后治之，譬犹渴而穿井，斗而铸锥，不亦晚乎！"（王冰，1963：14）意思是说如果疾病已经形成然后再通过药物来治疗，这就如同人口渴的时候才想起打井汲水，战争爆发之后才想起铸造武器，不是为时已晚了吗？吴译本中将"渴而穿井"译为"to dig a well until one is thirsty"，其意已谬之千里了。

但总体而言，该译本除存在字词句语法和拼写错误以及行文不简练等明显不足之外，也有自己的独特优势，即它的译文内容较为完整，说理透彻。笔者认为，对初学中医的读者来说，如能细细研读此译本，必会收获颇多。

六、倪懋兴的"大胆增删，为我所用"

倪懋兴（Maoshing Ni，国内学界一般译为"倪毛信"），中医医学博士，倪氏第38代中医师、注册针灸师，美国医学委员会认证的抗衰老养生专家。他行医近30年，致力于中西医结合、整体治疗和保健医学，人称"懋医师"（Dr. Mao）。倪懋兴与其哥哥倪道兴在南加州创办了"康健之道"医疗诊所（The Tao of Wellness Chinese Medicine Center）。他曾花费20年时间在中国各地采访百岁老人，并写出16本英文书，包括他最畅销、已翻译成20多种语言的《长寿的秘诀》。倪懋兴博士经常被《纽约时报》和《洛杉矶时报》等媒体报道。他本人也每周在雅虎网站（Yahoo）和《赫芬顿邮报》（The Huffington Post）上发表有关健康长寿的文章，并经常成为《奥兹博士》（Dr. Oz）、《医生》（The Doctors）等电视节目的座上宾。

倪懋兴的父亲倪清和（1916—，Hua-Ching Ni），祖籍温州，幼时与南怀瑾先生于倪氏私塾开蒙，自幼练武习医，修丹道，曾于浙江杭州求是书院读书。1949年与星云法师①等赴台，1975年携家眷赴美，是早期在欧美宣传中国医

---

① 星云法师（1927—2023），指释星云，俗名李国深，法名悟彻，法字今觉，法号星云，被尊称星云大师。2023 年 2 月 5 日，星云大师因病辞世，享年 96 岁。

学文化的先行者。倪懋兴的哥哥倪道兴（Daoshing，Ni）博士是加利福尼亚州注册针灸师，同时也是注册中草药专科医师。倪家世代致力于中医药文化与道家思想传承，并将中医药文化带入美国社会。倪清和于1989年在美国洛杉矶创立美国政府认可并颁发硕士、博士学位的友三大学（Yo San University），是美国乃至全世界第一所海外中医药大学。

倪懋兴在海外行医多年，深知自己的患者和中医爱好者们的阅读偏好，采取一种尽量降低阅读难度、为读者喜闻乐见的方式来翻译。倪懋兴于1995年出版了编译本《黄帝医学经典：内经·素问评注本新译》（*THE YELLOW EMPEROR'S CLASSIC OF MEDICINE: A New Translation of the NEIJING SUWEN with Commentary*）。他秉持尽量不干扰读者思路和注意力的原则，译文文本不添加任何脚注和尾注，在原文本以外适当添加一些对文本的阐释以帮助读者理解。全书分为前言、翻译说明、致谢、拼音说明、正文、参考文献、译者简介、索引八个部分。

他在该书"导言"中强调，他无意将《素问》翻译成一个"学术版本"（a scholarly edition），因为他的译本不是从学术研究的视角出发探讨《素问》中的医理问题，而是针对中医或哲学专业的学生和中医业余爱好者的。题目中添加"新译"二字是为了区别它与在西方学界已久负盛名的威斯译本。倪懋兴认为，扩展性翻译不仅有利于文本的内涵，同时可以增加文本的可读性。出版社在封底说明中指出："译者将自己对原文的阐释和解读融入译文，这不仅有助于阐明原文的意思，而且可为自己的学生乃至所有对中医的基本原则感兴趣的人提供一个可读性很强的文本。"（The translator's elucidations and interpretations, incorporated into the translation, help not only to clarify the meaning of the text but also to make it a highly readable narrative for students—as well as for everyone curious about the underlying principles of Chinese medicine.）（Ni Maoshing，1995: back cover）

（一）翻译"降噪"思想分析

倪懋兴的《素问》英译本名义上是一个译本，实则是对《素问》的翻译兼创作本，译本中约一半的内容是基本脱离原作而由译者创作出来的。吴氏父子在《黄帝内经》英译本中也做了大量的增译，但吴氏父子的增译与倪懋兴的增译在本质上是不同的。前者是围绕核心句的增译，目的是将核心句的医理阐述清楚；而后者在很大程度上是脱离原文内容的个人发挥。倪懋兴的医学观点受道家影响颇深，在美国行医的内容主要是针灸按摩、养生保健、房中术、女性抗衰老等方面，因此在《素问》英译本中添加了许多与这些方面相关的内容。

倪懋兴先生在其《素问》英译本的"前言"中开宗明义地指出，中医药文化的对外翻译并非仅仅为了介绍中国的医学知识给外国读者，更是在向西方阐释中国的传统哲学思想。他说："现代东方社会的确可以为西方社会提供'平衡'与'和谐'的哲学观，而这些哲学观恰恰是西方所欠缺的而且是非常必要的，再没有其他来源能够像《黄帝内经》这样能够把中国的智慧阐述得如此完整而淋漓尽致。"（In the modern age the East can indeed offer the West a philosophy of balance and harmony that is not only urgently needed but necessary for the survival of human civilization. No other Chinese source of this wisdom is as complete *as the Yellow Emperor's Classic of Medicine, or the Neijing.*）（Ni Maoshing, 1995: xii）

在前言中，倪懋兴对有关《黄帝内经》的背景知识做了必要的介绍。通过自身对中医和西医两种医学体系的研究，他阐明了中西医文化之间的关联性、《黄帝内经》对外部世界观察的科学性以及这种古老智慧与我们当今生活的密切相关性，以一名亲身实践者的身份向读者证明学习、研究该部经典著作的价值。接下来译者又从如下两个方面重点阐述了《黄帝内经》中道家思想的体现：

首先，它所展现的人类生活整体观思想、外部地理、气候和季节变化等因素与我们内心情感的内部变化密不可分，它告诉我们人的生活方式和外部环境是如何影响我们的身体健康的。无须细细展开，《黄帝内经》已为我们打开了指导我们通向健康之路的古代知识宝库，告诉我们人要与我们所生活的外部世界和睦相处。

其次，译者认为《黄帝内经》中的哲学思想对后世的发明影响巨大。文本中除探讨医学问题外，还涉及出生、成长、繁育、死亡等人类生活的各个方面，既涵盖病原学、生理学、诊疗学、治疗学、疾病预防方面的内容，也对伦理学、心理学、天文学、气象学以及时间生物学进行了深入探讨。宇宙万物相互联系，不可分割，因而人作为宇宙的一部分也必须遵循宇宙规律。译者认为，《黄帝内经》通过展现普遍规律为我们提出了如何保持这种平衡的实际建议，指出外部环境、生活方式以及人的精神状态等都会对人类的生存质量造成影响。

由此可见，译者对《黄帝内经》中所体现的中医药文化的阐释目标明确，即要转变西方读者认为《黄帝内经》是一门深奥莫测的玄学的固有看法，通过阐释其蕴含的哲理与我们日常生活的紧密相关性，从情感上拉近与读者的距离。健康长寿、人与环境和谐共存是每个人的愿望，而《黄帝内经》中的哲理能够很好地帮助人们实现这些愿望。倪懋兴认为，通过《黄帝内经》的学习，学生和中医师们会惊讶地发现古今医学思想是何其相似，它所体现的治疗方法和防病理念对改变当今以药物治疗为主导的医疗现状意义重大。翻译目的决定着译者的翻译策略选择，倪懋兴翻译中对字词句的处理以及对阐释内容的选择均体现了他对"天人合一"等哲学思想阐发的重视。

1. 通俗性表达明白易懂，拉近与读者的距离

倪懋兴翻译的一个原则是尽量不加注。如需要阐释，名词术语一般使用较为通俗易懂的近义词来解释；对于文章内涵的阐发，则采用增加句子补充说明的形式，且句子往往较为通俗易懂，大大降低了阅读难度，这是倪译的一大特点。请看下面一例。

例40：

原文：阴之所生，本在五味，阴之五宫，伤在五味。是故味过于酸，肝气以津，脾气乃绝。味过于咸，大骨气劳，短肌，心气抑。味过于甘，心气喘满，色黑，肾气不衡。味过于苦，脾气不濡，胃气乃厚。味过于辛，筋脉沮弛，精神乃央。（王冰，1963：22）

倪译：The source and preservation of the yin come from the five flavors of food in the diet, but improper use of the five flavors may also injure the five zang organs. Too much sour taste may cause overactivity of the liver and underactivity of the spleen. Too much salty taste can weaken the bones and cause contracture and atrophy of the muscles, as well as stagnate the heart qi. Too much sweet taste can disturb the heart qi, causing it to become restless and congested, as well as cause imbalance of kidney energy, which turns the face black. Too much bitter taste disrupts the spleen's ability to transform and transport food, and causes the stomach to digest ineffectively and become distended. The muscles and tendons may become scattered. （Ni Maoshing, 1994：12）

为方便对比研究，笔者也将李照国教授对此句的翻译列述于此。

李译：Yin is transformed from the Wuwei (Five-Flavors). The Wugong

(Five Zang-Organs) [that store] Yin but also can be damaged by the Wuwei (Five-Flavors). Excessive taking of sour [flavor] makes Ganqi (Liver-Qi) hyperactive and Piqi (Spleen-Qi) exhausted; excessive taking of salty [flavor] impairs the skeleton， makes muscles atrophic and inhibits Xinqi (Heart-Qi); excessive taking of sweet [flavor] makes Xinqi (Heart-Qi) stuffy, the complexion blackish and Shenqi (Kidney-Qi) imbalanced; excessive taking of bitter [flavor] makes Piqi (Spleen-Qi) stagnant and Weiqi (Stomach-Qi) thick; excessive taking of pungent [flavor] makes the sinews and Channels flalccid and Jingshen (Essence-Spirit) weary. (Li Zhaoguo, 2005: 37)

李译中除了上述夹注外还对"Yin""Wuwei""Wugong""sweet""bitter"分别做了尾注。单就本句的翻译而言，笔者更倾向于选择倪懋兴的翻译，因为它的表达更加通俗易懂，句子也更富于变化；另外，由于译者所要表达的意思全部包含在此段文字中了，读者无须再去劳神翻找后面的尾注加以研究。尽管从译文的整体准确性来看李译比倪译更胜一筹，但过多的音译和夹注也会导致译文可读性的降低。

倪懋兴的译文长于将抽象的文字转化为明白易懂的表述，行文流畅，逻辑性强，能有效降低理解难度。译者善于结合自身的临床实践和日常教学需要，在翻译中不拘泥于原文的字面意思，而是凭借自己的中医知识深入挖掘原文本内涵，将自己的理解形成文字重新加以表述。在他认为有必要的地方，还会大段大段地添加原文中并不存在的内容，以改写的形式展开阐释性翻译。有时还会把原文中各部分内容的顺序打乱再重新组合，同时加入原文本中不存在的内容。因此，读者在将他的译本与原文本对照阅读的时候，会发现有好多内容是对应不起来的。请再看下面一例。

例41：

原文：故清阳出上窍，浊阴出下窍；清阳发腠理，浊阴走五脏；清阳实四肢，浊阴归六腑。（王冰，1963：32）

倪译：Similarly, in the body, pure yang qi reaches the sensory orifices, <u>allowing one to see, hear, smell, taste, feel, and decipher all information so that the shen/spirit can remain clear and centered</u>. The turbid yin qi descends to the lower orifices. The clear yang qi disperses over the surface of the body; the turbid yin qi flows and nourishes the five zang organs. The pure yang qi expands and strengthens the four extremities, and the turbid yin qi fills the six fu organs. （Ni Maoshing, 1995: 17-18）

倪译中下画线部分是译者根据需要添加的阐释，这是倪懋兴翻译中的常用手法。在认为读者在理解上有困难的地方，译者总会不吝烦琐地做出解释，以至于读者难以分辨哪些是《黄帝内经》中的内容，哪些是译者添加的阐释。

2. 翻译中时刻不忘联系自己的临床和教学实际

通过对前面吴氏父子《素问》译本的分析，我们已可以充分体会到，译者对原文的增删是为自身所从事的中医临床实践服务的。倪氏译本在此方面表现得更为明显。倪懋兴先生在《素问》译本中除添加针灸相关理论介绍外，还会在译句中穿插自己在平时教学及著述中经常提到的养生理念，时刻不忘使译本为自己的临床实践和教学服务。比如，在《素问·上古天真论篇第一》中有这样一句描述：

例42：

原文：岐伯对曰：上古之人，其知道者，法于阴阳，和于术数，食饮有节，起居有常，不妄作劳，故能形与神俱，而尽终其天年，度百岁乃去。（王冰，1963：2）

倪译：Qi Bo replied, "In the past, people practiced the Tao, the Way of Life. They understood the principle of balance, of yin and yang, as represented by the transformation of the energies of the universe. Thus, they formulated practices such as Dao-in, an exercise combining stretching, massaging, and breathing to promote energy flow, and meditation to help maintain and harmonize themselves with the universe. They ate a balanced diet at regular times, arose and retired at regular hours, avoided overstressing their bodies and minds, and refrained from overindulgence of all kinds. They maintained well-being of body and mind; thus, it is not surprising that they lived over one hundred years."（Ni Maoshing, 1995: 1）

译者依据自身的临床实践将"术数"翻译为"导引"（Dao-in，包括牵引、按摩和调息等）、"冥思"（meditation）等，使原本抽象难懂的概念具体化，更加便于读者理解。"术数"本指古人用以推理自然界各种变化与人类社会之间各种内在关系的方法，是我国古代的一种神秘文化。在中医领域中它指古人调摄精神，强身健体的一种养生方法。唐代王冰认为："术数者，保生之大伦，故修养者必谨先之。"（王冰，1963：2）明代吴昆的解释为："术，调神之术。数，调气之数。"（刘之谦等，1988：1）而清代张隐庵（张志聪）的注释为："术数者，调养精气之法也。"（张隐庵，2002：2）从上述三个注家的解释可知他们对"术数"的理解基本上是一致的，用现代语可翻译为"养生的方法"。明代的马莳则对该词做了更为详尽的阐释："术数，所该甚广，如呼吸按蹻，及《四气调神论》养生、养长、养收、养藏之道，《生气通天论》阴平阳秘，《阴阳应象大论》七损八益，《灵枢·本神篇》长生久视，本篇下文饮食起居之类。"（马莳，2017：4）由此可见，倪懋兴对该词的阐释并非毫无依据的肆意发挥，而是基于前人的共识并结合临床与教学的需要而做的阐释性说明。

《素问·四气调神大论篇第二》主要告诫人们，行为举止和生活习惯要顺应四季的变化，应按照四个季节各自的特点来调整自己的作息时间和做法，做到人与自然的呼应。仔细读来，我们不难发现译文对原文内容做了较大的改动。以春季部分的论述为例，原文讲到了春季是万物生长的季节，人应该晚睡早起（即"夜卧早起"），因此人的形体也不应受到束缚，要散开头发，解松衣带（即"被发缓形"）。人对待周围的万事万物也要不违抗"生"的规律，少行杀伐，多行施予（即"生而勿杀，予而勿夺，赏而勿罚"），以顺应季节的生长规律，违抗了就会伤肝，从而造成给未来的夏长之气提供的能量不足，导致夏季发生寒性病症。而在倪氏的译文中，"被发缓形"被译为"it is good to exercise more frequently and wear loose-fitting clothing"，同时增译了原文没有的内容："This is the time to do stretching exercises to loosen up the tendons and muscles. Emotionally, it is good to develop equanimity."（春季适合做牵引运动以拉伸筋腱和肌肉。而人的情绪也适宜保持平静。）而原文中的"逆之则伤肝"也被译者阐释为"逆"的具体表现："indulgence in anger, frustration, depression, sadness, or any excess emotion can injure the liver"（生气、失望、沮丧、悲伤以及其他过度的情绪表露都会伤及肝脏）。（Ni Maoshing, 1995: 5）仅从本段内容的翻译我们便不难看出，译者对原文内容的阐释重点非常明确：该增译的增译，该减译的减译，该阐释的阐释，以使译文符合自己在临床与教学实践需要。

在随后的"夏""秋""冬"各三个月与季节相顺应的论述中，译文中均存在着改写原文的情况。在对"秋三月……"部分的翻译中竟出现了"秋季应避免抽烟和过度悲伤"（Also, one should refrain from both smoking and grief, the emotion of the lung）的表述。

又比如，《素问·阴阳应象大论篇第五》中有云：

例43：

原文："味厚则泄，薄则通。"（王冰，1963：33）

该句意思是说"味厚的食物有泻下的作用，而味薄则主通利"。倪氏在翻译完此句之后意犹未尽，又适时地补充了一句"因此，吃饭要清淡一些，不要过于油腻"，译文如下：

倪译：When taste or food is heavy and turbid, it may cause diarrhea, but the lighter, refined taste is able to circulate throughout the meridians. It is therefore advisable to eat simple, bland foods rather than rich ones.（Ni Maoshing, 1995: 18）

译文中诸如此类的译者主观演绎的情况还有很多，在此无法一一列举。这些都是有意让译文服务于自己的临床与教学实践的具体体现，也是一种"降噪"。然而，如果从对外弘扬我国传统中医药文化这一严肃的话题来讲，倪懋兴所采取的"降噪"策略在某种程度上却恰恰成为中医药文化海外传播中的"噪音"。

中医药文化外宣翻译是一项严肃而长期的工作，对中医之"圣经"《黄帝内经》的翻译也应本着一种严谨认真的态度，不可过度阐释和窜改原文内容。然而，从目前国内外行医者们对《黄帝内经》的翻译现状来看，许多译者对原文进行改动的情况较为普遍，且他们的改动均带有明显的目的性，这一现象值得译界认真研究，也可以帮助我们从传播学的视角审视这些不忠实于原文的做法，从中获取一些有益的启示。

（二）微观"降噪"策略分析

倪懋兴先生翻译《素问》基本以"为我所用"为原则，一方面对原文的删减幅度很大，另一方面又添加了大量与原文相关甚至关联不大的内容。译文注重文句的浅显易懂性，充分照顾到西方读者对中医接受能力不高的情况，尽力为读者呈现一部通俗易懂的中医普及性阅读文本，在西方读者中具有较大影响力。倪译文不拘泥于原文用词风格，措辞灵活多变。具体而言，其译文风格主要体现在如下两个方面。

1. 增加总结性、过渡性阐释

倪译文与中文原文之间存在着许多不对应的情况，比如，译者在翻译完《素问》开篇第一句"昔在黄帝，生而神灵，弱而能言，幼而徇齐，长而敦敏，成而登天"之后并没有直接翻译第二句，而是添加了总结性的语言："During his reign, Huang Di discoursed on medicine, health, lifestyle, nutrition, and Taoist cosmology with his ministers Qi Bo, Lei Gong, and others. Their first discussion began with..."（黄帝在位期间与自己的大臣岐伯、雷公等探讨了医学、健康、生活方式、营养学以及道家宇宙观等问题。他们的讨论开始于……）。（Ni Maoshing，1995：1）译者增译这句话的目的非常明显，就是要引出该译本要着重探讨的问题：医学、健康、生活方式、营养学及道家宇宙观问题。为了尽快将译文的话题引到重点内容上来，译者不惜牺牲对原文的忠实性而添加此类总结性文字。此类处理方式在倪译本中很常见。请再看下面一例。

例44：

> 原文：岐伯曰："女子七岁，肾气盛，齿更发长。二七而天癸至，任脉通，太冲脉盛，月事以时下，故有子。"（王冰，1963：4）

> 倪译：Qi Bo answered, "In general, the reproductive physiology of woman is such that at seven years of age her kidney energy becomes full, her permanent teeth come in, and hier hair grows long. At fourteen years the tian kui (笔者注：应为"gui")，or fertility essence, matures, the ren/conception and chong/vital channels responsible for conception open，menstruation begins, and conception is possible."（Ni Maoshing, 1995: 2）

为了增加译文的逻辑性，减少阅读障碍，译者在自己认为必要的地方添加了总结性的语言。"The reproductive physiology of woman"在段落的开头言简意赅地指明了该段探讨的主题。有时译者还会增译整段文字对前述内容进行总结，比如，在《素问·四气调神大论篇第二》中对四时与养生的关系做了系统探讨之后专辟一段来总结"春生、夏长、秋收、冬藏"的四季养生注意事项，而这部分内容在《素问》原文中并不存在。

除添加总结性语言外，译者也常常添加过渡性语句以增加译文文本的连贯性。《素问·四气调神大论篇第二》的开头便是对四季变化规律的阐述，此篇原文内容未采取一问一答的形式。然而，译者为了保持整部文献的统一性仍将它改编为一问一答的形式，在第一句开头便添加了"Huang Di said"的表述。

在《素问·金匮真言论篇第四》中，译者更是把过渡性阐释发挥得淋漓尽致。在翻译完成原文前4行的内容之后并未继续翻译下去，而是增加了大量有关"四时五行""相生相克"等内容的文字（详见译文第13页的第3、4段和第14页的前6行内容）。而在本篇第6段又重新回到了原文内容上，但该段内容中仍添加了许多阐释性陈述，主要涉及针灸疗法等相关内容。译者在翻译过程中始终不忘在译文中"嵌入"自己所从事的针灸领域的内容。该译本各篇均沿用上述翻译思路，将译者的大量自我解读穿插到译文中去，大大增加了译文的篇幅，而增加的部分多与译者自身的临床实践相关。

2. 根据需要灵活增减内容

倪懋兴的《素问》译本采用编译的形式，且增删内容的幅度很大。译者往往根据自己的临床实践和教学需要，在必要时增译几句甚至几段内容。而在遇到原文内容生涩抽象，读者难以理解的时候也会省译原文内容。总体而言，译者对译文内容做如此大幅度的调整均是为了使译文更加突出道家养生思想并为自己的针灸按摩临床实践与教学服务。

在《素问·金匮真言论篇第四》的译文部分，译者分出的前两个自然段是对原文的翻译，但第3、4自然段则是译者有意添加的有关"五行""相生相克"关系以及"逆四时变化而对人体产生影响"的内容。第5自然段又重新回到对原文的翻译上来，但该段文字相较于原文增译了不少内容。现择取第5自然段的一个句群及倪译文列述如下。

例45：

原文：东风生于春，病在肝，俞在颈项；南风生于夏，病在心，俞在胸胁；西风生于秋，病在肺，俞在肩背；北风生于冬，病在肾，俞在腰股；中央为土，病在脾，俞在脊。/故春气者病在头，夏气者病在藏，秋气者病在肩背，冬气者病在四肢。/故春善病鼽衄，仲夏善病胸胁，长夏善病洞泄寒中，秋善病风疟，冬善病痹厥。（王冰，1963：23）

倪译：In the spring the wind comes from the east. Illness then occurs in the liver channel and rises to the head, causing bleeding from the nose. Acupuncture points on the neck and gallbladder channel should be used for treatment. In the summer the wind arises in the southern direction and affects the heart. To treat this, points on the chest and ribs should be employed. The westerly wind of autumn will affect the lungs, manifesting in malaria with alternating chills and fever. <u>Points on the shoulders and upper back are useful in treatment.</u> The northern winds of winter will affect the kidneys and limbs, manifesting in bi syndrome, a condition of obstruction of qi and blood, which typically results in stiffness, immobility, and pain in the joints. <u>Acupuncture points on the lower back and buttocks can be used to treat this condition.</u> *Late summer is the hinge between hot and cold seasons, uniting the yin and the yang. This transitional period will mainly affect the spleen, causing internal colds with diarrhea.* <u>Points in the midback can be used.</u>（Ni Maoshing, 1995: 14）

通过比照中文原文和倪译文，我们可看出倪氏是将原文斜线间隔开的三个句群糅合在一起翻译的，但从内容上看，译文内容与原文仍存在较大的出入，比如，原文中的"仲夏善病胸胁，长夏善病洞泄寒中"部分在译文中未得到体现，而译文中的斜体部分不是原文的内容。除此之外，译文中所有讲解针灸穴位的内容（即译文中的所有下画线部分）均不是原文中的内容。如果继续往下研究译文，不难发现在随后的各自然段中也均存在不忠实于原文的情况，对原文的增删现象非常普遍。

倪懋兴译文是本书所涉及9译本中对原文文字改动最大的一个译本。对于原文中听起来可信度不高且对阐释医理意义不大的文字，译者也会直接删去不译，请看下例。

例46：

原文：结阳者，肿四肢；<u>结阴者，便血一升，再结二升，三结三升；</u>阴阳结斜，多阴少阳曰石水，少腹肿；二阳结谓之消；三阳结谓之隔；三阴结谓之水；一阴一阳结谓之喉痹。（王冰，1963：56）

倪译：When pathogens cause obstruction within the yang channels, edema occurs. <u>When pathogens affect the yin channels, blood in the stools results.</u> When both yin and yang channels are obstructed, but the yin channels are more severely affected, the lower abdomen will swell; this is called shishui. Furthermore, when the stomach and large intestine channels are more seriously obstructed, a condition of xiaoke, or diabetic exhaustion syndrome, will occur. When the bladder and small intestine channels are more affected, obstructions of bowel and urine will occur. When the spleen and lung channels are affected, abdominal edema and distension occur. When the liver and gallbladder channels are affected, throat blockage, or hou bi, results. （Ni Maoshing, 1995: 33）

从该句译文可以看出，译者将"结阴者，便血一升，再结二升，三结三升"部分直接删去不译了。

由于每一个译本都有自身特定的翻译语境和翻译目的，都是服务于特定的读者群，特定的译法自然是服务于特定的目标的。在将翻译置于传播学的视角下进行研究时，译文的优劣便不仅仅取决于译文所谓的"忠实"性，更要看它的传播效果。

（三）不足之处

倪译文中存在的问题主要表现在译名不统一方面。译者在处理中医名词术语的翻译时不够严谨。在翻译经脉和穴位时，译者基本采用了"音译+直译"的方法，但存在着诸多不规范之处。译者在翻译穴位时译法非常混乱，有的穴位前添加了定冠词"the"，而有的没有添加；有的添加了表示"穴位"的单词"point"，而有的没有添加；而且"point"一词的位置也不固定，有的放在音译名称前，而有的放在其后。这些翻译标准的不统一给读者阅读带来了一定的难度，也降低了译文的可信度，详见表4-12。

表4-12 脉络和穴位的翻译

中文	译文	中文	译文
（手）太阴脉	The hand taiyin/lung（30）	（手）阳明脉	The hand yangming/large intestine（30）
（足）阳明脉	The foot yangming/stomach（30）	（足）太阴脉	The foot taiyin/spleen （30）
（手）少阴脉	The hand shaoyin/heart （30）	（手）太阳脉	The hand taiyang/small intestine （30）
（足）太阳脉	The foot taiyang/bladder（30）	（足）少阴脉	The foot shaoyin/kidney（30）
（手）厥阴脉	The hand jueyin/pericardium（30）	（手）少阳脉	The hand shaoyang/sanjiao（30）
至阴穴	the point zhiyin（B 67）（28）	睛明穴	jingming（B 1）（28）
疠兑穴	the lidui（ST 45）point（28）	足窍阴穴	the zhuqiaoyin point（G 44）（28）

中文	译文	中文	译文
隐白穴	the point yinbai （SP 1）（28）	涌泉穴	yongquan （K 1） point（28）
大敦穴	the point dadun （LIV 1）（29）		

另外，在音译方面也存在着一些翻译标准不一致的情况，如：大部分音译全部小写，但少数音译（如"风厥"）则采用了首字母大写的形式；而有些音译中使用了不正确的拼音，如"痤痱"误译为"zuofei"，"风疟"误译为"fengnui"，"天癸"误译为"tiankui"，而在同一页中的另一个地方再次出现时却又译为"tienkui"。又如，同一个"天气"在第2篇中译为"the heavenly energy"，而在第3篇中则成了"the qi of the universe"。

表4-13　病症的翻译

中文	译文	中文	译文
煎厥	jianjue syndrome, syncope caused by the consumption of yin fluid, with symptoms of blurred vision, deafness, and ear congestion (9)	薄厥	bojue, syncope due to a battle between qi and blood (9)
痤痱	zuofei—rash, dermatitis, and furuncle (应为cuofei之误——笔者注) (9)	痈肿	yongzhong, suppurative swelling with cysts and pus conditions (64)
风疟	fengnui, wind malaria with alternating chills and fever, headache, and irritability (应为fengnue之误——笔者注) (10)	痿厥	weijue, cold limbs with flaccidity, cough, and emaciation of the body and limbs (12)
风消	fengxiao, dehydration and exhaustion caused by wind arising from heat (31)	息贲	xi fen, with difficulty catching one's breath (应为xi ben之误——笔者注) (31)
索泽	dryness of the skin (31)	颓疝	swelling of the testicles or ovarian pain (31)
心掣	pain in the chest (31)	隔	food retention with no appetite (31)

中文	译文	中文	译文
风厥	Feng Jue, syncope due to wind (87)	偏枯	hemiplegia (32)
痿易	wei condition or flaccidity (32)	心痹	xing bi, or bi/obstruction of the heart (44)（笔者注："心痹"的音译应为"xin bi"）
肺痹	lung bi/obstruction of the lungs (45)（笔者注：与前面"心痹"的译法出现了不一致）	肝痹	liver bi (45)（笔者注：与前面"心痹""肺痹"的译法出现了不一致）
肾痹	kidney bi (45)（笔者注：与前面"心痹""肺痹"的译法出现了不一致）		

从表4-13可以看出，译者翻译"心痹""肺痹""肝痹"和"肾痹"时使用的标准不一致，译法相当混乱。请再看下面一例。

例47：

原文：故清阳为天，浊阴为地；地气上为云，天气下为雨；雨出天气，云出地气。故清阳出上窍，浊阴出下窍；清阳发腠理，浊阴走五脏；清阳实四肢，浊阴归六腑。（王冰，1963：32）

倪译：In nature, the clear yang forms heaven and the turbid yin qi descends to form earth.The earthly qi evaporates to become the clouds, and when the clouds meet with the heavenly qi, rain is produced. Similarly, in the body, pure yang qi reaches the sensory orifices, allowing one to see, hear, smell, taste, feel, and decipher all information so that the shen/spirit can remain clear and centered. The turbid yin qi descends to the lower orifices. The clear yang qi disperses over the surface of the body; the turbid yin qi flows and nourishes the five zang organs. The pure yang qi expands and strengthens the four extremities, and the turbid yin qi fills the six fu organs. （Ni Maoshing, 1995: 17-18）

译者将"清阳"译为"the clear yang"，而翻译"浊阴"时却在后面增加了一个"气"（qi）字；后面再次出现的三次"清阳"中有三种不同的译法："pure yang qi""the clear yang qi""the pure yang qi"，译词表现出极大的随意性和不严谨性。

七、吕聪明的"尊重传统，适度阐释"

吕聪明（Lu，Henry C.）是加拿大不列颠哥伦比亚省的一名执业中医师，温哥华国际中医学院院长。他在加拿大埃德蒙顿的阿尔伯塔大学（The University of Alberta）获得博士学位。1968年至1971年期间执教于阿尔伯塔大学和卡尔加里大学（the University of Calgary），并自1972年起开始行医。吕聪明博士还通过函授的方式讲授中医知识。他的学生来自世界上的许多国家，包括美国、加拿大、英国、澳大利亚、瑞典、意大利、德国、法国、新西兰、瑞士、墨西哥和日本等。

吕聪明博士著述颇丰，出版有关中医和针灸的编、译著共计50余部，类别包括中医一般理论、教材、临床实践指导、中医专题研究、执业医师证书考试指导、食疗、汉语学习指导等七大类。他的著作《日常食物中的中草药》（*Chinese Herbs with Common Foods*）由讲谈社国际（Kodansha International）出版，该书1998年在法国举行的第五届世界烹饪书展上获得"最佳天然健康书籍"（the best natural health book）奖。

吕聪明博士密切关注中国和日本的中医最新发展状况，他曾带领一批西方国家的医生到中国学习中医，并帮助许多西方国家的知名医生在草药、针灸、推拿等领域成为优秀的中医从业者。1999年，吕聪明博士被不列颠哥伦比亚省任命为该省传统中医和针灸师学院董事会成员。2003年，他被加拿大政府任命为天然保健产品专家咨询委员会成员。

1978年，吕聪明博士在温哥华翻译完成了《黄帝内经》和《难经》的合订本*A Complete Translation of The Yellow Emperor's Classic of Internal Medicine and the Difficult Classic——NEI CHING AND NAN CHING*。全书共分5卷，第1卷包括《素问》第1~40篇；第2卷包括《素问》第41~81篇；第3卷包括《灵枢》第1~40篇；第4卷包括《灵枢》第41~81篇；第5卷包括《难经》全文、插图和索引等内容。在文本的布局以及翻译策略方面，该书5卷均以汉英对照的形式呈现，每页上部为中文原文，下部为英文译文（少数页面中译文下添加了译者评注）。译者以尽量不干扰读者注意力为原则，力求译文的精简。该书简短的前言中未提及该译本以哪一中文版本作为底本，但从影印痕迹上看，显然中文直接影印自人民卫生出版社的《黄帝内经素问》（王冰校注版）。译文不采用脚注和尾注的形式对原文添加阐释内容，只是在译者认为有必要的地方以圆括号夹注的形式提供必要信息。对于需要使用较长篇幅加以阐释的内容，译者会在译文以下脚注的位置以"Translator's Commentary"（译者评注）的形式提供补充信息。

2004年，该书由温哥华国际中医学院（International College of Traditional Chinese Medicine of Vancouver）重新出版发行，英文名称更名为 *A Complete Translation of the Yellow Emperor's Classics of Internal Medicine and the Difficult Classic (Nei-Jing and Nan-Jing)*，是囊括《素问》《灵枢》和《难经》在内的一部巨册。书中删去了中文原文。

（一）微观"降噪"策略分析

吕译本行文流畅，是海外中医学习者最早接触到的一个《素问》全译本。吕聪明在所译《黄帝内经及难经》全译本的简短前言中陈述了自己的翻译原则，即"按照传统的方式进行翻译，遵循历史上业已形成的对原文本的传统解读"（The translation of the Chinese text is conventional in that it follows the conventional interpretations of the original Chinese text already established in the course of Chinese history），其翻译思想类似于李照国教授的"译古如古"。但译者又同时补充道："如遇文本语意不清或各注家解读不一致的情况，会遵循以下两条翻译原则：①文本内译法一致原则；②与中医的现代理论保持一致的原则。"（in case of ambiguities of the text or disagreements among the Chinese scholars, however, two principles are followed in translating the text which include the principle of consistency throughout the text and conformity to the modern theory of Chinese medicine）（Lu, Henry C., 1978: iii）。译者的"降噪"思想主要体现在如下几个方面：

1. 词汇层面

1）名词术语以直译为主

译者除脏腑、形体官窍以及一些病症名称采取意译法外，其他类别的名词术语大都采取直译法且不加任何注释。比如"上古天真论篇第一"中提到的四种"人"，译者均采取直译的方式，将"真人"译为"true men"，"至人"译为"ultimate men"，"圣人"译为"sages"，"贤人"译为"virtuous men"。对于包含具体文化内涵的词语，也仅直译出表层意思，如将"术数"译为"numerical symbols"，"高骨"译为"high bone"，"温病"译为"warm disease"，"风疟"译为"malaria of wind"，等等。其优点是避免了抽象难记的音译法并能赋予译文以一定的联想意义，而缺点则是其字面意思与概念的实际内涵相差甚大，不利于术语文化内涵的充分传达。另外，译者也很少使用音译法，处理手法与前述的吴译本和倪译本基本一致。

2）适当添加阐释内容

吕聪明的译文用词简练，行文力求通俗易懂，译文表述逻辑性较强，但在必要之处也会适当添加阐释内容以使译文读来无抽象晦涩之感，表现出了译者较强的语言表述能力。请看下面一句话的翻译。

例48：

原文：阳气者若天与日，失其所则折寿而不彰，故天运当以日光明。
（王冰，1963：15-16）

吕译：That a person has Yang energy (defence energy) is like the sun in the Heaven; just as there will be no light without the sun in its proper place, so there will be no life without Yang energy situated in the proper place of the human body; again, just as the movements of Heaven rely upon sunlight, so the life of men relies on Yang energy moving upward and situated in the superficial regions to take up the task of defence. (Lu, Henry C., 1985: 15)

在该句的译文中，译者首先对原文本的阐述目的有了透彻的了解，即借天空中的太阳之于天空的重要性来比喻人体内的阳气之于人体本身的重要性，重点是描述阳气对身体的重要意义。译者并未逐字逐句译成英文便万事大吉，而是通过增加阐释内容以传达原作本意。译文中的下画线部分是作者基于对原文中医医理而做的补充性阐释，大大提高了文本逻辑性，降低了理解难度，表现出译者深厚的英语语言功底。

2. 句子层面

在句子层面，译者除在必要之处增加衔接词和必要的阐释内容外，也会出于降低读者理解难度的考虑而适当减译原文中不重要的成分，在文字处理方面表现出增减自如的灵活度。

1）凝练文字，减译文中不重要的成分

译者力求译文字句的简练。对于原文语义模糊，删去不会导致原文逻辑不通的成分，译者在翻译时不再追求字字对应，而是果断删去不译。请看下面一例。

例49：

原文：春三月，此谓发陈，天地俱生，万物以荣，夜卧早起，广步于庭，被发缓形，以使志生，生而勿杀，予而勿夺，赏而勿罚，<u>此春气之应，养生之道也</u>。逆之则伤肝，夏为寒变，<u>奉长者少</u>……逆之则伤心，秋为痎疟，奉收者少，冬至重病。（王冰，1963：8-10）

在该段文字中，"此春气之应，养生之道也"的意思是"这是顺应春季的特点、助长万物生发的做法"，译者将两部分合二为一翻译为 "This is the way of nourishing life in response to the spring"。而对于"奉长者少"和"养长之道也"，译者则删去不译。"夏为寒变，奉长者少"的意思是如果人们违逆春季"生"的规律，则夏季就容易出现寒性症状，导致夏长之气不足。译者概因"夏为寒变"已包含了"奉长者少"的部分含义，再译"奉长者少"似有累赘之感，故而省去不译。从对该句原文内容的取舍情况看，译者为降低译文的理解难度在文字增删处理方面保有一定的灵活度，表现出较高的受众意识。

2）增译必要内容，提高译文逻辑

中医古文用词简练但内涵丰富，译者通常需要在形式上将句子补充完整，使之符合形合的要求，但同时还需要将重点词句的文化内涵阐述清楚，这两者都需要增译必要的内容。吕聪明先生的译文行文流畅，注重简洁性，但同时兼顾文本的规范性，能够较好地实现信息"熵"与"冗余度"之间的平衡关系。请看下面一例中吕译本与李译本的对比情况。

例50：

原文：魄汗未尽，形弱而气烁，穴俞以闭，发为风疟。（王冰，1963：18）

吕译：<u>If the wind and cold attack the person while he is still perspiring</u>, all the points on the skin are shut up <u>with the result that energy of heat is locked inside the body</u> which will cause a disease called "wind malaria" in autumn.（Lu, Henry C., 1985: 18）

李译：When sweating is not over, both the body and Qi will be weakened. [If] Acupoint are closed, Fengnüe (Wind-Malaria Syndorme) will be caused.（Li Zhaoguo, 2005: 31）

通过两个句子的比较，不难看出，两人的译法都能够准确传达原文的意思且行文简练，但吕译更加注重对原文中蕴含意思的阐发，因而在译文中增加了适当补充的成分"If the wind and cold attack the person while he is...",同时也在自身对原文解读的基础上增译了"with the result that energy of heat is locked inside the body"和"in autumn"两部分内容，使译文阐述逻辑清晰，内容饱满。而李译则严格遵循了译者"译古如古，文不加饰"的原则。

3）以括号夹注的形式对原文进行阐释

吕聪明先生追求英译文本的简洁流畅，译文不添加过多阐释内容，这一风格在《素问》大多数篇章的翻译中均有较为明显的体现。然而，译者并不反对对原文进行阐释，而是注重阐释对象的选择。比如，在《素问·阴阳离合论篇第六》《素问·阴阳别论篇第七》和《素问·六节藏象论篇第九》三个篇章中，译者不吝篇幅地对其中的文化要素进行了补充性阐释以帮助读者正确解读原文。请看下面三例。

例51：

原文：岐伯对曰："四经应四时，十二从应十二月，十二月应十二脉。"（王冰，1963：52）

吕译：Chi-Po replied: The four pulses of meridians correspond to the four seasons (namely, wiry pulse in spring, big pulse in summer, superficial pulse in autumn, and deep pulse in weinter), the twelve periods of time correspond to twelve months, and twelve months correspond to twelve pulses of meridians.（Lu, Henry C., 1985: 51）

在该句中，译者以括号夹注的形式对与四季相对应的弦脉、洪脉、浮脉、沉脉的脉象进行了一一列举，向读者阐明了"四经应四时"（即四条经脉对应四个季节）的具体所指，降低了因原文过于精简而引起的信息"熵"，起到了较好的"降噪"效果。

例52：

原文：三阳在头，三阴在手，所谓一也。（王冰，1963：53）

吕译：Three Yang pulses are on the head (referring to the Jenying point on the stomach meridian), three Yin pulses are on the hand (referring to pulses taken at the wrist), and they should be in unity.（Lu, Henry C., 1985: 52）

20世纪70年代末，我国在针刺麻醉领域的突破性研究成果在西方社会一度掀起了针灸热。吕聪明先生所译《黄帝内经及难经》全译本成书于1978年，即是在针灸热的时代背景下孕育而生的，其中自然会更加侧重对经脉穴位等方面的重点关注，此例便体现了译者对脉络知识的重点关照。译者以夹注的形式提供了"三阳脉"和"三阴脉"的具体所指。

例53：

原文：至而不至，此谓不及，则所胜妄行，而所生受病。所不胜薄之也，命日气迫。（王冰，1963：65）

吕译：When the seasonal energy arrives too late, it means that the energy in question is in deficiency that results in misconduct of the subdued element and the disease of the generating element (when the energy of wood is in deficiency, the energy of earth will fail to conduct itself properly, because in the theory of the five elements, wood subdues earth, and since wood is in deficiency, it fails to subdue earth, and on the other hand, water generates wood, and when wood is in deficiency, water will be diseased) and also in insulting among the five elements. This is called energy pressure. （Lu, Henry C., 1985：64）

该句的大意是：如果节气该到而没有到，这就叫"不及"。这种气不足就会使它的所胜之气"恣意妄行"，而它的所胜之气出现反常，从而受到所不胜之气的压制，这种情况就被称作"气迫"。对于原文中的前一句话，译者认为尽管已经译出，但其字面意思并未将其中的原理阐述清楚，于是在句后加一夹注举例说明："（比如）当木气不足时，土气便无法正常运转，因为按照五行相生相克的理论，木克土。而由于木气的不足，导致无法实现木克土。而另一方面，水生木，当木气不足时，水气也会受病。"通过这一补充性阐释，译者已将原文中所讲的道理阐述得更加明晰。

中医是自然科学与人文科学结合得较为紧密的一门学科，其中既有基本的理论框架，同时也为后世留下了巨大的解读空间。作为中医从业者，吴氏父子、吕聪明和倪懋兴等译者更加擅长于对医理的阐释。这些阐释当然是以中医理论为基础，但同时增加了一些译者自身的解读；而李照国教授、文树德教授等从事中医翻译研究的学者则更加注重对翻译内容的考证和译文的严谨性，不轻易添加原文表述中没有的内容。

（二）不足之处

吕聪明先生是较早从事中医经典翻译的从医者兼学者，1978年便已完成对《黄帝内经及难经》全译本的翻译工作。他从事此项翻译时仍缺乏充足的资料作为借鉴，是中医典籍英译的重要开拓者之一，能够为读者乃至学界留下这样一份宝贵的英译本，实属难得。然而，由于受到各种因素的局限，译著中的不足之处也在所难免。

1. 部分内容阐释不足

为了尽量简化译文，降低读者的接受难度，译者主要采取直译的方法，且不加脚注和尾注，只在篇末添加一段简短的"译者评语"。对于自己认为需要添加阐释的地方，译者都是将阐释内容直接添加在正文当中，并且阐释内容力求精简。

然而，对译文的精简难免导致阐释不足，以至于有些地方无法向读者传递必要的信息。例如，《素问·阴阳应象大论篇第五》中有云："帝曰：余闻上古圣人论理人形，列别藏府，端络经脉，会通六合，各从其经，气穴所发，各有处名，溪谷属骨，皆有所起，分部逆从，各有条理，四时阴阳，尽有经纪，外内之应，皆有表里，其信然乎？"（王冰，1963：35）其中的"溪谷"（亦作"豀谷"）一词指肢体肌肉之间相互接触的缝隙或凹陷部位，大的部位称作"谷"，而小的凹陷称作"溪"。《素问·气穴论篇第五十八》中称："肉之大会为谷，肉之小会为溪，……"（王冰，1963：302）我们对照研究一下各译者对该词的译法，详见表4-14。

表4-14 "溪谷"一词各译本的不同译法

溪谷（豀谷）	威译	'hollow' (118)	文译	the ravines, valleys (105)/Note 57 (105)
	李译	the Xigu (regions where muscles converge) (63)	罗译	（翻译"豀谷属骨，皆有所起"）differentiating various positions among the muscles and bones (148)
	吴译	Xigu (Stream Valley) (35)	倪译	the muscles and spaces between the muscles (18)
	吕译	rivers and valleys of flesh (34)	朱译	Muscles and bones (14)
	杨译	intermuscular septum together with bone (27)		

从上表可见，吕聪明的译法"rivers and valleys of flesh"颇令人费解且文中未做补充性阐释，读者无法了解何谓"肉的溪和谷"。威译、文译、吴译也都存在类似的阐释不清的问题。而李译、罗译、倪译、朱译和杨译则较为接近该词的本义。笔者认为，在这类中医特有的名词术语的翻译中，译者要尽量译出词汇的本义，如果字面上无法做到，就需要以注释的形式加以阐释，仅通过直译则无法向读者传达准确的信息。

2. 直译过度导致误译

吕译本的部分内容由于缺乏必要考证而只译出了字面意思，因而存在着逻辑不清的情况，给读者带来了理解上的"噪音"。比如，吕译本将"贼邪"译为"stealing vicious energies"，将"寒气生浊"译为"cold energy will give birth to something muddy"，将"人形"译为"the shape of the human body"，将"奇恒之府"译为"odd and constant organs"，将"魄门"译为"the door of physical strength (anus)"，这些译法已超出了直译的范畴，有死译和硬译之嫌，很容易造成读者的误读，因而是应该予以避免的。

另外，《素问》中存在一些古今异义词，比如"交通""丈夫"等，这些词汇外表看来是现代词汇，但事实上它们的古代意义与今义之间有天壤之别。此外，也有少数词汇属于中外词义不同，比如下面例句中的"上帝"一词，如果不加考证地过度直译，必然会导致错误信息的传达。

例54：

原文：肤色之变化，以应四时之脉，此上帝之所贵，以合于神明也，所以远死而近生。（王冰，1963：83-84）

吕译：Change of colors corresponds to pulses of he four seasons which is valued by God because it is in tune with the divine Being and which enables us to flee from death and stay close to life.（Lu, Henry C., 1985: 81）

基于中西文化差异的考虑，译者不可能猜不到此处的"上帝"不是西方文化里的"上帝"概念，因此在翻译时应对此做出必要的解释。然而，我们发现译者仍沿用他一贯的直译思路，将其翻译为"God"而不做任何说明，体现出译者过度"归化"的一面。

例55：

原文：天气，清净光明者也，藏德不止，故不下也。（王冰，1963：12）

吕译：The energy of Heaven is clear and bright, it contains indefinite sources of virtues and it will never descend（so is true energy in man which contains indefinite sources of power and it is never used up）.（Lu, Henry C., 1985: 12）

为了方便比较，此处将朱明先生、李照国教授和吴氏父子的译句也并列于此，以对照各译法的优劣：

朱译：The heavenly qi is clear and bright. The heaven conceals virtues and runs endlessly. So, the heaven will never fall.（Zhu Ming, 2001, 294）

李译：Tianqi (Heaven-Qi) is clear and pure. It contains De[4] (power) and never stops moving. That is why it never descends.（Li Zhaoguo, 2005: 21）

[4] De (德, power) literally means "morality". Here it refers to the power responsible for the incessant motion and change of all things in the universe and nature, including the power that guides all the things in nature to grow in accordance with the order of the four seasons. Since the heavens contain such a great power, it moves without stopping.

吴译：The energy of heaven is clear and bright. It continuously promotes the birth, growth, getting sick and getting old of all things and human beings. The vitality of its clearness and brightness will never cease, therefore, it will not decline either.（Wu Liansheng, Wu Qi, 1997: 15）

这句话出自《素问·四气调神大论篇第二》，通过各注本的对比可知，各注家对该句的解读，尤其是对"藏德不止"的解读，历来存在观点不一致的情况。但整体而言，该篇重点讲解的是人的活动顺应春夏秋冬四时之气变化规律的重要性，体现的是"天人相应"的医学思想。"德"字更有可能指代自然界促进万物生化的一种力量，如照字面直译为"virtue"，尽管实现了译文的简洁，但不符合逻辑，给外国读者造成了理解困难，是文化传播中的"噪音"。因此，笔者认为译文中需要避免使用"virtue"一词。吕译和朱译中均使用了该词，增加了传播学概念中的信息"熵"。而吴译中则采取了灵活的策略，将"德"字译为"vitality"并通过阐释的方式译出该句的大意，是较为可取的译法。而李译则通过夹注和尾注进一步阐明了"德"的实际含义。鉴于"德"字在该句中的重要地位，笔者认为李照国教授的处理方式是此四种译法中最为合理的一种。

例56：

　　原文：中古之世，道德稍衰，邪气时至，服之万全。（王冰，1963：86-87）

　　吕译：The medieval people had lowered their moral standards with the result that they were under the attack of vicious energies frequently; nevertheless, they managed to retain their spirits so that they could recover from their illnesses by drinking cereal soups and wine delicacies.（Lu, Henry C., 1985: 87）

该句的语境是，岐伯以上古、中古和今时三个阶段的人做对比，认为由于古人懂得如何顺应阴阳四时的变化，因此喝一些五谷熬制的汤液就可以治愈病症，而现今的人由于不懂得如何养生而必须使用汤药和针石才能治好病。上海科学技术出版社1959年版的《黄帝内经素问译释》中认为："一般称为人人应遵守的理法和行为，叫作'道德'。"（南京中医学院医经教研组，1981：115）可见，此处的"道德"在很大程度上是从养生的角度上讲的，与现代意义上的"道德"有很大不同，译成"moral"或"morality"之类的词汇有失准确。

3. 偶有文本内译名不一致的情况

如前所述，吕聪明博士在《黄帝内经及难经》全译本"前言"中已经提到，如果学界对某一概念解读不一致，译者会遵守"文本内译法一致"的原则。然而，如果稍稍留意一下译者对某些名词的翻译，不难发现有些名词在文本内也未做到译法一致。比如"痎疟"一词，译文第9页中的"逆之则伤心，秋为痎疟"和第21页中的"夏伤于暑，秋为痎疟"两处的"痎疟"均译为"malaria that attacks every other day"，而第34页中"夏伤于暑，秋必痎疟"中"痎疟"却译为"skinny malaria"。

八、朱明的"通俗阐释，精简内容"

朱明是我国知名中医学者，国内《黄帝内经》翻译第一人，于2001年正式出版其《黄帝内经》英文编译本。1991年，朱明在湖南中医学院毕业后先在自己家乡黔阳县中医院工作了一年，1992选择赴西安发展，从事中医临床工作，在此期间阅读了许多中医英译书籍，深感由于译者不熟悉中医文化和理论而导致翻译错误大量存在，给外国读者造成了诸多误解，严重影响了中医文化的对外传播，于是他边从事中医临床实践边着手研究中医翻译。在西安工作三年后，他于1995年重新回到湖南省怀化市，并在当地开办了一家"明大夫中医诊所"。2001年，在经历了八年多的不懈钻研之后，朱明先生在外文出版社正式出版了他的《黄帝内经》英文编译本（*The Medical Classic of the Yellow Emperor*）。该译本已在全世界100多个国家和地区发行，近年来在多届德国法兰克福国际书展上展出。

朱明先生的译本是对《黄帝内经》中的《素问》及《灵枢》内容的重新编排和翻译，共包括61篇，其中31篇取自《素问》，另30篇取自《灵枢》，而在这61篇中也有部分篇章为节译。该译本是以程士德主编的《内经讲义》（上海科学技术出版社1984年版）为底本翻译的。全书共分前言、正文和附录三部分。前言中简要介绍了《黄帝内经》翻译的时代背景和翻译目的、翻译所依据的底本、译作的结构、翻译风格、选词等方面的内容。正文部分首先对《黄帝内经》的成书时间及作者、原书的内容构成、主要学术思想以及该译本的篇章选择依据等方面做了简要介绍，然后根据原书中体现的文化、医理、病理、病症、诊断、治则、养生等几个方面分八个章节系统介绍《黄帝内经》原书的内容（包括《素问》和《灵枢》两部分）。附录部分提供了书中常用名词术语的中英文对照表以方便学习者快速查阅。朱明先生认为，外国的中医爱好者学习中医会面临三方面的文化和语言障碍：①中、英语言的差异；②现代汉语与中医表述的差异；③现代中医术语与古代中医术语的差异。朱明先生在该书"前言"中写道："我的目标是努力为那些对中医知识和中国文化不甚了解的普通读者提供一本可以轻松读懂的《黄帝内经》英译本。"（A lucid English version, which even a foreigner without any knowledge of TCM and Chinese culture can understand with ease, is what I have done my utmost to produce.）（Zhu Ming, 2001：IV）可见，译者旨在为西方读者打开一扇轻松读懂中医经典的窗户。

（一）翻译"降噪"思想分析

朱明先生的中医理论功底深厚。他本人虽不是语言专业出身，但对英文的掌握和运用能力已经达到了相当高的水平，能够运用自如地表达自己对《黄帝内经》原文的解读，因此成就了他优秀的英译本，受到海内外中医学习者和患者的好评。朱明选择程士德主编的《内经讲义》作为底本翻译《黄帝内经》，反映出他向西方读者宣传中医基础医理知识的初衷。从对文本的分析中我们也不难体会到，译者本人无意去做中医古籍研究，对一些原文语义模糊的地方也不专注于做考证，而是重点对那些与临床应用最为密切的医学理论进行阐释，致力于让学习者在短时期内对中医理论有一个总体的了解。

该译本正文共分八个部分介绍《黄帝内经》的内容，每个部分又以原文篇章为单位分别进行介绍，每一篇章的题目中提供原文的出处、篇章主题、原书中的篇章序号，如属节译则加以注明，便于读者在原书中查找相应内容。题目之下分"原文"（Original article）、"评述"（Commentary）和"注释"（Annotation）三部分，翻译手法各不相同。译者在"前言"中阐明了自己区别对待这三部分内容译法的原因，体现了作者以信息传播为目的，以读者为中心的传播学思想。在"原文"和"评述"部分，译者采取的是"音译+直译"的原则（这在前面已提到）以充分照顾国内读者容易记忆和回译的情况。而在注释部分，译者则更加注重外国读者对名词术语的接受度，尽量选用意义相近的西医术语来阐释这些中医术语，以增加他们的"视域融合"度，帮助他们理解这些概念。比如，对于前面所举的"开鬼门，洁净府"，译者在"注释"部分以"diaphoresis and diuresis"加以阐释，"diaphoresis"和"diuresis"是西方读者更加熟悉的西医词汇，大大方便了他们快速掌握句意。具体而言，朱明先生的英译原则主要体现在如下几个方面。

1. 名词术语以直译为主

朱明先生在翻译中医名词术语时主要采用音义结合或"直译+尾注"的方式。译者为解释这种翻译原则，在"前言"中举了《素问》第14篇中的一个例子："开鬼门，洁净府，……"（王冰，1963：88）译者选择了在正文中将"鬼"直译为"ghost"，而将"府"以音义结合的形式译为"fu-organ"，译者采取此种翻译方式的理由是直译法"更接近中国国内中医师所接受的表达方式"（is closer to the expression accepted by practitioners of TCM in China）。即使对不熟悉中国文化的外国读者来说，也因为译名赋予了一定的联想意义而更容易记忆。另外，朱明先生反对过多借用西医名词来阐释中医概念，其他例子详见表4-15。

表4-15　朱译本术语翻译示例

中文	译文	中文	译文
虚邪	the weakness-attacking evils （286）	贼风	bandit wind （286）

中文	译文	中文	译文
天气	the heavenly qi（294）	肠澼	intestinal flux（122）
痿厥	atrophy diseases（122）	挛痹	spasm and numbness（271）
虚里	vacuous interior（238）	宗气	the ancestral qi（238）

朱明反对在翻译中，尤其是在翻译病症名称时直接借用西医术语，原因是"中医和西医的研究视角完全不同"（TCM and Western medicine research the same entity from utterly different angles）。（Zhu Ming, 2001: IV）但对于一些与西医医学名词较为接近的中医词汇，朱明也会直接借用，比如将"疟疾"译为"malaria"，将"偏枯"译为"hemiplegia"，将"魄门"译为"anus"，等等。为了增加译文与西方读者的"视域融合"度，朱明也会牺牲一定的准确度而选用西方读者更为熟悉的词汇，比如他将"导引"译为词义缩小的"Qigong"，将"按蹻"译为词义缩小的"massage"，将"膻中"译为"the breast"，等等。请再看两例体会一下此类直译词在朱译本中的使用情况。

例57：

原文：秋三月，此谓容平，天气以急，地气以明，……（王冰，1963：10）

朱译：The three months of autumn are appearance stability[12]. The heavenly qi is swift and harsh, and the colors of the earth are solemn and clear…（Zhu Ming, 2001: 291）

尾注[12]: Appearance stability: The appearances of all things are stable.

唐代王冰对该词做的注释为"万物夏长，华实已成，容状至秋，平而定也"（王冰，1963：10），阐释得仍然不甚清晰。明代的马莳对"容平"的注解为："七八九月，秋之三月也，阴气已上，万物之容，至此平定，故气象谓之容平。"（马莳，2017：12-13）但上海科学技术出版社出版的《黄帝内经素问译释》中则有另一番解读："容，是受盛之义。平，谓平定。意思是说，自然界各种植物，到了秋天，大都由秀而结实，已经平定，所以称秋三月为'容平'。"（南京中医学院医经教研组，1959：13）可见，该词的词义仍存在争议，李照国教授采用了后者的解释，以"音译+意译"的方式将其译为

"Rongping (ripening)"并加尾注曰："Rongping (容平) means that all the things in nature become stable in form and stop growing..."（李照国，2005：24），而朱明则采用前者马莳的解读，以直译的方式将该词译为"appearance stability"并加尾注做进一步阐释，认为表示"事物的容貌均趋于稳定"。纵观各注家对该词的解读情况，朱译本的阐释或许缺乏一定的准确度，但毕竟也能言之成理，较容易为西方读者所接受。

例58：

原文：仓廪不藏者，是门户不要也。水泉不止者，是膀胱不藏也。（王冰，1963：100）

朱译：The granary fails to store, because the gates were not strong enough to hold in the stored qi. The water spring cannot be stopped, because the bladder fails to store.（Zhu Ming, 2001: 228）

本句采用隐晦语来描述人体对水谷的消化与排泄，译者采取了直译的方法来翻译这些隐晦语而不像其他译者那样直接翻译成事物的本体，将"仓廪"直译为"the granary"，将"门户"译为"the gates"，将"水泉"直译为"the water spring"，但译者在篇末加注说："The granary refers to the stomach and intestines. The gates refer to anus, pylorus, etc. Endless diarrhea will occur."（朱明，2001：229），同样达到了将原文意思阐释清楚的目的。从传播学角度看，翻译就是一种信息的传播，采用什么样的译法只是手段问题，译文优劣的衡量标准是能否较准确传达原文信息。

2. 倡导名词术语的标准化

在"前言"中，译者指出了这样一个事实：中医文本的翻译涉及将古代汉语翻译成现代汉语，然后将现代汉语翻译成英文文本两个过程。由于涉及翻译环节多，且各译者的思维方式、译词的选用以及翻译风格、翻译技巧各不相同，导致译名也千差万别，这就如同"一个人有五个名字"（a man has five different names）一样给读者造成迷惑性，不利于中医文化的对外传播。从这一角度来看，逐字翻译更容易形成译名的译法单一性，因此可以有效避免译名不一致而造成的混乱。事实上，他的这一翻译思想已体现出初步的倡导名词术语标准化的思想。而此种思想在随后的"译词选择"部分体现得更加明显。他认为译界应该采用一种更加"可靠且相对稳定的术语翻译体系"（a reliable and relatively stable system of terms）。他表示，通过国内外学界的共同努力，现在已经出现了令人欣慰的译词体系逐渐走向成熟的趋势。在讨论这一问题时，朱明还特别表达了自己对英国中医翻译学者魏迺杰翻译风格的欣赏。朱明先生的翻译风格在很大程度上受了魏迺杰直译思想的影响。

尽管朱明先生倡导促进中医名词术语的标准化，但不建议使用音译法，这一观点可从朱译本的翻译中总结得出。朱明只在"阴""阳""气""藏（脏）""府（腑）"等明显存在文化空缺且其音译法已被西方文化普遍接受了的词汇中使用音译，之所以这样做是为了减少西方读者对文本的陌生感，尽量使用他们较为熟悉的词汇传情达意。而且译者对于做到这一点也有十分的信心。他说："我相信，如果外国读者已经掌握了诸如'气''阴''阳''脏''腑''三焦''营''卫'等常用术语，本书中就再没有什么词汇让他们感到棘手了。"[I am confident that no expression in this book will seem too thorny when a foreign reader has grasped terms that frequently appear，such as qi（气），yin（阴），yang（阳），zang-organ（脏），fu-organ（腑），triple-warmer（三焦），nutritive qi（营），and defensive qi（卫）.]（Zhu Ming，2001: IV），言外之意他已经尽最大努力做到了文本的通俗易懂。

（二）微观"降噪"策略分析

朱明翻译《黄帝内经》的目标是，要通过译者自己的解读和翻译，把这部生涩难懂的中医经典介绍给外国读者，使他们在不了解中医知识和中国传统文化的情况下也能够读懂其中阐释的道理。朱明先生每天接触的"学生"有些是从世界各地慕名前来学习中医文化知识的外国人士，也有些是为治疗疑难病症而前来求医问药者，他所编译的《黄帝内经》英文版深受这些学生的欢迎，而其中的"秘诀"便是译者对原作的通俗化处理。

1. 中医医理的通俗化处理

朱译本阐述医理通俗易懂且行文简练，这与他对原文采取的编译策略关系密切。译者直接借用《黄帝内经》研究专家程士德的《内经讲义》教材作为翻译原稿。

朱译本中有较为普遍的省译、改译现象。对于不常见的字词，译者会通过扩大词义、缩小词义、使用近义词等手段让原本"专业"的字词变得不那么"专业"；对于医理晦涩难懂、看似逻辑不通的地方，译者也会对原来的用词做相应的改写来理顺逻辑关系。

1）扩大词义

例59：

> 原文：东方青色，入通于肝，开窍于目，藏精于肝，其病发惊骇，……（王冰，1963：25-26）

> 朱译：The east is blue. The wood qi gets into the liver. The liver opens into the eyes. The essence of wood is stored in the liver. Diseases occur to the head.（Zhu Ming, 2001: 27）

原文提到春天容易出现"惊骇"病症。按照中医的理论，肝属木，木主生发，而生发是春季的特征。春季属肝，而肝主情志，所以春季发病的部位往往是在头部，而"惊骇"属于头部病症，符合中医医理。然而，"惊骇"一词毕竟指一个非常具体的病症，如果照直翻译很可能会让西方读者产生一系列疑问。或许正是出于这种考虑，译者从更加合理的视角出发，将"病发惊骇"改成了"容易出现头部的病症"（Diseases occur to the head）。

2）使用近义词

例60：

> 原文：中央者，其地平以湿，天地所以生万物也众，其民食杂而不劳，故其病多为厥寒热，其治宜导引按蹻，故导引按蹻者，亦从中央出也。（王冰，1963：81-82）

> 朱译：The center has a flat and damp landscape, and living things are produced there in abundance by the heaven and earth. Its people eat a wide variety of foods and are not overworked. So, their diseases are commonly atrophy, qi reversal, and chills and fever. Qigong and massage are suitable. So, qigong and massage also originate from the center.（Zhu Ming, 2001: 271-272）

朱明对自己的译本设定的读者对象不是国外的汉学家，而是国外的普通读者——译者所教的外国学生和所接触的外国患者，所以他对译本的外国读者接受度问题非常关注。如果译语不明确或者词不达意，必然引来学生和患者提出疑问。基于这种考虑，译者有时会牺牲一定的对原文的忠实度而选用外国读者更加熟悉的词来翻译，此句中的"导引"一词的翻译就足以体现出译者的这种良苦用心。张有寯①等主编的《汉英中医辞海》中对"按蹻"的定义是：推拿的古称，出《素问·异法方宜论》。"按"与"蹻"是推拿中的两种手法。具体解释，说法不一。①唐·王冰认为是指按压和活动肢体的手法。②见《素问·金匮真言论》，指按法和踩法。③见《类经·论治类》，认为"蹻"指穴位，即捏按穴位（1995:1180）。我们不妨依据该词典的前两条解释对该词考证一番。在王冰校注版《黄帝内经·素问》的《异法方宜论篇第十二》中，王冰对"按蹻"的注解为：按，谓抑按皮肉。蹻，谓捷举手足（王冰，1963：82）。而在《金匮真言论篇第四》中，同样有王冰的注释：按，谓按摩。蹻，谓如蹻捷者之举动手足，是所谓导引也（王冰，1963：24）。王冰此两处解释基本一致，即"按摩并活动手足"，朱明将其译为"massage"而未采取音译法，自然是照顾到了译文读者对该词的理解能力。即使"按蹻"与"按摩"二者的意思不能直接画等号，但两者所指相差不大。而"massage"一词为西方民众所熟知，自然能够满足有效传递信息的需求。"导引"一词在《现代汉语词典》中的解释为："古代的一种健身方法，由意念引导动作，配合呼吸，由上而下或右下而上地运气。相当于现在的气功或体育疗法。"（中国社会科学院语言研究所词典编辑室，2012：264）由此看来，"导引"类似于我们常说的"气功"。译者之所以将"导引"换成了"气功"（Qigong），大概是因为后者在外国读者中的"知名度"要远远高于前者。另外，如果音译为"Daoyin"，必定要加一个长长的脚注去阐释它的含义，而这也不是译者愿意添加的累赘内容。由此看来，译者在翻译此类术语时，往往会牺牲一定的忠实度去换取外国读者更容易地理解原文。

3）改译逻辑不通之处

译者非常注重对原文逻辑关系的关照，如原文的表述与常识相悖，译者便不会一味强调对原文的"忠实"，而更加注重文本的逻辑性。请看下面两例：

例61：

原文：黄帝问曰：余闻天为阳，地为阴，日为阳，月为阴，大小月三百六十日成一岁，人亦应之。（王冰，1963：48）

朱译：The Emperor asked: "I have heard that the sky is yang, the earth is yin, the sun is yang, and the moon is yin. 365 days, divided into larger and smaller month, comprise a year." (Zhu Ming, 2001: 29)

---

① 张有寯，李柜，郑敏. 汉英中医辞海 [M]. 山西：山西人民出版社，1995.

原文"三百六十日成一岁"的表述显然有悖于我们"一年365天"的常识，如照直译出必然造成逻辑不通。事实上，古人将"一岁"说成是"三百六十日"，采用的是一个不精确的概数。译者直接将"三百六十日"转换成"365 days"而未做任何附加说明，显然是为了不添加过多累赘信息。

例62：

原文：合夜至鸡鸣，天之阴，阴中之阴也；鸡鸣至平旦，天之阴，阴中之阳也。（王冰，1963：24）

朱译：From dusk to midnight is the yin of a day, and also the yin within yin. From midnight to dawn is the yin of a day, and also the yang within yin.（Zhu Ming, 2001: 25）

朱明在翻译时会根据当代的中医理论与常识对原文中不符合现代说法的地方做适当调整，而不拘泥于原文的字面表达，充分发挥了译者主体性。"鸡鸣"的时间概念在西方人头脑中并不十分明确，与当代中医理论的说法也有些出入，所以译者直接将该词译成了西方人所熟知的说法"midnight"。

九、杨明山的"保留古体风格，注重结构对应"

杨明山，上海中医药大学教授。早先从事西医临床工作，兼任上海市卫生局与上海中华医学会国外医学名著讲座主讲人，第二军医大学海医系医学英语兼职教师，后来任上海中医药大学医学英语专职教师。杨明山教授的主要编/译著包括：《医学英语术语教程》（上海中医药大学出版社2000年第1版）、《医学英语快速阅读教程》（上海中医药大学出版社2002年第1版）、《医学英语新教程》（世界图书出版公司2005年第1版）、《现代医学英语查房》（共三册）（复旦大学出版社2012年第1版）、《精编常用中医英语字典》（主编，复旦大学出版社2013年第1版）、《黄帝内经素问新译》（主译，复旦大学出版社2015年第1版）。

《黄帝内经素问新译》是《黄帝内经·素问》的全译本。该译本以杨明山为主译，是晋永、李昌响、朱萃、王尔亮、孙琴、孙鼎、张俊、李艺、汪森、虎力、黄立等人共同合作的成果。该译作的中文采用的是《素问今译》（王琦主编，贵州人民出版社1981年版），而《素问今译》又是以人民卫生出版社1963年版的唐代王冰校注本《黄帝内经素问》为底本。《素问》的第72、73篇在唐代王冰校注时已经亡佚，1963年人卫版王冰校注本中缺此二篇，但杨明山译本将宋代林亿发现的这两篇（尽管有人疑为伪作）补入并翻译，因此该译本的内容共计81篇。

（一）译本翻译风格简析

杨明山译本用词精练，注重内容的对应和形式的对等，译文对原文不做过多解读。该译著以句为单位进行汉英对照编排，不添加脚注和尾注，将所有必要的阐释融于译文文本内容当中，在编排形式上非常方便读者对照阅读。该译本的翻译风格主要体现在以下两个方面。

1. 用词精练，注重对应

译者英译行文追求字面形式上的对应，大大方便了学习者的对照阅读。译者在"前言"中谈到选用顾从德版本的原因时提到，该版本"古今繁简并蓄，在语译上似更胜一筹"，且"本书尽取古风译略"。从译者选书缘由中也可看出译者力求保持原书古体风格的主导思想。而主译者本人也对自己的翻译策略做了如下阐述："至于英译选词则主用文艺复兴前的盎格鲁撒克逊语，句式与语序尽量尊重古文，以便读者比较阅读。"（杨明山，2015：前言003）

例63：

原文：岐伯对曰：上古之人，其知道者，法于阴阳，和于术数，食饮有节，起居有常，不妄作劳，故能形与神俱，而尽终其天年，度百岁乃去。（王冰，1963：2）

杨译：Qibo answered: "People in ancient times, who knew the way to cultivate health, could follow the rules of Yin and Yang, keep fit with exercises, moderate eating and drinking, lead a regular daily life and avoid overstrain or sexual intemperance; resultantly they could keep body and spirit integrated and enjoy a natural life span, passing away at the age of about one hundred. "（杨明山，2001：1）

从该句译文可以看出译者两方面的翻译风格：一是追求字句的对应，尽量保持译文的语序与原文的语序基本一致。这种处理方式的最大特点是它有利于外国读者对照原文阅读译文，很容易在原文中找到对应词语，从而在学习中医医理的同时也学习了中文汉字和文化；二是名词术语的翻译以意译为主，有助于补偿因未添加脚注、尾注等阐释手段而带来的阐释不足的缺陷。

2. 适当添加文内阐释

杨明山译本的译文精练，既无文内的夹注，也无脚注和尾注。为了补偿因缺乏阐释手段而导致的阐释不足的问题，译者较重视行文中的文内阐释。为了提高阐释效果，文中对中医名词术语的翻译以意译为主，在保持文句简练风格的前提下兼顾原文信息的准确传达，可谓在中医典籍翻译中兼顾文本简洁性与准确性的有益探索。请看下面两例。

例64：

原文：黄帝曰：夫自古通天者生之本，本于阴阳。（王冰，1963：14）

杨译：Yellow Emperor said: "Since ancient times, the communication with heavenly Qi has been considered to be fundamental to life, which is in turn based on Yin and Yang."（杨明山，2015：12）

由于原文非常简练，句子的真正含义无法从字面看出。这里的"天"指的是"天气"，"通天"表示"通于天气"，因此译者将"通天"译为"the communication with heavenly Qi"，为原文做了恰当的阐释；另外，译者将"本于阴阳"译成一个非限制性定语从句，将其置于句末，保持了原文的语序，也符合该译本的整体翻译思路。

例65：

原文：其生五，其气三，数犯此者，则邪气伤人，此寿命之本也。（王冰，1963：14-15）

该句的处理方法与前一句如出一辙，"其生五，其气三"部分需要通过补充隐含部分加以阐释，而句末的"此寿命之本也"可译为非限制性定语从句，译语如下：

杨译：Yin-Yang generates five elements, which in turn corresponds to three Yin and three Yang; if people frequently violate the rule, evil Qi will impair their bodies, which is just the root of long life.（杨明山，2015：12）

（二）不足之处

笔者认为，杨译本的这种别具一格的翻译方法纵然有一些格式方面的"降噪"优势，但不足之处也非常明显。比如，由于缺少脚注、尾注等有效阐释手段，译文对原著的阐释空间非常有限；另外，从前面两例我们不难看出，这种过于注重形式对应的单一翻译思路使译文变得格式化、套路化，具体可归纳为如下几点：

1. 译语结构单调，缺乏文采

过度格式化的表述会使译文缺乏必要的文采，请看下面一例：

例66：

原文：味归形，形归气，气归精，精归化，精食气，形食味，化生精，气生形。（王冰，1963：32-33）

杨译：<u>Flavors contribute to physique that contributes to Qi that contributes to essence that contributes to transformation of primordial Qi; then essence is nourished by Qi while physique by flavors, and transformation of primordial Qi leads to essence,</u> which is transformed into physique.（杨明山，2015：25）

译者用一个复杂的三重定语从句把原句的前半部分翻译了出来，但这种结构本身令人费解，加之译文对各个概念及其相互关系也未做展开说明，导致译文不能有效传达原文信息，可读性较差。相比之下，李照国教授的译文则表述更加清晰一些：

李译：The flavor nourishes the body, the Qi nourishes Jing (Essence) and Jing (Essence) transforms [into Yuanqi (Primordial-Qi)]. [That is to say,] the Jing (Essence) absorbs Qi [in the foods] and the body takes the flavor [of the foods]. Transformation [of the Primordial-Qi] promotes the production of the Essence and the Qi nourishes the body.（Li Zhaoguo, 2005: 59）

李译本中将原文隐含的意思补充完整，阐明了各个部分之间的逻辑关系，使之成为一个较有层次感的句子，大大提高了可读性。

2. 医理阐发不充分

杨译本句子结构简单，较为符合科技文本的文体特征，但这种单一性同时导致了译文对医理阐发不够充分。比如在下面一句中，杨译就因过分追求句子结构上的对应而造成译语晦涩难懂，信息传递不畅。

例67：

原文：厥气上行，满脉去形。（王冰，1963：35）

杨译：When reversal Qi is flowing upwards, meridians would be

packaged and the body would be out of shape.（杨明山，2015：27）

该句出自《素问·阴阳应象大论篇第五》。该篇主要阐述了阴阳对立统一的基本规律，说明了天地四时与人体脏腑的关系。"厥气"在中医理论中指"逆乱之气"，是导致疾病发生的病因。这句话的大意是：如果血随气逆上升至头部、血液会随上逆之气一起导致脉道的壅盛，进而导致身体出现异常状况。可见，原文短短八个汉字，但蕴含的中医医理却深邃丰富，不做适当医理阐发则无法传达有效信息。杨译本只将字面意思译出，医理阐述不够充分。作为参照，我们不妨再看一下吴氏父子的译法。

吴译：When the cold-evil attack the brain, the blood goes upwards together with the energy to cause the channels and vessels to fill up with blood. When the blood is overflowed, hemiparalysis of the body will occur.（Wu Liansheng, Wu Qi, 1997: 34）

吴氏父子的译文将"厥气上行"具体化为"the cold-evil attack the brain"，将"满脉"的施动者增译出来，同时也将"满脉"与"去形"之间的逻辑关系阐述清楚，使译文内容饱满，逻辑性强。笔者认为就本句而言，吴氏父子的译法在医理阐释方面明显优于杨译。

3. 部分文内译词不统一

在杨译本中，文内译名不统一的现象也时有发生。比如，在《素问·灵兰秘典论篇第八》中出现的一系列对人体各脏腑功能的比喻当中，"君主之官""相傅之官""将军之官""中正之官""臣使之官""仓廪之官""传道之官""受盛之官""作强之官"这九个名词中的"官"均译为"the organ"，但后面的"决渎之官"和"州都之官"中的"官"却被译为"the official"，出现了喻体翻译不一致的现象，缺乏严谨性。再比如，在《素问·五脏别论篇第十一》中，"奇恒之府"中的"府"与"传化之府"中的"府"译法出现了不一致，将"奇恒之府"译为"extraordinary hollow viscera"，而将"传化之府"译为"the house of transportation and transformation"。另外，"微针"一词在《素问·异法方宜论篇第十二》中译为"fine needles"，而在《素问·移精变气论篇第十三》中却译为"small needles"。

第三节 各译本"降噪"策略的综合对比分析

从对以上九个译本的系统分析中我们不难看出，九位译者无论从学术研究的角度还是出于自身临床或教学的需要，均不同程度地采取着增译、减译、改译等手段，目的是降低译文读者的阅读难度，提高信息的传播效果。此处选取几句较为典型的例句，通过对各译本翻译中的"降噪"策略对比来发现其共同点及差异之处，并做简要归纳如下：

一、增译——充分运用文本的阐释功能

鉴于中医典籍以古汉语书写，医理古奥难懂且包含大量专业术语，译文中增加阐释内容似乎成为各译者必不可少的"降噪"手段。例如，《素问·金匮真言论篇第四》中有一句论述人的五藏合于天地之五方、五色、五谷、五味、五音、五畜、五臭关系的文字，由于句中各事物之间看似没有明显的关联性，因而给译者带来了巨大的挑战。下面让我们比较一下各译者是如何处理此段文字的，详见表4-16。

表4-16　各译本的增译示例

原文	南方赤色，入通于心，开窍于耳，藏精于心，故病在五脏，其味苦，其类火，其畜羊，其谷黍，其应四时，上为荧惑星，是以知病之在脉也，其音徵，其数七，其臭焦。（王冰，1963：26-27）
威译	Red is the color of the South, it pervades the heart and lays open the ears and retains the essential substances within the heart. Its sickness is located in the five viscera; its taste is bitter; its kind **(element)** is fire; its animal are sheep; grain is glutinous panicled millet; it conforms to the four seasons and corresponds to the planet Mars. And thus it becomes known that its diseases are located in the pulse; its sound is chih (徵); its number is seven; and its smell is scorched. （Veith, 1949: 176）
文译	The South; red color. Having entered it communicates with the heart; it opens an orifice in the ears. It stores essence in the heart. Hence the disease **[it brings forth]** is in the five depots. Its flavor: bitter; its class: fire; its domestic animal: sheep. Its grain: glutinous millet. Its correspondence with the four seasons, above it is Mars. **{Hence one knows that its diseases are located in the vessels.}** Its tone: zhi: its number: seven. Its odor: burned. （Unschuld, 2011: 142）
李译	The south is related to red in colors and the heart **[in the Five Zang-Organs]**. **[The heart]** opens into the ears and stores Jing. The disease **[of the heart often]** involves the Five Zang-Organs. **[As to the analogy, the heart is related to]** bitter in tastes, Fire in the Wuxing (Five-Elements), sheep in domestic animals, broom-corn, millet in crops, Mars in stars in the four seasons **{so heart diseases often involve the blood vessels}**, Zheng in scales, seven in numbers and charring smell in odors. （Li Zhaoguo, 2005: 47）

罗译	The south is red and corresponds to the Heart, with ears as its opening. Vital Essence is stored in the Heart. Diseases of the five Viscera are the corresponding diseases. Its corresponding flavor is bitter, corresponding Element is the Fire, corresponding domestic animal is sheep, corresponding cereal is broomcorn millet, corresponding star is Mars, corresponding disease is in the conduits, corresponding sound is Zhi, corresponding number is seven, corresponding smell is scorch. （Luo Xiwen， 2009: 132-133）
吴译	The colour of the south is red, it corresponds with the fire, **and the heart is** (笔者注：此处的 "is" 应删去) **also corresponds with the fire, so,** the south energy communicates with the heart and stores its essence in the heart, the heart's orifices are in the tongue. **The energies of the five viscera are dominated by the heart,** so when the heart is ill, it will cause the diseases of the energies of the five viscera. The taste of fire is bitter and it is also the extended energy of the fire, **the heart corresponds with the fire, so, in taste, the heart is bitter, and in category, it belongs to the fire.** Sheep is a livestock of fire. The broomcorn millet is red, so in crops, liver corresponds to broomcorn millet. In the position of seasonal operation, the heart corresponds to Yinghuo star (**the ancient name of Mars**). **As the heart controls the blood and the blood circulates in the vessels,** so the disease of heart is in the vessels. The tone of heart is Zhi (**the fourth tone in the five tones**). The corresponding fulfil-number of heart is seven. In the five odours， the odour of the heart is of scorching. （Wu Liansheng, Wu Qi, 1997: 28-29）
倪译	（该句的文字省译，但以表格的形式提供了该段文字的主要内容。）（Ni Maoshing， 1994: 16）
吕译	The South corresponds to red, and the energy of the South is in communication with the heart; the ears are the outlets for the heart, and the heart is in store of pure energy; when the heart is diseased, it will affect the five viscera (**because the heart is in control of the five viscera**); the heart corresponds to bitter and it belongs to the class of fire. Among the domestic animals, the heart corresponds to the sheep, and among the cereals, it corresponds to millet. As to its correspondence to the four seasons, the heart corresponds to the planet Mars. The disease of the heart is manifest in the blood vessels. The heart corresponds to the Zeng (笔者注：应为 "Zhi" 之误) in the five sounds; the accomplished numeral of the heart is 7, and it corresponds to the burning smell **among the five offensive smells.** （Lu, Henry C., 1985: 26-27）
朱译	The south is red. **The fire qi** gets into the heart. The heart opens into **the tongue. The essence of fire** is stored in the heart. Diseases occur to the five zang-organs. The bitter flavor gets into the heart. **The property of** the heart **is like that of** fire. The heart corresponds to the lamb in domestic animals， broomcorn millet in cereals, (笔者注：此处省译了 "其应四时") ying-huo star in the sky, (笔者注：此处省译了 "是以知病之在脉也") zhi（re）in musical scales, seven in numbers, and burned smell in odors. **So it is known that diseases of the heart affect the pulses.** （Zhu Ming, 2001: 27）
杨译	The south corresponds to red, communicates to heart, opens orifices to ears and hides essence in heart and then it reflects the disease in five solid viscera; it reflects bitter in flavors, fire in elements, sheep in animals, and millet in grain; in four seasons, it corresponds to Fire Star (Mars) in the sky and therefore it is known that the disease reflected is in vessels; and it reflects Zhi in scales, seven in numbers and burnt smell in odors. （杨明山：2015：22）

通过比较各译文中增译的内容（粗体部分）不难看出，多数译者在翻译此句时均不同程度地采用了增译法。适当的增译可以使内容更加饱满，逻辑更加清晰，而增译不足则使译文读来缺乏逻辑性，内容单薄。在此句翻译中增译最多的是吴译本。该译句中不仅增加了必要的关联词以确保句子结构的完整性，还在多处增译了译者认为必要的医理阐释内容，使原本抽象晦涩的文字富有逻辑性。李译本中也有较为明显的增译，以使译文衔接更加连贯，逻辑更加清晰。文译、吕译和朱译的增译内容不多，但朱明先生在其译文的最后添加了一句阐述医理的文字："So it is known that disease of the heart affect the pulse"，大大增加了译文的临床实践指导功能。另外，出于某种考虑，译者还将原文的"开窍于耳"译成了"The heart opens into the tongue"（"开窍于舌"）。罗译本和杨译本基本没有增译额外内容，因此译文也就显得内容抽象，说理不够清楚，可读性较差。通过比较我们可见，中医典籍英译中增译阐释内容已是较为普遍的处理方式。

二、省译和改译——避免译文产生理解"噪音"

和增译的处理方式一样，省译和改译也是译者目前处理中医典籍翻译的常用方式。就目前中医学界及翻译界对中医文本研究的现状来说，由于学界和译者对文本中的许多地方解读仍不一致，对原文本的考证工作还有待深入，译文传达信息不一致的情况仍较为普遍地存在着。有些译者或者通过校勘、考证等手段基本确定原文中的衍文内容，或者看出原文明显不符合逻辑的地方，往往会采取不同程度的省译和改译，其中吴氏父子译本、倪懋兴译本中省译和改译的现象较为普遍，李照国译本、朱明译本等也存在着不同程度的省译和改译现象。

从传统翻译学的视角看，这些都是不忠实于原文的做法，是不可取的。然而，就中医典籍的具体文体属性和翻译现状来说，往往却是不得已而为之的权宜之计，因为译者都希望外国读者看到的不再是艰深晦涩，不能有效传递信息的"天书"。不过，通过对《素问》九个译本的对比分析，我们欣喜地发现，对于其中一些历代注家普遍认为属传抄错误的地方，多数译者也能够基本达成共识，并在翻译时果断删去不译，而这一"降噪"的趋势会随着今后对中医文本研究、考证的深入而不断持续下去。请看表4-17所示的一例。

表4-17　各译本的省译和改译示例1

原文	黄帝曰：夫自古通天者生之本，本于阴阳。天地之间，六合之内，其气九州九窍，五藏、十二节，皆通乎天气。（王冰，1963：14）
威译	The Yellow Emperor said: "From earliest times the communication with Heaven has been the very foundation of life; this foundation exists between Yin and Yang and between Heaven and Earth and within the six points. The (heavenly) breath prevails in the **nine divisions**, in the nine orifices, in the five viscera, and in the twelve joints; they are all pervaded by the breath of Heaven." (Veith, 1963: 105)
文译	Huang Di: "Now, since antiquity, that which communicates with heaven, the basis of life, is based in yin and yang. Between heaven and earth and within the six [cardinal points] uniting [the world] **all the qi within the nine regions** <and the nine orifices>, <the five depots, the twelve sections> communicate with the qi of heaven." (Unschuld, 2011: 59)
李译	Huangdi said, "From ancient times [it has been thought that] the root of life is closely bound up with the heavens and this root is Yin and Yang. [All those] within the heavens and the earth [as well as] the Liuhe (six directions) are interrelated with Tianqi (Heaven-Qi), [such as things in] **the Jiuzhou (nine geographical divisions)**, the Jiuqiao (nine orifices in the human body), the Five Zang-Organs and the twelve Jie (joints). "(Li Zhaoguo, 2005: 27) (**[3]…Some scholars believe that Jiuzhou (九州) in this chapter is redundancy due to miscopying. Some other scholars regard Jiuzhou (九州) here as Jiuqiao (九窍, the nine orifices in the human body).** (27)
罗译	Yellow Emperor: From ancient times people realized the importance of communication with the Heaven. Yin and Yang is the root of life. Vital Energy permeates between the Heaven and the Earth, In the six directions. In human body, it permeates in the nine orifices, the five Viscera and the twelve joints. All these are communicating with the Heaven. There are five productions and three Vital Energies. To run counter to this will cause the invasion of pathogenic factors. Communication with this is of fundamental importance to the maintenance of life. (Luo Xiwen, 2009: 109-110)
吴译	The emperor said: "Since ancient time, it is considered that the existence of men has depended upon the communications of the variation of Yin and Yang energies, thus, human life is based on Yin and Yang. All things on the earth and in the space communicate with the Yin and Yang energies. Human being is a small universe as human body has everything that the universe has. In the universe, there are nine states (namely Ji, Yan, Qing, Xu, Yang, Jing, Yu, Liang and Yong), and man has nine orifices (seven orifices: two ears, two eyes, two nosetrils, and one mouth; two Yin orifices: external urethral orifice and the anus); there are five musical tones in the universe, man has five solid organs responsible for storing the mental activities (liver stores soul, heart stores spirit, spleen stores consciousness, lung stores inferior spirit, kidney stores will); there are twelve solar terms in the universe, and man has twelve channels. The Yin and Yang energies of human being correspond with the Yin and Yang energies of the universe, and the Yin and Yang energies of all things (including men) are communicating with that of the universe." (Wu Liansheng, Wu Qi, 1997: 18)

倪译	Huang Di said, "From ancient times it has been recognized that there is an intimate relationship between the activity and life of human beings and their natural environment. The root of all life is yin and yang; this includes everything in the universe, with heaven above and earth below, within the four directions and the nine continents. In the human body there are the nine orifices of ears, eyes, nostrils, mouth, anus, and urethra; the five zang organs of kidneys, liver, heart, spleen, and lungs; and the twelve joints of elbows, wrists, knees, ankles, shoulders, and hips, which are all connected the qi of the universe." (Ni Maoshing, 1995: 8)
吕译	The Yellow Emperor said: From the ancient times, the roots of life are in correspondence with Heaven, and such roots are Yin and Yang. Everything that exists in between Heaven and Earth and within the six directions is in correspondence with the nine openings in the human body, five sounds in correspondence with five viscera, twelve climatic occasions in correspondence with twelve meridians. (Lu, Henry C., 1985: 15)
朱译	From ancient times, people who knew the heavenly law realized that the basis of life is rooted in the yin and yang. Between the heaven and earth and in the six orientations, the nine orifices, five zang-organs and twelve joints all correspond to the qi of the yin and yang of nature, … (Zhu Ming, 2001: 117) （该句省译了"九州"，因为"九州"在逻辑上无法与"九窍""五脏""十二节"并列，所以译者干脆省去不译。）
杨译	Yellow Emperor said: "Since ancient times, the communication with heavenly Qi has been considered to be fundamental to life, which is in turn based on Yin and Yang. Between the heavens and the earth, or within six directions of the universe, Qi exists in nine states, or in nine orifices, five solid viscera and twelve joints of the body, all of which are communicated with heavenly Qi." （杨明山，2015：12）

通过该句的各译文对比我们不难看出，多数译者对"九州"一词的处理方式已达成基本的一致意见。"九州"是地理名词，与其他的"九窍，五藏、十二节"显然不属于一类，如果照直翻译成英文势必给读者造成迷惑。威译本将其直译为"nine divisions"，杨译本直译为"nine states"，这些译法在逻辑上都很难讲得通，因此笔者认为不是好的译法。文树德译本中的"all the qi within the nine regions"也明显存在着逻辑问题。李译本从学术的严谨性出发，仍选择将该词如实译出，将其忠实地翻译成英文，但在文后增加了一个尾注加以阐释，力图消除读者对译文逻辑产生的疑惑。罗译本、吴译本、倪译本、吕译本和朱译本中则认定"九州"为衍文而删去不译。笔者认为，从传播"降噪"的角度着眼，删译"九州"内容是更为合理的处理方式，这种不谋而合的"默契"体现在多个译本中，也足以证明它的合理之处。

另外，有些译者也往往会根据自己的职业背景、实际教学需要，将与自己的实践不一致的地方直接删去不译。换言之，出于各自不同的目的，译者会在自己认为必要的地方做出相应变动（尽管这样的改写对大多数译者来说并不常用）。不可否认，译者的上述改写对其自身来说都是必要的，而且是站在客观的立场上对原文谬误的一种修正。译者对原文的这种处理方式对自己向特定读者群的中医文化传播工作来说显然是一种有效的"降噪"手段，但对更广泛的外国民众来说可能恰恰是一种"噪音"，从这种意义上说，"降噪"也是相对的，取决于文本面对的是哪些读者群体。我们需要尊重客观真理性，也需要认清真理的相对性；需要勇于指出特定译者的错误，但从传播的、历史的视角看也不应盲目贬低某一译本。请再看表4-18所示的一例。

表4-18　各译本的省译和改译示例2

原文	故冬不按蹻，春不鼽衄，春不病颈项，仲夏不病胸胁，长夏不病洞泄寒中，秋不病风疟，冬不病痹厥、飧泄而汗出也。（王冰，1963：23-24）
威译	Thus in Winter people should move in such a way that in Spring they will not bleed at the nose. Then people do not get sick in Spring at their neck and throat, and they will not be sick in the middle of Summer in their chest and ribs, and during the Long Summer they do not get a discharge from the cavities and a cold in the center; they will not get intermittent fever in Fall, nor will they suffer from paralysis in Winter. (Food leaks out and perspiration appears.) (Veith, 1949: 110-111)（笔者注："故冬不按蹻，春不鼽衄"一句为误译）
文译	Hence, if in winter no pressing-lifting is conducted, in spring there will be no stuffy nose and no nosebleed. If in spring there is no disease in the neck, [then] in the middle [month] of summer there will be no disease in the chest and in the flanks, in late summer there will be no such disease as vacating diarrhea and cold center, in autumn there will be no such disease as wind-malaria, in winter there will be no such diseases as block, receding [qi], outflow of [undigested] food, and sweating.（Unschuld, 2011: 86-87）
李译	So avoidance of Anqiao (massage) in winter will prevent Qiunü (nasal stuffiness and bleeding) and diseases of the neck and nape in spring, disorders of the chest and rib-side in summer, Hanzhong (internal cold syndromes) like Dongxie (acute diarrhea) in late summer, Fengnüe (wind-malaria) in autumn and Bijue (numbness and coldness of the four limbs), Sunxie (diarrhea with undigested food in it) and polyhidrosis in winter.(Li Zhaoguo, 2005: 43)（笔者注：译者此句采取了完全忠实于原文的译法。）
罗译	In winter one should not disturb his bones and tendons, so that he will not contract diseases of stuffy nose with snivel, epistaxis and ailment on the neck, or diseases in the chest and costal regions in midsummer, or diseases of Cold nature and excessive diarrhea in long summer, or Wind Malaria in autumn and rheumatic pain and coldness on the extremities.(Luo Xiwen, 2009: 127)（笔者注：未译出"飧泄而汗出也"）

吴译	**As Yang energy is shut and being kept inside in winter, so, it is advisable not to** <u>massage or do any calisthenics</u> in winter as they would arouse the Yang energy. If one's Yang energy is well preserved in winter, the syndrome of having a running nose, nasal hemorrhage and neck diseases may be avoided in spring, the disease in chest and hypochondria may be avoided in midsummer, the syndrome of cold-evil retaining in spleen and stomach may be avoided in long summer, the wind-typed malaria may be avoided in autumn, and arthralgia syndrome, coldness of extremities may be avoided in winter. （Wu Liansheng, Wu Qi, 1997: 26）（笔者注：未译出"飧泄而汗出也"。）
倪译	<u>To preserve health in winter, one should not exercise excessively</u>, since this will cause the yang qi to come to the surface instead of naturally going inward. Then the yang qi will become stuck in the head area, leading to nosebleeds and problems of the head and neck when spring arrives. In the summer there may be chest and rib problems; in the late summer, internal cold with diarrhea; in the winter, indigestion, bi or arthralgia syndrome, and <u>excessive sweating</u>. （Ni Maoshing, 1995: 14）（笔者注："飧泄"二字未译出。）
吕译	Therefore, in winter it is wise to refrain from <u>undergoing massage and exercises</u> **(energy exercises or breathing exercises and physical exercises of a therarpeutic nature)** so that there will be no runny nose and nosebleed in spring, no diseases of the neck and the back of neck in spring, no diseases of chest and ribs in summer, no diarrhea of dampness and internal cold in prolonged summer, no wind malaria in autumn, no rheumatism and cold limbs in winter or diarrhea containing undigested foods and perspiration in winter. （Lu, Henry C., 1985: 24）
朱译	<u>If the patient uses appropriate massage and exercise</u> (笔者注：此处改写了原文的"故冬不按蹻"）, he will not have runny nose, nasal congestion, nosebleed, or other neck disease in spring, and will not have disease of the breast an rib-sides in summer. He will not have excessive diarrhea and cold abdomen in late summer, will not have wind malaria in autumn, and will not have numb and cold limbs in winter.(Zhu Ming, 2001: 23)（笔者注：此处省译了"飧泄而汗出也"）.
杨译	If having not been disturbed by <u>pressing and stepping</u>, one cannot have nosebleed or diseases in the neck in spring, diseases in the chest and hypochondria in the middle summer, diarrhea and interior cold in the late summer, wind malaria in autumn, and impedimental reversal as well as diarrhea after <u>indigestion with sweating</u>. （杨明山，2015：20）

　　从该句译文对比中不难看出，多数译者对此句的内容做了灵活的减译和词义扩大等方面的处理。根据王冰对该词的解释："按，谓按摩。蹻，为如蹻捷者之举动手足，是所谓导引也。"（王冰，1963：24）可见，王冰认为"按蹻"包括"按摩"和"导引"两方面的内容。在各译本中，除威斯和文树德由于不熟悉中医文化而造成误译外，李照国教授和吴氏父子均选用了西方所熟知的词汇来翻译以增加与读者的"视域融合"度。李照国教授将其译为西方读者所熟知的字眼"按摩"（massage）。吴氏父子也采取了与李照国教授类

似的思路，译为"按摩或做健身操"（massage or do any calisthenics）。罗希文和倪懋兴则有意将原词概念的外延扩大以降低原词的专业性。罗希文将其译为"扰动筋骨"（disturb his bones and tendons）。倪懋兴将其译为"锻炼"（exercise）。而吕聪明和朱明均同时使用了"massage"和"exercise"两个字眼。杨明山主译的译本中将"按蹻"译为"pressing and stepping"且无另外加注，会给外国读者带来一定的理解"噪音"。

而对于"飧泄而汗出也"部分，历代医家的解读多有出入。王冰在注释中指出："新校正云：详飧泄而汗出也六字，据上文疑剩。"（王冰，1963：24）可见，王冰本人也认同此六字为衍文的看法。由于存在着明显与前文逻辑不连贯的情况，罗希文、吴氏父子、朱明都没有将"飧泄而汗出也"部分译出；倪懋兴只将"飧泄而汗出也"部分的中的"汗出"译出；而威译由于不确定此处出现了怎样的逻辑问题，仍然照字面译出，但将它加于括号之内以表示对此部分存疑。文译本、李译本、倪译本、吕译本和杨译本则采取了忠实于原文的译法。另外，朱明依照自身的临床经验和需要，将句首的"故冬不按蹻"灵活地改译为"if the patient uses appropriate massage and exercise"，是对原文的有意改写。

应该指出的一点是，《素问》9个译本中普遍存在的减译和改译现象不应被看作永远具有合理性，随着人们对原著内容解读的逐步明朗化，省译和改译的做法也会被逐步淘汰掉，而这些翻译手段只能说在具体的历史阶段、具体的传播学视角下才具有暂时的合理性。随着医学及翻译领域研究的不断深入，一些由于衍文等原因导致的减译现象仍具有合理性，而那些由于解读不一致或无法解读清楚而导致的减译则会逐步被消除。

三、考证——中医文本准确翻译的重要手段

文字考证工作是研究我国古代文献的重要方法，通过考证可对历史事实追根溯源，还原其原本的面目。考证工作在中医古籍研究中占有非常重要的地位，可以帮助我们发现并纠正历代传抄中出现的错误。对于中医药文本的翻译来说，中医文本考证工作的重要性同样不可小觑，可帮助译者获取准确的原文信息，理清逻辑，消除因衍文、脱文和误抄等原因带来的原文逻辑不通现象。因此，考证工作对中医药文化英译中的"降噪"意义重大。比如，我国著名医史学家马继兴先生所著《中医文献学》一书对《素问》中的"地苍"一词做了训诂工作。《素问·脉要精微论篇第十七》中有一段有关察色按脉时观察病人

气色的描述："夫精明五色者，气之华也，赤欲如白裹朱，不欲如赭；白欲如鹅羽，不欲如盐；青欲如苍璧之泽，不欲如蓝；黄欲如罗裹雄黄，不欲如黄土；黑欲如重漆色，不欲如地苍。"（王冰，1963：99）王冰对"地苍"做的注解为"新校正云：按《甲乙经》作炭色"（王冰，1963：99）。明代吴昆对"地苍"的注解为"黑而枯槁"（刘之谦等，1988：95）。明代马莳对"地苍"做的说明是"黑欲如重漆色，黑而明润，不欲如地苍，盖地苍则黑带沉滞矣"（马莳，2017：128）。也没有将"地苍"到底是怎样的颜色讲清楚。

"地苍"二字在其他古籍中鲜有使用的情况，而历代注家对此的注解也十分含糊，因此该词的使用颇令人费解，但根据上下文基本可以判断此处的"地苍"应为代表与"黑"接近的颜色词。经过马继兴先生的考证，得出的结论是"地苍"实为对"炭也（烬）色"二字的传抄错误。在《素问》中错将"烬"字写为"地"字，而将"色"字误抄为"苍"字，这便是素问中"地苍"的由来。（马继兴，1990：472-473）《说文解字》上对"烬"字做了如下解释："烛烬也。从火，也声"（许慎，2006：811）。可见，"烬"字表示火烛燃烧过后的灰烬，应为灰烬的颜色，理解为"炭"或者"炭色"都是不准确的。马继兴先生的考证颇有道理，笔者援引此例是为了简要说明一下中医药文化英译中考证工作的重要性。请看表4-19所示各译者对"地苍"二字的翻译：

表4-19　各译者对"地苍"二字的翻译

原文	夫精明五色者，气之华也，赤欲如白裹朱，不欲如赭；白欲如鹅羽，不欲如盐；青欲如苍璧之泽，不欲如蓝；黄欲如罗裹雄黄，不欲如黄土；黑欲如重漆色，不欲如<u>地苍</u>。（王冰，1963：99）
威译	Therefore, it is desirable to understand the force of the five viscera. Red tends to serve as white lining, but vermillion red does not incline to change into ochre; white wants to be like the feathers of a goose and not like the color of salt. Green wants to be like the blue of the heavens, but the glossy and shining surface of jade does not want to be indigo blue. Yellow wants to be like the bindings of a net, put out to catch a cock-bird, but yellow does not want to be like loess. Black wants to be like a thick layer, but the black color of the varnish-tree does not want to be like **the grayish-green of the earth.**（Veith, 1949: 160）
文译	Now, the essence brilliance and the five complexions, they are the effulgence os the qi. A red [complexion] should resemble [something of] vermilion [color] wrapped up in white; it should not resemble ochre. A white [complexion] should resemble the goose feathers; it should not resemble salt. A green-blue [complexion] should resemble realgar wrapped up in gauze; it should not resemble clay. A black [complexion] should resemble the color of multi-layered lacquer; it should not resemble **the sallowness of earth.**（Unschuld, 2011: 276-277）

李译	Jingming (Essence-Brightness)[of the eyes] and the five colors [reflect] the splendor of Qi. [The normal] red color is like cinnabar wrapped in silk and should not appear like ochre; [the normal] white color is like the feather of goose and should not appear like salt; [the normal] blue color looks like the luster of jade and should not appear like indigo; [the normal] yellow color looks like realgar wrapped in silk and should not appear like the color of earth; [the normal] black color looks like the color of thick lacquer and should not appear like **coal**. (Li Zhaoguo, 2005: 201)
罗译	Pupils and the five colors in the complexion are the outer manifestation of the Vital Energy. A red color indicating the normal visceral state should resemble the color of cinnabar (cinnabaris) wrapped in silk. While it resembles the color of hematite (haematitum), it is a color indicating the abnormal visceral state. A white color indicating the normal visceral state should resemble a goose feather. While it resembles the color of salt, it is a color indicating the abnormal visceral state. A blue color indicating the normal visceral state should resemble the lustrous surface of a blue jade. While it resembles the indigo blue, it is a color indicating the abnormal visceral state. A yellow color indicating the normal visceral state should resemble the color of Realgar wrapped in silk. While it resembles the color of yellow soil, it is a color indicating the abnormal visceral state. A black color indicating the normal visceral state should resemble black lacquer. While it resembles **the dark color of soil**, it is a color indicating the abnormal visceral state. (Luo Xiwen, 2009: 268-269)
吴译	The five-colour of the complexion is the outer appearance of the vital energy，when it is red, it should (笔者注：此处应加一个 "be" ,以下同) like the cinnabar wrapped in a piece of white thin silk which can be seen indistinctly with ruddy colour, and <u>does not like</u> (此处语法有误，以下同) ochre in purplish red; when it is white, it <u>should like</u> the goose feather with brightness, and <u>does not like</u> salt which is white with mixed dark dregs; when it is green, it should be green like jade with lustre, and <u>does not like</u> indigo-blue in dark-green; when it is yellow, it <u>should like</u> realgar wrapped in a piece of white thin silk in reddish-yellow, and <u>does not like</u> earth in yellow with residue; when it is black, it <u>should like</u> black paint with moistening bright, and does not like **charcoal in withering dark**. (Wu Liansheng, Wu Qi, 1997: 87)
倪译	If the face manifests redness, one must distinguish between a moist red and one that is without brightness. The normal color should be like silk cloth wrapping cinnabar. If the face is white, it should be lustrous, like goose feathers. It should not be like the color of salt. If the face is green, it should be like jade, not blue-green with a dark tinge to it. If the face is yellow, it should be like wrapping silk cloth over xiong huang/realgar, unlike the dirt of the Yellow River. If the face is black, it should be like black lacquered paint, unlike **ashes in a grave**. (Ni Maoshing, 1995: 63)
吕译	The eyes and the five colors of complexion are manifestations of the energy. A healthy red complexion should look like vermillion covered with white, not like ochre; a healthy white complexion should look like feathers of a goose, not like the color of salt; a healthy azure complexion should look like moistened grayish jade, not like indigo; a healthy yellowish complexion should look like realgar covered with gauze, not like loess; a healthy black complexion should look like dark varnish, not like **grayish charcoal.** (Lu, Henry C., 1985: 102-103)

朱译	The spirit in the eyes and the five colors seen in the complexion show how qi blooms. A healthy red complexion is like cinnabar wrapped in white silk, while an unhealthy red complexion is resembles hematite. The healthy white complexion resembles goose feathers, while the unhealthy white complexion glistens like salt. The healthy blue complexion is evocative of the gloss of blue jade, while the unhealthy blue complexion is flat like blue paint. The healthy yellow complexion resembles realgar wrapped in silk, while the unhealthy yellow complexion resembles yellow soil. The healthy black complexion is lustrous like heavy lacquer, while the unhealthy black complexion is like **gloomy dark earth**.（Zhu Ming，2001：226）
杨译	The essence and spirit of eyes and five-complexion are the bloom of Qi; the red color should appear like cinnabar wrapped in white silk <u>instead of like ochre （笔者注：此处语法有误，以下同</u>）; the white color should appear like goose feather instead of like salt; the green color should appear like jade luster <u>instead of like pure blue</u>; the yellow color should appear like realgar wrapped in gauze <u>instead of like loess</u>; the black color should appear like lacquer instead of like **charcoal**.（杨明山，2015：86）（笔者注：此句中有语法不规范之处）

  从以上各译文中对"地苍"翻译的对比可以看出，由于古籍中没有对"地苍"一词的解释，历史上也无对该词的考证，各译者要么是参照了历代注家对该词的解释，要么是根据字面意思猜测其含义的，威斯的"the grayish-green of the earth"、文树德的"the sallowness of earth"、罗希文的"the dark color of soil"、朱明的"gloomy dark earth"都是根据字面意思推测而来；李照国的"coal"、吕聪明的"grayish charcoal"和杨明山的"charcoal"或许参照了王冰的注解；吴氏父子的"charcoal in withering dark"译法可能是受吴昆"黑而枯槁"注解的启发；而倪懋兴的"ashes in a grave"则比较接近马继兴先生的考证结果。此例给我们的启示是，各译者对译本的解读分歧多半来自对原文中传抄错误等原因造成的词义不明确或逻辑不清，如果通过考证学界最终达成共识，这种译法不一致的现象便可消除。

  从以上各例的简短分析中，我们能够体会到，对于中医文本的翻译，由于原文中存在着诸多不确定性和语义模糊之处，便给译者带来了很大的解读空间。各译者会根据自身的翻译目的适当改写原文文本以便使译文更加通顺符合逻辑，更加言之成理，这充分体现出翻译中各译者的"降噪"意识。

第四节　本章小结

  通过对以上9个译本的较为系统的分析，我们可以看出，总体而言，国内学者以及海外华裔译者的译本在医理和文化元素的阐释准确度方面要明显高于西方译者，这种差距是由译者对中国传统文化的解读能力决定的，而这种解读能力又无法通过短时间学习而得到大幅度提升。从这一角度来讲，中医药文化英译的主力军应为中国译者。然而在另一方面，由于中国译者在英语语言运用方面相对于西方译者不占优势，并且从霍夫兰的"劝服"观点看，西方读者对西方译者存有天然的"亲近感"。由此可见，中国译者与西方译者在翻译《黄帝内经》等中医典籍方面存在着优势互补的关系，翻译的最佳途径是中西合作。另外，从微观层面上来讲，通过本章所举大量译例可见，翻译中的"噪音"源主要来自中西文化的差异以及中西两种医学体系的差异，误译的产生主要源自对原文的误解而非语言表达手段的欠缺。这提示我们，在今后的中医药文化英译实践中，应更加注重对文化元素跨文化传播手段的探讨，注重传播效果而不应仅仅停留在字词句的转换研究层面。

在中国传统文化的海外传播研究方面，我国学界目前仍存在对"传播效果"认识上的误区，较为普遍地将"海外传播效果"与"海外受众群体的大小"简单划等号，这在中医药文化外宣翻译方面尤其是不公正的，威斯译本的海外传播情况便是典型例证。通过分析我们知道，威译本中对中医医理的阐发存在着大量误读现象，然而该译本在海外的影响力却是毋庸置疑的，这便引发了我们对提高译文准确性与兼顾西方读者接受度"两难"情况的思考。本章对各译本的对比分析便是致力于探讨这一问题，力求在确保译文准确度的前提下提高受众意识，通过增加"视域融合"度努力拉近与西方读者的距离，通过中医译者间的互学互鉴取长补短，而最终目标是提高译文文本的可读性，综合改善译本对中医药文化的海外传播效果。推而广之，我国"大中华文库"等中国文化典籍外译项目在海外遭到的"冷遇"也并不能完全否定这些译作本身的文化价值，因为这与西方读者目前对中国文化的接受度以及我国当前对外传播的策略等多种因素有关。令人欣慰的是，学界对《黄帝内经》的英译实践及研究工作至今也没有间断过，比如2017年人民卫生出版社出版了《黄帝内经选读》（英文版，成肇智、陈家旭等人编译）。相信今后还会有更多的优秀译本及相关学术著作不断涌现，将《黄帝内经》乃至中医典籍的外译工作推向一个新的高度。我们应树立文化自信，我们的优秀传统文化在促进中西方交流方面大有用武之地，而作为一名翻译工作者，需要做的就是要改善传播方式和不断提高译作质量。

第 五 章

结 语

中医药是深深植根于我国悠久传统文化土壤中的瑰宝，具有科学与文化双重属性，是中华民族优秀文化的重要组成部分。其完整的理论体系和良好的临床治疗效果赢得了越来越多外国民众的青睐。数千年来，在我国传统文化方方面面的熏染下，中医药文化中处处渗透着我国先秦诸子百家哲学思想以及政治、经济、文学、艺术、天文、地理等各个领域的文化元素。中医药文化在世界范围内的传播，既为各国人民带去了更多健康保障，也传播了我国悠久的古代哲学思想和文化。

然而由于种种原因，我国的中医药文化长期以来未得到应有的有效传播，代表了中国传统医学的《黄帝内经》在海外的知名度仍不太高。中医药文化海外传播效果不佳，究其原因不仅源于它自身古奥的文字和艰深难懂的医理阐述，还与社会、政治、经济、文化等外界因素息息相关，因此我们有必要将其置于传播学的语境下进行研究，以中医跨文化传播的"降噪"为切入点，重新审视中医文本的翻译策略问题，从而拓宽研究视野，为这一特殊题材的翻译工作提供更多的有益思路。

第一节　本研究的内容总结

李照国教授认为："中医之所以能够传播到世界各国，除了其自身疗效显著和体系独特之外，还与中医翻译有着密切关系，尤其是中医典籍的翻译。中国与世界各国——尤其是欧美等发达国家——在语言、文化和思维方面存在着巨大的差异，要使欧美等国的学者真正理解和接受中医的理法方药，就必须以翻译为桥梁对其进行深入细致的介绍和传播。"（李照国，2017a：2）本研究以"降噪"为切入点，从宏观和微观两个层面研究中医药文化的英译策略问题。

一、翻译的本质

翻译从来就不是一种仅限于文字本身的学问，而是具有显著的跨学科属性。吕俊教授指出："翻译是一种跨文化的信息交流与交换的活动，其本质是传播，无论口译、笔译、机器翻译，也无论是文学作品的翻译，抑或是科技文体的翻译，它们所要完成的任务都可以归结为信息的传播"，因此认为"翻译应属于传播学的一个分支，是传播学中一个有一定特殊性质的领域。"（吕俊，2007：27-28）中医药文化英译涉及语言、哲学、文化、经济、历史等各个方面，其核心任务是对蕴含其中的这些文化元素进行传播。因此，中医药文化英译的本质问题也是传播问题。

二、可译性问题

既然研究中医药文化的英译问题，我们首先需承认这一特定文化形式的可译性。美国翻译理论家尤金·奈达首先承认不同语言间具有可译性，而这种可译性源自语言的开放性和可变化性。（谭载喜，1999：61）而另一方面，奈达又坦言语际交际中意义的绝对同一性是做不到的。（谭载喜，1999：60）刘宓庆教授同样认为："不同文化之间的共性是相对的、广泛的，差异是本质的、深刻的。因此，在语际转换中，文化的可译性是相对的，可译性限度是绝对的，翻译中不可能不存在文化障碍。"（刘宓庆，2012：90）"为此，我们必须掌握方法论中的各种技法，以求得文化意义的最大可能的准确传达。"（刘宓庆，2012：91）李照国教授认为，在跨语际翻译中"没有什么东西是不可以翻译的"，而所谓的"不可译性"，实际上指的是一些常规翻译方法的局限性，而并非真的不可以翻译。（李照国，2006：131）可见，在"可译性"问题上，学界现已基本达成了共识，但学者们也多承认"可译"的有限性。既然可译性是有限的，翻译研究的目的就是追求这一最大的限度。中医药文本蕴含丰富的中国传统哲学、文化元素，与西方文化和西医体系差异巨大，可译性程度较低，本书便是致力于从传播学视角探讨中医药文本的最大可译性。

三、如何译的问题——"降噪"与"视域融合"

要解决跨语言、跨文化语境下信息传播的问题，其核心任务是扫除信息传播中的障碍。在传播学中，这些障碍被称作"噪音"，扫除障碍的过程即是"降噪"的过程。"降噪"可分为宏观"降噪"和微观"降噪"两类。具体到中医药文化英译问题上，宏观"降噪"是指努力消除信息传播过程中来自社会、媒体、主流文化等方面对中医药文化的歪曲和偏见，在国际文化语境下树立起客观、真实的中医药文化形象；而微观"降噪"是指通过理论探讨、文本对比分析等手段，力求对中医药文化正本清源、消除误解的各项策略。在跨文化传播方面，阐释学也可在消除传播障碍、拓宽传播渠道方面提供更多的理论支撑。伽达默尔的"视域融合"理论可为跨文化信息传播和"降噪"提供有益的启示。本书重点借助传播学的"降噪"理论和伽达默尔的"视域融合"理论探讨了中医药文化英译中的"降噪"问题。

（一）传播学视角——"噪音""熵"与"经验场"

中医药文化扎根于中华五千年的文化土壤之中，具有深厚的中国传统文化特色，这种中医文化的差异构成了翻译中的巨大"噪音"。另外，由于历史的原因，中医药文化在20世纪初受到来自现代西医文化的巨大冲击，曾一度遭受冷落、误解和歧视，在中医药文化海外译介方面阻力重重，形成了宏观层面的"噪音"。本书借助传播学中的理论深入探讨了中医药跨文化传播中的宏观和微观"噪音"以及"降噪"问题，为中医药文本翻译策略研究提供了新的视角。

美国信息论创始人克劳德·香农在他1948年发表的《通讯中的数学理论》（*A Mathematical Theory of Communication*）一文中首次提出了信息"噪音"（noise）的概念，传播学中的"噪音"指信息在传输过程中受到的阻碍。在该文中，作者同时借用"熵"（entropy）和"冗余"（redundancy）的概念来描述信息传输的情况。"熵"代表传播系统中信息的不确定程度，不确定程度越高，传播系统中的"熵"就越大；"熵"越大，信息量就越小。为了恢复在传播中因"噪音"干扰而受损的信号，应在编码时添加一些"冗余信息"。"冗余"是相对于"熵"而言的，如果说"熵"代表着信息的不确定性，那么"冗余"则代表了确定性和可预测性。"冗余"信息是传播者为降低"噪音"而有意加入的确定的或可预计的内容。传播过程中的"噪音"越大所需的"冗余"信息越多。

1954年，施拉姆在《传播是怎样运行的》（*How Communication Works*）一文中提出了"经验场"（field of experience）概念。施拉姆认为，传输的信息不准确，传输的渠道不畅通，接受的对象不适合，接收者的态度不明确等情况都会影响到信息传输的效果。而实现信息传播的畅通要以传播双方的社会、文化背景、思维方式等方面的共通性为前提，这种共通性即"经验场"。文中还从传播学的角度谈到了"冗余"的概念。他认为，用于传播的"信道"

具有一定的阈限值（即单位时间内信息的传输量），在信道的传输量无以复加的情况下，信息传输的效果取决于"编码者的能力"（the capacity of the encoder），传播技巧的高低取决于传输者充分利用现有"信道"传输能力的能力。（Schramm，1954：5）当发出的信息很难为受众理解时，信息的发出者就会添加一些冗余信息。换言之，信息发出者会确定有限时间内信息发出量的多少，掌握好"熵"与"冗余"之间的平衡关系。在中医药文化英译的过程中，译者的任务之一也是处理好"熵"与"冗余"之间的关系。

（二）阐释学视角——"视域融合"与"补偿"

伽达默尔在他1960年出版的《真理与方法》（Truth and Method）一书中提出了"视域融合"的概念。伽达默尔认为，理解的关键在于"视域融合"，即文本的视域与读者视域的融合。不同时期的译者在理解文本时会受到各个历史阶段的时代背景、社会条件、政治形态和思想意识等的影响，"理解"的历史性决定了我们的"成见"（或称"前见"）。伽达默尔所定义的"成见"并非人们需要克服和摒弃的东西，而是人们实现"视域融合"的前提，因为大脑在"白板"的状态下是无法实现"视域融合"的。所谓"视域融合"，指在文本创作之初形成最初的文本视域，理解者又会形成"现今"的视域，时间间距与历史情境的变化会造成两种视域的差距，伽达默尔主张在理解过程中，应该将这两种视域融合，即站在文本的历史处境去思考文本内容的意义，使文本与理解者形成扩大的视域。斯坦纳在伽达默尔"视域融合"的基础上提出了"翻译四步骤"理论——信任、进攻、吸收和补偿，其中"补偿"是指对信息传播过程中信息的耗散进行的补偿。

与传播学的"降噪"一样，翻译中的"视域融合"和"补偿"也致力于解决信息有效沟通的问题，"补偿"和"视域融合"都是实现顺畅沟通的手段。从阐释学的视角看，中医药文化英译中译者要致力于提高译者与原文本以及译者与读者之间的"视域融合"度。

四、文本分析所得结论

中医药文化的对外传播基本而言属科技领域的传播活动，其主要传播手段仍以中医药文本的翻译为主，译者在这一跨文化传播活动中发挥着无可替代的关键作用。中华上下五千年的传统中医药文化为后世留下了卷帙浩繁的中医典籍，是中华文化中弥足宝贵的文化遗产，中医药文化的海外传播离不开对这些中医典籍的外译工作。然而，由于中医应有的地位长期以来未得到承认，加之中医语言古奥抽象、中医医理艰涩难懂等原因，我国对中医药文本的外译实践及研究工作起步较晚，中医药翻译理论体系尚未成熟，中医翻译理论的研究、总结和探讨工作仍有很大的发展空间。

文本分析是验证翻译思想正确与否的重要手段，也是归纳、总结更加细化、更具操作性理论要点的必要环节。由于各译本翻译的年代不同，译者身份各异，翻译目的和读者对象也各有不同，各译本在"降噪"策略的选取、翻译内容选择乃至翻译质量等方面也存在着较大差异。但同时他们又具有共同的目的，那就是要将原文本中的信息尽可能准确地传播给译文读者，而这一共性构成了各译本间可比性的基础。《黄帝内经·素问》是迄今为止在海外得到译介最多，传播最广的中医经典。本项研究的文本分析对象是来自国内外不同译者、不同时代的译作，能够更为客观地反映中医典籍英译的风格特点和翻译现状。由于各译者的翻译初衷各不相同，选用底本内容有所差别，选译者（包括伊尔扎·威斯和罗希文）和编译者（包括倪懋兴和朱明）所选译章节也不尽相同，给译文文本的对比工作带来了诸多困难。本书选取《素问》中的前20篇作为各译本的比较对象，从译者、译本、翻译内容的选择三个方面加以总结。

（一）关于译者

译者是决定翻译质量和传播效果的重要因素。由于中医药文本涉及语言、文化和专业知识，要求译者不但具备两种语言的运用能力，熟知东西方两种文化，还需具备一定的中医药专业知识。由于目前这种全能型人才比较缺乏，中医药文化英译工作较为理想的方式是中外合作和医译合作。

1. 西方译者不应成为中医英译的主角

西方译者的文化背景决定了他们中的大多数不适合成为中医药文化英译工作的主角。按照施拉姆的理论，传播行为均带有"说服"的目的，"为了实现他们的目标，他们能选择适合他们目的的信息和以他们认为是最好的方式加以组织"（施拉姆，1984：52）。《素问》中也有一句非常重要的话："拘于鬼神者，不可与言至德。恶于针石者，不可与言至巧。病不许治者，病必不治，治之无功矣。"（王冰，1963：78-79）文树德教授是一位非常杰出的汉学家和中医研究者，为我国中医药文化海外传播做出了巨大贡献，但他毕竟是从西方医史学家的立场上审视中医，这在一定程度上限制了他对中医的解读能力。他认为西方民众对中医的接受，"其决定因素并非传统医学的疗效"，"他反对某些过度夸耀中医疗效的言论，并不时把这种反感溢于言表"（郑金生，2013：5-6）。

另外，无论在文本解读与医理阐发方面，还是在对中医所持有的基本认识方面，西方译者大多存在着"先天不足"的情况。比如，作为一位西方医史学家，文树德教授会从"客观"的视角解读、翻译并评论《黄帝内经》，这与我国译者从宣传中医优秀传统文化的视角解读、译介中医有着明显的不同。这当然有例外情况，德国中医研究专家满晰博先生公开宣称"中医是一门完善的科学"，并为中医文化的传播倾尽毕生心血，但像满晰博先生这样深入研读中医理论的西方学者毕竟少之又少。另外，西方译者在对文本的解读方面与中国译者也存在着较为显著的差距，威斯译本中存在着大量对原文的误读，这当然与译者为当时翻译条件所限有关（译者当时无法获得必要的工具书和中医医者的协助）。但从根本上来说，西方译者对中国文化缺乏了解是造成误译的根本原因。

辜鸿铭先生也一向对外国译者翻译中国经典的问题多有褒贬之词，他认为正是这些西方译者造成了西方民众对我国传统文化的大量误读。在其所著《中国学（一）》一文中，针对理雅各翻译《中国经典》的问题，辜鸿铭评论道："面对着这些卷帙浩繁的译著，我们谈起来都有点感到咋舌。不过必须承认，这些译著并不都令我们满意"。（辜鸿铭，1996：121）而对于巴尔福先生所译庄子的《南华经》，辜鸿铭的评论是："巴尔福先生翻译的每一页，都留下了硬伤，表明他既未能弄懂许多单字的意思，又未能对句子的语法结构做出正确的分析，还没有准确地理解段落的安排。"（辜鸿铭，1996：123）本书第四章对各译本的对比分析同样可以证明，向海外读者阐释、传播中医文化精华的重任终究还是要落在熟知中医理论知识的国内译者肩上。当然，翻译工作如能采取中西合作的方式，则为最佳途径，因为这样便可以充分利用双方的优势，同时弥补医理阐释和语言运用两方面的欠缺。

2. 中外合作、医译合作是当前最佳的翻译途径

从文本层面上来看，中医药文化的译者需具备三方面的基本素质：①中医理论功底；②英文功底；③中文（尤其是古汉语）功底，三者缺一不可。译者在任何一方面的欠缺都会直接反映在他们的译文质量上，而译文质量又会直接影响到文化传播的效果。

西方译者在翻译中医经典方面尽管存在一些难以克服的不足，但从读者接受度来看，西方译者在受读者欢迎程度上却处于天然的优势地位。首先，西方译者占据着天然的"亲近感"优势。从霍夫兰"劝服"学说的角度看，西方读者对西方译者有着天然的"亲近感"，这种亲近感成为中医英译工作中有西方

译者参与的优势所在。施拉姆指出："不论在实验室还是实地，假如传播对象喜欢传播者，就很可能被说服。如果接受者认为讯息的来源是来自一个与他自己或她自己相似的人——即罗杰斯所说的具有同一性，就更是如此。"（施拉姆，1984：227）由于威斯、文树德等人西方译者的身份，他们的译本相较于中国译者的译本来说更容易为西方读者所接受，事实似乎也已经证明了这一点。其次，由于西方译者身处西方文化语境下，他们更加熟悉西方读者的思维习惯和阅读习惯，与西方读者的"视域融合"度更高，中国译者与这些西方译者合作自然可以改善译本的遣词造句，提高译本的可读性。

中医药文化英译是跨文化语境下"解码"和"重新编码"的过程，此过程会涉及"原著→现代汉语"和"现代汉语→英语"两个环节。在"原著→现代汉语"环节中，编码者是原著作者而解码者是译者。医学原著的作者一般为生活年代久远的古人，其行文处处体现着古代当时的文化特征。如果译者为外国译者，其文化背景和语言与中国古代的原著作者之间差异巨大，"经验场"重合区域通常会很小（非常精通中国语言和文化的汉学家除外），在翻译时会遇到诸多障碍；而如果将译者换成了中国译者，那么他/她在解读中文原文方面通常会明显占据文化差异小的优势（因为尽管古代汉语与现代汉语之间仍有很大差距，但毕竟都是汉语的语境，且译者也更有能力借助工具书去研究古文的内容）。然而，中国译者在驾驭英语语言和掌握西方读者阅读心理方面通常会比西方译者略逊一筹。此"经验场"模式同样适用于"现代汉语→英语"环节的分析。任何一个中医典籍的英译过程都是这两个环节的有机组合，二者无法分开。因此，就现阶段来说，只有中外译者协作翻译，共同克服两个环节中的弱项，才能够为读者呈现一份更加准确、更具可读性的译文，这一点是毋庸置疑的。

另外，针对当前我国翻译界缺乏精通医学的人士，而中医界也鲜有能够胜任中医翻译人才的现状，国内医学界与翻译界人士组成合作团队，共同攻关，商讨中医经典外译问题不失为一种取长补短的最佳途径。从长远来看，在中医院校开设中医外译课程，培养同时具备中医理论和翻译能力的复合型人才则是中医药文化最终实现有效对外传播的必由之路。

（二）关于译本

文本的翻译是中医药文化海外传播的重要内容，翻译方法的优劣直接关系到中医药跨文化传播的效率和"降噪"的效果。

1. 中医名词术语标准化势在必行

自我国改革开放以来，国内从事中医名词术语英译研究的学者不断增多，他们在中医基础理论、形体官窍、病因、病机、诊断、治疗、八纲辨证、临床各科、经脉穴位以及方剂等各个领域中名词术语英译的研究方面取得了许多突破，迄今为止国内出版的中医名词术语相关词典已不下30多部。然而，由于研究工作中缺少必要的协调合作，同一个名词拥有数个不同译法的现象仍非常普遍，严重影响着中医药文化的对外传播工作。我国国内相关机构、学者以及WHO等国际组织在中医名词术语标准化方面都曾做过巨大努力以推进标准化工作，但时至今日，因不同领域、不同部门以及个人在译法上观点不一致，中医译名不统一的现象仍远未得到解决。

李照国教授指出："由于理解的偏差和翻译的偏颇，中医名词术语在国内外的翻译极不统一，一词多译、数词同译、概念交叉等等弊端日积月累，不但阻碍了中医翻译事业的健康发展，而且直接影响了中医药国际化的进程。"（李照国，2017b：2）对于中医译名不统一的问题，张健教授也曾在其《外宣翻译导论》一书中一针见血地指出："西医术语的中译基本上是统一的。与之相反，对外宣传资料中涉及中医术语的英译则一向十分混乱，从未统一过。可以用一句话来形容目前中医翻译的主要问题：自立门户，各抒己见。"（张健，2013：232）中医药名词术语标准化工作是中医药文化英译中"降噪"的关键一环，译名不统一，准确传达中医原著中的意思便无从谈起。中医名词术语英译的标准化工作现已初见成效，中医界和翻译界在翻译一些中医基础名词以及针灸穴位等方面已达成了较高的共识。但我们必须同时认识到，中医名词术语英译国际标准的研制是一项系统而复杂的工程，还需学界加强合作，共同攻关。

通过前文中各译本的对比，笔者也深深感受到，实现中医名词术语英译的标准化绝非易事，会涉及政治、文化差异、约定俗成等多方面的因素。从"名从主人"翻译原则和文化主权的维护层面来讲，我们应大力加强名词术语的"拼音+注释"译法的推广工作。但从西方译者以及几位华裔中医从业者翻译《素问》的实际操作来看，音译名词术语的做法并不十分普遍，这大概是顾及到了西方读者对中医名词音译法接受度较低的现实情况，具有一定的合理性。笔者认为，在合理范围内推进中医名词术语的拼音化是大势所趋，但由于拼音对西方读者来说缺乏联想意义，译法的拼音化也不应超过限度。我们要从传播学的角度重新审视拼音译法的优缺点，不过度增加西方读者对中医译文的理解难度。

2. 适当使用套译法，实现"借帆出海"

在中医名词术语的英译方面，一些中国学者主张"求同"。张健教授认为除音译、意译的方式以外，还应适当使用套译法，即直接借用译入语中的现有词汇进行翻译。张教授的这一观点主要基于传播学理论，他认为"翻译得太复杂，不利于中医走向世界"（张健，2013：238）。李照国教授对此也持类似的看法，具体到中医英译方面，他将这种方法称作"比照西医法"，并认为这是一种"最现实、最有效的翻译方法"，其优势在于它"既可减少外国人对中医的隔膜感，又可使中医获得一条走向世界的途径，可谓两全其美"，但认为并非所有的中医名词术语都可采用这种方法，该方法主要适用于解剖部位、具体病症以及治疗方法等方面。（李照国，1997：78-79）

使用不使用套译法是中医翻译界争论颇多的话题，原因是中医里面使用的名词（比如一些脏腑名称、疾病名称等）与西医中的对应概念差距较大，比如，中医有"心主神明""心主情志""心主血脉"等说法，即心脏除具有供血功能外还与人的心理活动有关，而西医中的"心脏"则只有供血的功能；中医的"五脏"之间具有相乘相侮的关系，而西医中的五种脏器之间却没有这种关系；另外，在病症名称方面，人们通常认为中医的消渴症就是西医中的糖尿病。然而，严格来说，二者仍存在着概念上的差异，糖尿病只强调血糖的升高，而消渴症却更加强调多饮、多食、多尿、消瘦等症状。是否用"diabetes"一词来套译"消渴"体现的是译者是否持有"求同存异"思想。西方译者文树德和魏迺杰都不提倡使用"套译"法来翻译中医的名词术语，认为此种译法会掩盖中医名词的原本含义。李照国对"消"采取"音译+套译"的方式，而文树德则将其直译为"wasting"，魏迺杰同样将其译为"wasting"，而将"消渴"译为"wasting-thirst"，体现了各译者在"求同"方面存在的差异。笔者认为，从传播学的角度来看，将"消"套译为"diabetes"可帮助读者更轻松地理解原文，降低理解上的"噪音"，是具有积极意义的。

3. 尊重约定俗成

在中医名词术语的英译中，"约定俗成"原则是符合传播理念的。按照传播学中"降噪"的思想，中医名词英译的标准化就是为了统一概念、减少歧义而约定俗成的译法，只要不是其字面意思与其实际意义之间相去甚远，都可实现这一目标。前文中已举过"艾灸"（moxibustion）的例子。从文化主权的角度看，目前通行的"moxibustion"译法的确与实际情况有些出入，但由于目前早已得到学界的普遍认可，便无须也不太可能对该译法做出修正。

北京中医药大学的方廷钰教授主张中医术语英译中的"约定俗成"原则。在中医名词术语的翻译方面方教授共总结出了六项原则，即：①信、达；②

对应性；③简洁性；④约定俗成；⑤回译性；⑥不要轻易造词。（方廷钰，2005：34-35）李照国教授在其中医翻译理论中未明确提出"约定俗成"原则，但在他的翻译实践中却是尊重了这一原则，将自己并不认可但事实上已通行的译法置于括号之内。例如，将"五行"译为"five elements"，将"任脉"译为"conception vessel"，将"督脉"译为"governor vessel"，将"太冲脉"译为"Thoroughfare Vessel"，将"贼风"译为"Thief-Wind"，等等。

4. 模糊概念需明晰化

中国文化是一种含蓄的文化，这种含蓄性在中医文本中也时有体现。然而，作为一种科技文体，中医药文化的译本旨在发挥传递信息的作用，信息表述得越清楚越好，因此在处理这些表意不甚明确的词语时应采取明晰化策略。《素问》中出现的模糊语主要是一些因生理、病理等方面的原因不便明确说出的隐晦语。从传播学的角度看，对这些隐晦语均应明晰化而译其本义。请看表5-1所示的几例。

表5-1　隐晦语明晰化处理示例

	威译	enter the chamber (of love) (97)/Note 4 (98)	文译	Enter the [women's] chambers (32)/Note 21 (32)
入房（2）	李译	seek sexual pleasure (3)	罗译	indulging love-making (90)
	吴译	indulge in sexual pleasures (8)	倪译	（未译出）
	吕译	have sexual intercourse (2)	朱译	make love (284)
	杨译	seek sexual pleasure (2)		
隐曲（53）	威译	（翻译"有不得隐曲"）this must not remain hidden and ignored (128)（误译）	文译	the hidden bend (142)/Note 15 (142)（误译）
	李译	unmentionable problems (difficulty in urination and defecation or sexual disorder) (99)/Note 11 (107)	罗译	something wrong with the private parts (176)/Note 2 (177)
	吴译	（此句采用意译法，未将"有不得隐曲"译出）	倪译	difficulty expressing their ills (31)
	吕译	impotence in man and absence of menstruation in woman (52)	朱译	（不在朱译本选译范围之内）
	杨译	a urinary and fecal retention (41)		
门户（100）	威译	doors and gateways (161)	文译	the doors (279)/Note 28 (279)

门户 （100）	李译	the Menhu (anus) (201)	罗译	（未译出）
	吴译	（翻译"门户不要"）fecal incontinence (87)	倪译	the door to the house (63)
	吕译	door of strength (anus)	朱译	the gates (228)
	杨译	the anus (87)		
水泉 （100）	威译	water and wells (161)	文译	the water fountain (280)/Note 28 (279)
	李译	the bladder (201)	罗译	the spring water (270)
	吴译	（翻译"水泉不止"）incontinence of urine (87)	倪译	（翻译"水泉不止"）incontinence (63)
	吕译	urine (103)	朱译	the water spring (228)
	杨译	（翻译"水泉不止"）urinary incontinence (87)		
出白 （124）	威译	white secretion (181)/Note 9 (181)	文译	（译为句子）one's discharge is white (339)
	李译	turbid urine (253)	罗译	perspiration (323)/Note 6 (324)（误译）
	吴译	sweating (106)（误译）	倪译	（译作句子）The urine will be white and turbid. (79)
	吕译	whitish discharge on urination (130)	朱译	（不在朱译本选译范围之内）
	杨译	cloudy urine (112)		

从上面几例可以看出，各位译者在处理此类隐晦语时大多会采取明晰化策略。所举各例中除个别误译和未译出的情况外，其他译法大多明确译出了它们的真正含义，而只有威斯、文树德、罗希文和朱明在某些词汇上采取了直译的方式。比如，威斯将"入房"直译为"enter the chamber"，将"门户"译为"doors and gateways"，将"水泉"译为"water and wells"，将"出白"译为"white secretion"；文树德将"入房"译为"enter the [women's] chambers"，将"隐曲"译为"the hidden bend"；将"门户"译为"the doors"；将"水泉"译为"the water fountain"；罗希文将"水泉"译为"the spring water"；朱明将"门户"译为"the gates"，将"水泉"译为"the water spring"。从上表可以看出，直译法均未能将隐晦语的本义译出，给读者造成了理解上的困难，从传播学中"降噪"角度看是不值得提倡的。

5. 通过考据和校勘来消除原文表述中的"噪音"

在中医药文化翻译中，无论出于教学及临床实践还是出于纯学术研究，都要本着尊重客观事实的态度对存在争议的地方进行考证，将准确的信息传递给外国读者，也只有这样才能够使译文的逻辑更加合理，更容易为外国读者所接受。兰凤利在《〈黄帝内经·素问〉翻译实例分析》一文中指出："《素问》经多次传抄刻写，文中难免出现各种各样的错误，如'衍''讹''夺（脱）''倒''错简'等。除了选择精校精刊的善本作为翻译底本外，翻译时，还应善于利用名家的校勘成果，在译文中对公认的错误予以更正。"（兰凤利，2004：76）

另外，由于各译本所采用的中文底本不同，各种文本的句读差异也会直接影响到译者对原文的理解。例如，对于《素问·生气通天论篇第三》中的一句话，人民卫生出版社1963年版中提供的句读情况为："阳气者，烦劳则张，精绝辟积，于夏使人煎厥。"（王冰，1963：16）而李照国教授所选用中文本的句读情况却是："阳气者，烦劳则张，精绝，辟积于夏，使人煎厥。"（李照国，2005：28）笔者更倾向于李照国教授译本中提供的句读方式，因为它读来更加符合逻辑。至于为何李译本中选取这样的句读，译者本人自然有自己的考证依据。笔者举此例只是为了说明一下考据的重要性。

6. 繁简适度，实现"熵"与冗余的平衡

中医药典籍作为中国传统医学与古文言的结合体，文字古奥而精练，寓意广博而艰深，给英译工作带来了极大的难度。可以说，译文中如不补充适量的阐释内容根本无法实现表情达意的目的。然而，从传播学的角度看，文字表述上始终存在着"熵"与"冗余"的矛盾关系，译文过简会造成语言抽象，原文中蕴含的信息无法充分传达；而译文过繁则拖沓冗长，影响信息的传输效率。

李照国教授是我国国内较早将"熵"的概念应用于汉英翻译理论研究的学者。在跨语言翻译研究领域中，"熵"指在语际的信息转换中部分信息的丧失。由于语言、文化差异以及时间间距等因素的影响，信息在从一种语言转换成另一种语言的过程中会不可避免地出现信息"耗散"现象，这一方面源于语言转述能力方面的局限性，另一方面源于具有不同文化背景的译者和读者在理解能力方面的局限性。从传播学的角度看，在缺乏语境的情况下谈论"归化"和"异化"的优劣是没有意义的，因为两者只是实现信息传播的手段，一味"归化"和一味"异化"都不利于在译者和读者之间实现良好的"视域融合"。判定"归化"好还是"异化"好的重要标准应是译文的"视域融合"度。

7. 确保基本的语法、拼写正确性

语法正确是对翻译的基本要求，是译本的门面，语法错误过多会直接影响到译文内容的可信度。在《素问》的9个译本中，在英文拼写和语法规范性方面做得最不理想的是吴氏父子的译本，这在一定程度上影响了文本的可读性和可信度，是本应避免的低级错误。

（三）关于翻译内容的选择

任何传播行为均带有目的性，中医药的跨文化传播也不例外，其重要使命之一就是要纠正长期以来西方译者和读者对中医药文化持有的偏见。毫无目的、不注重效果的翻译无法称作"外宣翻译"。中医药文化的外宣翻译是以外国读者为对象，以传播我国优秀中医药文化为目标的跨文化、跨语言的传播活动。中医药文化外宣翻译在内容选择上应注意以下三个方面：

1. 中医药文化英译应重文化元素

文化是一个国家的灵魂，国家形象的塑造离不开文化软实力和文化形象的提升。长期以来，由于受到西方主流媒体的"妖魔化"影响，我国的优秀传统医药文化在国际上得不到应有的地位，中医药往往被冠以"原始""落后""非科学"等字眼，严重限制了中医药文化在国际上的传播与发展。在西方"科学"话语的荫蔽下，评判中医优劣的标准似乎只有西医所倡导的"科学"标准，所有不符合"科学"标准的事物均应被抛弃，严重限制了中医药文化的发展。中医药注重药材的"君臣配伍"关系，而这些在西医那里却得不到任何体现，西医研究中医疗效时会抛弃中医的所有文化元素和临床验证，这种评判标准本身就是不科学的。

在翻译文本的选择方面，除中医典籍的翻译以外，还可选取古代名医、中医文化传奇故事等文化元素较浓厚且趣味性较强的文本，突出其文化特色，而不应一味去迎合西医所谓"科学"的医药体系标准。原因很简单，这些"科学"的标准都是西方主流文化所制定的，与我国具有经验科学属性的中医格格不入。如果我们不顾这种差异而一味追求中医的"科学化"进程，势必会作茧自缚，越来越严重地限制自身传统医学的发展。

2. 中医药文化英译要侧重中医疗效宣传

医学无国界，医药的疗效是世界各国人民共同关注的话题，这就为中医药文化的海外传播奠定了良好的"内容"基础。西方的传播学理论现已抛弃了20

世纪初盛行一时的"枪弹论"（或"靶子论"）观点。"枪弹论"认为受众在传播面前毫无抵抗能力，只能被动地接受，但后来人们发现情况并非如此，受众不会像靶子一样坐以待毙，而是具有对信息主动选择的能力。这一"主动选择性"观点对我们的中医药文化外宣翻译具有很大的启发意义，它提醒我们在对外译介中医药相关文本的时候要注重话题的选择，加强对中医疗效的宣传，重点突出大家共同关注的话题。在中医药文化的对外译介中我们同样需要研究受众的关注点，将更多中医的"疗效"故事译介给西方读者。

3. 中医药文化英译应注重传播的娱乐功能

美国学者赖特于1959年在拉斯韦尔的"三功能"基础上提出了"四功能"说：环境监视功能、解释与规定功能、社会化功能、提供娱乐的功能。（田中阳，2009：49）美籍英裔物理学家、心理学家兼传播学家威廉·斯蒂芬森（William Stephenson）在其1967年所著《传播的游戏论》一书中也提出了传播的"游戏理论"，认为传播可分为工作性传播和游戏性传播两种，而大众传播属于游戏性传播。这些传播学理论带给我们的启示是，西方大部分受众阅读中医文本不是出于学术研究的目的，而是只做一般性的了解，因此其娱乐功能不容忽视。在从事《黄帝内经》的学术性英译工作的同时，我们同样需要从科普的目的出发，多出版一些浅显易懂、图文并茂的英文版中医类普及读物，争取更大的读者群。

第二节 创新、局限与展望

本书紧紧抓住中医药文化外宣翻译中的核心问题——"降噪"，从宏观和微观两个层面全面分析阻碍中医药英译及海外传播的各种因素，探讨应对策略。但由于笔者学术背景的限制，加之时间有限，文中还有诸多有待改进之处。

一、创新

《黄帝内经》是我国中医药文化的渊薮，但因成书年代久远，用词精练，阐发医理深奥，堪称中医古籍"难译"之代表，具有较高的研究必要性。本研究涉及《黄帝内经·素问》的9个英译本，代表着各自不同的翻译风格，是目前为止涉及译本最多的一项中医古籍研究，因此更具全面性和客观性。

中医药文化外宣翻译具有两大明显特征，一是它的跨文化传播性，即它以对中医感兴趣的外国读者为服务对象，体现出它高度的外宣属性和针对性；二是它高度的学科专业性。科技文本的翻译与文学作品的翻译不同，文学作品的翻译中往往存在大量主观的或非主观的误译现象。文学作品的英译本即使未能准确传达原文意思，但如果译文能够满足读者的期待视野，仍能给人带来美的享受。而中医药文本属科技文本，尽管文本本身因历代传抄而存在大量错误，但总体而言能够体现理论的一致性，译者在翻译时应尽量保证基本信息的准确性，必要时还要做些训诂和考据工作。

这两大特征需要我们既要从信息传播策略上下功夫，又不能忽视对文本准确性的客观解读。本书力图紧紧抓住这两大特征，从宏观和微观两个层面双管齐下，宏观上努力解决传播效果的问题，而微观上尽量解决准确度的问题。另外，为了提高此项研究的可操作性，笔者紧抓此类具有跨文化传播属性的科技文本的核心问题——"降噪"。"降噪"是手段和途径，提高传播效果是目的，只有从宏观和微观两个层面实现"降噪"才能实现最佳的传播效果。

二、局限

笔者开展这些研究的初衷是摆脱以往仅从语言学的视角探讨中医翻译策略问题的思维定式，从传播学中"降噪"的视角重新审视中医药文化翻译问题。然而，由于笔者学术背景、获取必要支撑材料以及研究时间的充裕度等多方面的局限，此项研究还只能算作是在该领域中的初步尝试，这些局限性均在一定程度上影响到了结论的客观性和准确性。归纳起来，笔者认为本书在如下三个方面还存在不足之处。

（1）本书抓住了中医药文化英译的跨学科特征，但在中医药文本的科技属性、医学属性和传播属性等方面论述仍不充分，导致所得结论仍具有一定的主观性，对译文的处理方式和译者的翻译目的仍有判断不准确之处。

（2）在撰写本书的过程中，笔者在中医医理的学习和解读方面做了大量努力，但因自身中医专业学术背景的欠缺仍面临重重困难，其中的讹误疏漏之处在所难免。

（3）由于开展此项研究的时间有限，加之笔者在古文知识等方面的欠缺，对《素问》原文及各英译本的分析对比工作仍较为粗浅，实难从文本分析的微观层面做到高度的客观与全面，以偏概全的现象依然存在。

以上几点不足之处也是笔者在今后的研究中需要努力改进的地方，希望今后有能力和决心将此项工作继续坚持下去，边学习，边研究，边改进，提高研究的深度和广度。

三、展望

中医药文化发源于我国先民们长期的医疗实践，深深扎根于我国传统文化的沃土并受其滋养，历经数千年的漫长发展现已结出累累硕果。作为世界文化遗产的重要组成部分，它理应属于世界各族人民共同拥有。我们也欣喜地看到，随着我国国际文化交流活动的增多，我国优秀传统文化也在一步步地走向世界，为世界各国民众所了解和接受，这其中自然少不了中医药文化这份我们的祖先留给世界人民的重要文化财富。中医药在20世纪初曾遭受种种"废医"狂潮的影响，长期以来也遭受着来自西方主流文化的歪曲和诋毁，但至今不但屹立不倒，而且历久弥新，保持着勃勃生机，展示着它自身在疗效和安全性等方面的巨大优势。

由于种种原因，世界各国的传统医药在近百年来先后经历了衰落乃至消失的悲惨命运，而唯有中医一枝独秀，经受住了各种打击至今仍巍然屹立于世界文化之林，这不能不说是一个奇迹。当今，我国政府非常重视中医这一优秀传统文化的历史传承与国际传播工作，先后出台了《中华人民共和国中医药法》和《中医药发展战略规划纲要（2016—2030年）》等一系列政策措施以推进中医药的发展，在国家"一带一路"的倡议中也将中医药作为重要内容来抓，中医药已进入国际交流与发展的快车道。

然而，我们也必须清醒地看到，在中医药文化国际传播的道路上我们仍面临着诸多困难和挑战。宏观上我们要努力抵制西方媒体对中医药的不实报道与歪曲，努力消除民众当中对中医的误解；而微观上我们又需要正视中西方语言、文化的差异给中医药文化外译带来的种种障碍。从这种意义上来说，中医药文化外译工作已远远超越了文本和语言学的范畴，我们必须将其置于一个历史、文化、传播等多学科相融合的背景之下综合研究。笔者的此项研究仅仅是基于上述认识在传播学方向的粗浅尝试，企盼能够为今后的中医药文化外译研究起到些许抛砖引玉的作用，进而为我国中医药文化的海外传播尽一份绵薄之力。

参考文献

[1]   BITTNER J R. Mass Communication: An Introduction[M]. New Jersey: Prentice-Hall, Inc., 1986.

[2]   DOMINICK J R. Dynamics of Mass Communication[M]. New York: McGraw Hill Higher Education, 2003.

[3]   JOHNSON I. An Expert on Chinese Medicine, but No New Age Healer[N]. New York Times, 2016-09-24（A7）.

[4]   LASSWELL H D. The Structure and Function of Communication in Society[J]. The Communication of Ideas, Harper and Brothers, New York, 1948.

[5]   LI ZHAOGUO, LIU XIRU. Yellow Emperor's Canon of Medicine·Plain Conversation[M]. Xi'an: World Publishing Corporation, 2005.

[6]   LU HENRY C. Chinese Herbal Cures[M]. New York: Sterling Publishing Co., Inc., 1991.

[7]   LU HENRY C. Chinese System of Food Cure[M]. New York: Sterling Publishing Co., Inc., 1986.

[8]   LU HENRY C. The Yellow Emperor's Classic of Internal Medicine and the Difficult Classic[M]. Vancouver: the Academy of Oriental heritage, 1985.

[9]   LUO XIWEN. Introductory Study of HUANGDI NEIJING[M]. Beijing: China Press of Traditional Chinese Medicine, 2009.

[10]   NI MAOSHING. The Yellow Emperor's Classic of Medicine: A New Translation of the Neijing Suwen with Commentary[M]. Boston: Shambhala,1995.

[11]   NIDA E A. Contexts in Translating[M]. Shanghai: Shanghai Foreign Language

Education Press, 2001.

[12] NIDA E A. Language and Culture: Contexts in Translating[M]. Shanghai: Shanghai Foreign Language Education Press, 2001.

[13] NIDA E A., TABER C. R. The Theory and Practice of Translation[M]. Leiden: Brill, 1969.

[14] NIDA E A. Toward a Science of Translating[M]. Leiden: Brill, 1964.

[15] REISS K. Translation Criticism: Potentials and Limitations[M]. London and New York: Routledge Taylor & Francis Group, 2000.

[16] SCHRAMM W. The Process and Effects of Mass Communication[M]. Urbana: University of Illinois Press, 1954.

[17] SHANNON C E, WEAVER W. The Mathematical Theory of Communication[A]. Claude Elwood Shannon Collected Papers[M]. Edited by N. J. A. Sloane, Aaron D. Wyner, New York: The Institute of Electrical and Electronics Engineers, Inc., 1993.

[18] SHANNON C E. Communication in the presence of Noise[A]. Claude Elwood Shannon Collected Papers[M]. Edited by N. J. A. Sloane, Aaron D. Wyner, New York: The Institute of Electrical and Electronics Engineers, Inc., 1993.

[19] STONE R. Lifting the Veil on Traditional Chinese Medicine[J]. Science, 2008（319）5864：709-710.

[20] UNSCHULD P U. A Dictionary of the HUANG DI NEI JING SU WEN[M]. Berkeley Los Angeles London: university of california press, 2008.

[21] UNSCHULD P U. Huang Di neijingsu wen: Nature, Knowledge, Imagery in an Ancient Chinese Medical Text[M]. Berkeley Los Angeles London: University of California Press, 2003.

[22] UNSCHULD P U, TESSENOW H. Huang Di nei jing su wen: An Annotated Translation of Huang Di's Inner Classic-Basic Questions[M]. Berkeley, Los Angeles: University of California Press, 2011.

[23] VENUTI L. The Translator's Invisibility, A History of Translation[M]. London and New York: Routledge, 1995.

[24] VEITH I. HUANGTI NEI CHING SU WEN The Yellow Emperor's Classic of Internal Medicine（New Edition）[M]. Berkeley and Los Angeles: University of Californian Press, 1949.

[25] VEITH I. HUANG TI NEI CHING SU WEN The Yellow Emperor's Classic of Internal Medicine （New Edition）[M]. Berkeley and Los Angeles: Universitiy of California Press, 2002.

[26] VERDERBER K S, VERDERBER R F, SELLNOW D. D. Communicate![M]. Boston: Wadsworth, Cengage Learning, 2010.

[27] VERDERBER R F., SELLNOW D D, VERDERBER K S. The Challenge of Effective Speaking[M]. Boston: Wadsworth, Cengage Learning, 2012.

[28] WILSS W. The Science of Translation—Problems and Methods[M]. Shanghai: Shanghai Foreign Language Education Press, 2001.

[29] WOLFF A. Britannica Concise Encyclopedia[Z]. ENCYCLOPEDIA BRITANNICA, INC, 2006: 493 .

[30] WU LIANSHENG, WU QI. Yellow Emperor's Canon of Internal Medicine[M]. Beijing: China Science & Technology Press, 1997.

[31] ZHU MING. The Medical Classic of the Yellow Emperor[M]. Beijing: Foreign Languages Press, 2001.

[32] 爱德华·泰勒. 原始文化[M]. 上海：上海文艺出版社，1992.

[33] 鲍晓英. 译介学视野下的中国文化外译观——谢天振教授中国文化外译观研究[J]外语研究，2015（5）：78.

[34] 陈可冀. 中医应以思考与实践[M]. 北京：北京大学医学出版社，2015.

[35] 陈可冀，李良松，林殷. 《中华文化与中医学丛书》总序[C]//道家文化与中医学[M]. 北京：中国中医药出版社，2017.

[36] 戴元光. 20世纪中国新文学与传播学（传播学与舆论学卷）[M]. 上海：复旦

大学出版社，2002.

[37] 戴元光，邵培仁，龚炜．传播学原理与运用[M]．兰州：兰州大学出版社，1988.

[38] 段连城．怎样对外介绍中国[M]．北京：中国对外翻译出版公司，1993.

[39] 方廷钰．中医翻译探讨[J]．中医教育，2005，24（4）：34-35.

[40] 付明明．中医英译史梳理与存在问题研究[D]．黑龙江：黑龙江中医药大学，2016：36.

[41] 傅维康．王吉民和中国首家医史博物馆的创办[J]．上海中医药杂志，2008（7）：72-73.

[42] 龚瑜．中医走向世界遭遇翻译障碍[N]．中国青年报，2004-03-30（5）.

[43] 辜鸿铭．辜鸿铭文集[M]．黄兴涛，等，译．海南：海南出版社，1996.

[44] 国家中医药管理局，国家发展和改革委员会．中医药"一带一路"发展规划（2016—2020年）[Z]．2016-12-26.

[45] 郭可．国际传播学导论[M]．上海：复旦大学出版社，2004.

[46] 韩启德．序《中国医史》再版[A]．王吉民，伍连德.中国医史[M]．上海：上海辞书出版社，2009.

[47] 汉斯–格奥尔格·伽达默尔．真理与方法：哲学诠释学的基本特征[M]．上海：上海译文出版社，1999.

[48] 江幼李原，宋天彬．道家文化与中医学[M]．北京：中国中医药出版社，2017.

[49] 兰凤利．关于中医英语教材建设的几点建议[J]．中医教育，2006（5）：64.

[50] 兰凤利．《黄帝内经素问》翻译实例分析[J]．中国翻译，2004（4）：75，76.

[51] 兰凤利．借鉴国外翻译经验和理念，促进国内中医英译事业发展——从几个中医术语的英译想起的[J]．中国中西医结合杂志，2003（8）：628.

[52] 兰凤利，梁国庆，张苇航．中医学中"脉"与"经络"概念的源流与翻译[J]．中国科技术语，2011（1）：54-58.

[53] Lawrence Venuti. 译者的隐形——翻译史论[M]. 张景华，白立平，蒋骁华，译. 外语教学与研究出版社，2009.

[54] 李彬. 传播学引论[M]. 北京：新华出版社，2003.

[55] 李宏德. 中医典籍翻译的理论与原则[J]. 外语与翻译，2012，（3）：33-39.

[56] 李经纬. 中外医学交流史[M]. 长沙：湖南教育出版社，1998.

[57] 利玛窦，金尼阁. 利玛窦中国札记[M]. 何高济，王遵仲，李申，译. 北京：中华书局，1983.

[58] 李宁. 《大中华文库》国人英译本海外接受状况调查[J]. 上海翻译，2015（2）：77-82.

[59] 李如生. 非平衡态热力学和耗散结构[M]. 北京：清华大学出版社，1986.

[60] 李照国. 熵化耗散重构——汉英翻译理法探微[M]. 上海：上海科学技术出版社，2008.

[61] 李照国. 译海心语——中医药文化翻译别论[M]. 上海：上海中医药大学出版社，2006.

[62] 李照国. 中医典籍翻译是推动中国文化走向世界的桥梁[C]//李照国. 中医翻译研究. 苏州：苏州大学出版社，2017.

[63] 李照国. 中医对外翻译三百年析[J]. 上海科技翻译，1997（4）：19-20，24，39-40.

[64] 李照国. 中医翻译导论[M]. 西安：西北大学出版社，1993.

[65] 李照国. 中医基本名词术语英译研究[M]. 西安：世界图书出版西安有限公司，2017.

[66] 李照国. 中医英语翻译技巧[M]. 北京：人民卫生出版社，1997.

[67] 栗征. 屠呦呦——中国首位获诺奖的科学家[N]. 中国中医药报，2016-01-28（3）.

[68] 梁漱溟. 东西文化及其哲学[M]. 北京：商务印书馆，1999.

[69] 梁岩. 中国文化外宣研究[M]. 北京：中国传媒大学出版社，2010.

[70] 林宗豪，王宏. 古代科技典籍英译本现状及成因的传播学阐释[J]. 中国科技

翻译，2017（8）：60-63，25.

[71] 刘江华. 中医药国际化视角下的翻译人才培养研究[C]//世中联翻译专业委员会第八届学术年会论文集. 广州，2017: 347.

[72] 刘镜如. 中医史话[M]. 兰州：甘肃人民出版社，1981.

[73] 刘宓庆. 新编当代翻译理论（第二版）[M]. 北京：中国对外翻译出版有限公司，2012.

[74] 刘之谦，王庆文，傅志国，等. 黄帝内经素问吴注评释[M]. 北京：中医古籍出版社，1988.

[75] 卢苇. 中外关系史[M]. 兰州：兰州大学出版社，1996.

[76] 鲁迅. 鲁迅全集（第一卷）[M]. 北京：人民文学出版社，2005.

[77] 鲁迅. 鲁迅全集（第二卷）[M]. 北京：人民文学出版社，2005.

[78] 罗邦柱，赵世举. 古汉语知识辞典[M]. 武汉：武汉大学出版社，1988.

[79] 吕和发，李巍. 应用创意翻译研究[M]. 北京：国防工业出版社，2014.

[80] 吕俊. 翻译学——传播学的一个特殊领域[A]. 外国语[J]，1997，（2）：39-44.

[81] 吕俊. 吕俊翻译学选论[M]. 上海：复旦大学出版社，2007.

[82] 吕俊，侯向群. 英汉翻译教程[M]. 上海：上海外语教育出版社，2001.

[83] 马继兴. 中医文献学[M]. 上海：上海科学技术出版社，1990.

[84] 马莳. 黄帝内经注证发微[M]. 北京：中医古籍出版社，2017.

[85] 麻争旗. 译学与跨文化传播[M]. 上海：上海交通大学出版社，2011.

[86] 慕平（译注）. 尚书[M]. 北京：中华书局，2009.

[87] 南京中医学院医经教研组. 黄帝内经素问译释[M]. 上海：上海科学技术出版社，1959.

[88] 牛津大学出版社. 牛津当代百科大辞典[Z]. 北京：中国人民大学出版社，2004（文化定义）.

[89] 邱玏. 中医古籍英译历史的初步研究[D]. 北京：中国中医科学院中国医史文献研究所，2011：149-152.

[90] 沈苏儒. 对外传播的理论与实践[M]. 北京：五洲传播出版社，2004.

[91] 沈苏儒. 对外传播学概要[M]. 北京：今日中国出版社，1999.

[92] 施拉姆. 传播学概论[M]. 北京：新华出版社，1984.

[93] 宋林飞. 社会传播学[M]. 上海：上海人民出版社，1994.

[94] 谭载喜. 新编奈达论翻译[M]. 北京：中国对外翻译出版公司，1999.

[95] 唐鸽，吕泽康. 中医少了一位坚强卫士悼念德国老中医满晰博[N]. 中国中医
药报，2015-4-23（8）.

[96] 唐韧. 中医跨文化传播：中医术语翻译的修辞和语言挑战[M]. 北京：科学出
版社，2015.

[97] 陶海青. 中医药"走出去"遭遇三大瓶颈[N]. 中国贸易报，2014-11-24
（A3）.

[98] 田中阳，肖燕雄. 传播学基础[M]. 长沙：岳麓书社，2009.

[99] 王爱建. 民族药与汉药的渊源[J]. 华西药学杂志，1997，（4）：284-285.

[100] 王冰. 黄帝内经素问[M]. 北京：人民卫生出版社，1963.

[101] 王尔亮，陈晓. 《黄帝内经素问》英译本研究史述[J]. 燕山大学学报（哲学
社会科学版）2017（6）：39.

[102] 王吉民，傅维康. 中国医学外文著述书目[M]. 上海：上海中医学院医史博物
馆，1963.

[103] 王吉民. 中国医史文献展览会展览品目录[Z]. 上海：中华医学会医史委员
会，1937：28-30.

[104] 王明强，张稚鲲. 中国中医文化传播史[M]. 北京：中国中医药出版社，2015.

[105] 王琦. 中医藏象学[M]. 北京：人民卫生出版社，1997.

[106] 王银泉，余静，王丽雯. 《黄帝内经》英译版本考证[J]. 上海翻译，2020
（2）：17-22.

[107] 魏迺杰. 英汉汉英中医词典[M]. 湖南：湖南科学技术出版社，1996.

[108] 文茗. 全国第八届中医药文化研讨会纪要篇[J]. 医古文知识，2005（4）：46.

[109] 翁振葆. 德中医药学专家满晰博教授谈中医全球化的机遇与挑战[N]. 参考消

息，2006-06-06.

[110] 伍添.《本草纲目》在海外的传播及影响[N]. 中国中医药报，2018-06-01
（8）.

[111] 夏征农，陈至立. 文化. 辞海（彩图版）[Z]. 上海：上海辞书出版社，
2009：2379.

[112] 夏征农，陈至立. 中医. 辞海[M]. 上海：上海辞书出版社，2009.

[113] 谢天振. 隐身与现身——从传统译论到现代译论[M]. 北京：北京大学出版
社，2014：8.

[114] 谢天振. 中国文化走出去：理论与实践[C]//中国梦：道路·精神·力量——
上海市社会科学界第十一届学术年会文集. 2013：305-313.

[115] 谢天振. 中国文学走出去：问题与实质[J]. 中国比较文学，2014（1）：8.

[116] 许慎. 蛊. 说文解字[M]. 北京：九州出版社，2006：1103.

[117] 徐惟诚. 中国大百科全书[M]. 北京：中国大百科全书出版社，2002.

[118] 杨明山. 黄帝内经素问新译[M]. 上海：复旦大学出版社，2015.

[119] 杨雪莲. 传播学视角下的外宣翻译——以《今日中国》的英译为个案[D]. 上
海：上海外国语大学，2010：43.

[120] 姚丽文. 传播学视角下的中国民俗文化语篇翻译[J]. 赤峰学院学报（汉文哲
学社会科学版），2016（1）：182-184.

[121] 殷丽.《黄帝内经》海外译介模式研究与中医药文化"走出去"[J]. 解放军
外国语学院学报，2017（6）：54.

[122] 约瑟夫·克拉珀. 大众传播的效果[M]. 段鹏，译. 北京：中国传媒大学出版
社，2016.

[123] 约瑟夫·S. 奈. 美国注定领导世界？——美国权力性质的变迁[M]. 刘华，译.
北京：中国人民大学出版社，2012.

[124] 张恩勤. 中医临床各科[M]. 上海：上海中医药大学出版社，1990.

[125] 张国刚，吴莉苇. 中西文化关系史[M]. 北京：高等教育出版社，2006.

[126] 张健. 外宣翻译导论[M]. 北京：国防工业出版社，2013.

[127] 张隆溪. 阐释学与跨文化研究[M]. 北京：生活·读书·新知三联书店，
2014.

[128] 张其成. 中医文化复兴是中医复兴的重要途径[J]. 中医药文化，2006
（1）：6，7.

[129] 张隐庵. 黄帝内经素问集注[M]. 北京：学苑出版社，2002.

[130] 张有寯，李栀，郑敏. 汉英中医辞海[M]. 太原：山西人民出版社，1995.

[131] 赵启正. 对外传播丛书总序[A]. 沈苏儒. 对外传播的理论与实践[M]. 北
京：五洲传播出版社，2004.

[132] 郑金生. 文树德教授的中国医学研究之路[J]. 中国科技史杂志，2013（1）：
3，5-6，7，8，8-9.

[133] 中国青年报. 中医药学是打开中华文明宝库的钥匙[N]. 中国青年报，2015-
12-23（03）.

[134] 中国社会科学院语言研究所词典编辑室. 现代汉语词典[M]. 北京：商务印书
馆，2012.

[135] 中华人民共和国国务院新闻办公室.中国的中医药[Z]. 北京：人民出版社，
2016：11，17.

[136] 周延松. 基于孔子学院的中医文化海外传播[J]. 世界中西医结合杂志，2014
（5）：545-546，553.

[137] 朱建平. 中国的中医药术语标准化工作概述[J]. 亚太传统医药，2005
（1）：4.

附录：

《黄帝内经·素问》9个译本第1~20篇主要名词术语译法对比

道（2）	威译	Tao [the way of self cultivation] (97)	文译	the way (30)/Note 12 (30)
	李译	the Dao (the tenets for cultivating health) (3)	罗译	the Tao (89)/Note 6 (91)
	吴译	the way of keeping a good health (7)	倪译	the Tao, the Way of Life (1)
	吕译	the proper way to live (2)	朱译	the knowledge of health care (284)
	杨译	the way to cultivate health (1)		
阴阳（2）	威译	the Yin and the Yang [the two principles in nature] (97)	文译	yin and yang (30)/Note 13 (30)
	李译	[the rules of] Yin and Yang (3)	罗译	Yin and Yang (89)
	吴译	the principle of Yin and Yang (7)	倪译	yin and yang (1)
	吕译	Yin and Yang (2)	朱译	the canons of the yin and yang (284)
	杨译	Yin and Yang (1)		
术数（2）	威译	The arts of divination (97)/Note 3 (97)	文译	the arts and the calculation (30)/ Note 14 (30)
	李译	Shushu (the ways to cultivate health) (3)	罗译	self cultivation (90)
	吴译	the art of prophecy (7)	倪译	practices such as Dao-in, an exercise combining stretching, massaging, and breathing to promote energy flow, and meditation to help maintain and harmonize themselves with the universe (1)
	吕译	numerical symbols (2)	朱译	physical exercises (284)
	杨译	exercise (1)		
入房（2）	威译	enter the chamber (of love) (97)/ Note 4 (98)	文译	Enter the [women's] chambers (32)/ Note 21 (32)
	李译	seek sexual pleasure (3)	罗译	indulging love-making (90)
	吴译	indulge in sexual pleasures (8)	倪译	（未译出）
	吕译	have sexual intercourse (2)	朱译	make love (284)
	杨译	seek sexual pleasure (2)		

精 （气） （2）	威译	vital forces (98)	文译	essence (32)
	李译	Jingqi (Essence-Qi) (3)	罗译	Vital Essence (90)
	吴译	vital energy (8)	倪译	jing-the body's essence that is stored in the kidneys (1)
	吕译	pure energy (2)	朱译	essence (284)
	杨译	essence (2)		
真（气） （2）	威译	true essence (98)	文译	true [qi] (32)/Note 22 (32)
	李译	zhenqi (Genuine-Qi) (3)	罗译	Vital Energy (90)
	吴译	Health (8)	倪译	qi (1)
	吕译	true energy (2)	朱译	genuine qi (284)
	杨译	genuine Qi (2)		
神（2）	威译	spirits (98)	文译	Spirit (33)
	李译	the Shen (mind or spirit) (3)	罗译	void
	吴译	Energy (8)	倪译	（未译出）
	吕译	spirits (2)	朱译	spirits (284)
	杨译	mind (2)		
虚邪 （3）	威译	weakness and noxious influences (98)	文译	the depletion evil (34)/Note 27 (34)
	李译	Xuxie (Deficiency-Evil)(5)	罗译	（虚邪+贼风）climate pathogenic factors (91)
	吴译	（翻译"虚邪贼风"）evil energies of various seasons (8)	倪译	（未译出）
	吕译	deficiency vicious energies (3)	朱译	the weakness-attacking evils (286)
	杨译	deficient evil (2)	.	
贼风 （3）	威译	injurious winds (98)	文译	The robber wind (34)/Note 28 (34)
	李译	Zeifeng (Thief-Wind) (5)	罗译	（虚邪+贼风）climate pathogenic factors (91)
	吴译	（翻译"虚邪贼风"）evil energies of various seasons (8)	倪译	zeifeng, disease-causing factors (2)
	吕译	stealing wind	朱译	bandit wind (286)
	杨译	sinister wind (2)		

肾气 （4）	威译	the emanations of the kidneys (肾气) (98)	文译	the qi of the kidneys (37)
	李译	Shenqi (Kidney-Qi) (5)	罗译	Kidney Vital Energy (92)
	吴译	kidney energy (9)	倪译	Kidney energy (2)
	吕译	the kidneys energy (4)	朱译	kidney qi (287)
	杨译	kidney Qi (3)		
天癸 （4）	威译	(翻译"天癸至")to menstruate (98)	文译	the heaven gui (37)/Note 43 (37)
	李译	Tiangui (5)/Note 6 (14)	罗译	Tiangui (92)/Note 2 (93)
	吴译	Taingui (the substance necessary for the promotion of growth, development and reproductive function of human body) (9)(笔者注："Taingui"为"Tiangui"之误)	倪译	tian kui, or fertility essence (2)(笔者注："kui"为"gui"之误)
	吕译	the sex energy (5)	朱译	the reproductive material (287)
	杨译	menarche (female) (3)/reproductive essence (male) (4)		
任脉 （4）	威译	(翻译"任脉通")be able to become pregnant (98)	文译	the controlling vessel (37)
	李译	Renmai (Conception Vessel) (5)/ Note 7 (14)	罗译	Ren Channel (92)/ Note 3,4 (93)
	吴译	Ren channel (9)	倪译	ren/conception channel (2)
	吕译	Conception meridian (4)	朱译	the controlling channel (287)
	杨译	Ren meridian (3)		
太冲脉 （4）	威译	the great thoroughfare pulse (太冲脉) (99)	文译	the great thoroughfare vessel (38)/ Note 45 (38)
	李译	Chongmai (Thoroughfare Vessel) (5)/Note 7 (14)	罗译	Chong Channel (92)/ Note 3,4 (93)
	吴译	Chong channel (9)	倪译	chong/vital channel (2)
	吕译	(the)connective meridian (4)	朱译	the penetrating channel (287)
	杨译	Chong meridian (3)		
三阳脉 （5）	威译	the pulse of the three [regions of] Yang (99)	文译	the three yang vessels (38)
	李译	the three Yang Channels (7)	罗译	the San Yang Channels (92)/Note 6 (93)

三阳脉（5）	吴译	Three Yang channels (Taiyang, Yangming and Shaoyang) (9)	倪译	all three yang channels—taiyang, shaoyang, and yangming (2)
	吕译	the three Yang meridians (5)	朱译	the three yang channels (287)
	杨译	three Yang meridian (3)		
丈夫（5）	威译	a boy (99)	文译	a male (39)
	李译	a man (7)	罗译	boy (94)
	吴译	a man (9)	倪译	the male (2)
	吕译	man (5)	朱译	a boy (287)
	杨译	a male (3)		
肝气（5）	威译	the force of his liver (100)	文译	the qi in the liver (40)
	李译	Ganqi (Liver-Qi) (7)	罗译	Liver Vital Energy (94)
	吴译	liver energy (10)	倪译	the liver energy (3)
	吕译	the liver energy (6)	朱译	the liver qi(287)
	杨译	liver Qi (4)		
五脏六腑（6）	威译	the five 'viscera' （五藏） and the six 'bowels' （六腑） (100)/Note 9, 10 (100)	文译	the five depots and six palaces (40)
	李译	five Zang-Organs and Six Fu-Organs (9)	罗译	the Five Viscera and the Six Bowels (94)
	吴译	the five solid organs and six hollow organs (10)	倪译	all the organs (3)
	吕译	the five viscera and the six bowels (6)	朱译	the five zang-organs and six fu-organs (287)
	杨译	the five solid and six hollow viscera (4)		
真人（6）	威译	the so-called Spiritual Men （真人）(100)	文译	true men (42)/Note 60 (42)
	李译	so-called Zhenren (9)/Note 10 (14)	罗译	a sort of Spiritual Men (97)/Note 1 (98)
	吴译	a "perfect man" (11)	倪译	the immortals (3)
	吕译	true men (7)	朱译	genuine men (289)
	杨译	immortal (5)		
至人（7）	威译	the Sapients （至人） (101)	文译	the accomplished men (43)

至人 （7）	李译	So-called Zhiren (perfect person) (11)/Note 11 (14)	罗译	Men of Cultivation (zhi ren) (97)
	吴译	a "supreme man" (11)	倪译	achieved beings (4)
	吕译	ultimate men (7)	朱译	supreme men (289)
	杨译	Perfect Men (5)		
圣人 （7）	威译	the Sages (圣人) (101)	文译	the sages (43)
	李译	Shengren (sages) (11)/Note 12 (14)	罗译	the sages (sheng ren) (97)
	吴译	a "Sage" (11)	倪译	the sage (4)
	吕译	sages (7)	朱译	sages (289)
	杨译	Sages (6)		
八风 （7）	威译	the eight winds (101)/Note 11 (101)	文译	the eight winds (43)/Note 67 (43)
	李译	the wind from the eight different directions (11)	罗译	the eight winds (97)/Note 4 (98)
	吴译	the eight winds (different winds from all directions) (11)	倪译	（未译出）
	吕译	eight winds (7)	朱译	the eight winds (289)
	杨译	eight winds (6)		
贤人 （8）	威译	the Men of Excellent Virtue (贤人) (101)	文译	the exemplary men (44)
	李译	Xianren (the virtuous people) (11)/Note 14 (15)	罗译	the Men of Virtue (98)
	吴译	a "Wise and good man" (12)	倪译	natural people (4)
	吕译	virtuous men (7)	朱译	sagacious men (289)
	杨译	Virtue Men (6)		
四时 （8）	威译	the four seasons (102)	文译	the four seasons (44)
	李译	the four seasons (13)	罗译	the four seasons (98)
	吴译	the four seasons (12)	倪译	the seasons (4)
	吕译	the four seasons (7)	朱译	the four seasons (289)
	杨译	the four seasons (6)		
春气 （9）	威译	the breath of Spring (102)	文译	the qi of spring (46)

春气 （9）	李译	Chunqi (Spring-Qi) (17)	罗译	the spirit of spring germination (100)
	吴译	spring energy (13)	倪译	（未译出）
	吕译	the spring (9)	朱译	the spring qi (291)
	杨译	spring Qing (7)		
夏气 （9）	威译	the atmosphere of Summer (102)	文译	The qi of summer (47)
	李译	Xiaqi (Summer-Qi) (17)	罗译	the spirit of summer growth (101)
	吴译	summer energy (14)	倪译	（未译出）
	吕译	the summer (9)	朱译	the summer qi (291)
	杨译	summer Qi (8)		
痎疟 （9）	威译	intermittent fevers (痎疟) (102)	文译	jie and malaria (47)/Note 16 (47)
	李译	Jienüe (malaria) (17)	罗译	the disease of Malaria (101)
	吴译	Malaria that attacks every other day (9)	倪译	（未译出）
	吕译	malaria (9)	朱译	malaria (291)
	杨译	malaria (8)		
秋气 （10）	威译	the breath of Fall (103)	文译	the autumn qi (48)
	李译	Qiuqi (Autumn-Qi) (19)	罗译	（使秋气平）to coordinate with the autumn season (102)
	吴译	autumn atmosphere (14)	倪译	（未译出）
	吕译	the energy of autumn (10)	朱译	the autumn qi (291)
	杨译	autumn Qi (8)		
飧泄 （10）	威译	indigestion and diarrhea (飧泄) (103)	文译	outflow of [undigested] food (49)
	李译	Sunxie (diarrhea with undigested food in it) (19)	罗译	diarrhea with undigested food (102)
	吴译	lienteric diarrhea with watery stool containing undigested food (14)	倪译	diarrhea (6)
	吕译	diarrhea (10)	朱译	diarrhea containing undigested foods (291)
	杨译	diarrhea after indigestion (8)		
冬气 （11）	威译	the atmosphere of Winter (103)	文译	the qi of winter (50)

冬气 （11）	李译	Dongqi (Winter-Qi) (19)	罗译	the spirit of winter storing (103)
	吴译	winter energy (15)	倪译	（未译出）
	吕译	the energy of winter (11)	朱译	the winter qi (292)
	杨译	winter Qi (8)		
痿厥 （11）	威译	impotence (103)	文译	limpness (50)
	李译	Weijue (dysfunction, weakness and coldness of the limbs) (19)	罗译	paralysis of the extremities (103)
	吴译	Muscular flaccidity and coldness of the extremities (15)	倪译	weijue, consisting of weakness, atrophy of muscles, and coldness in spring, manifesting as paralysis, wei/flaccid syndrome, arthritis, or degeneration of the bones and tendons (6)
	吕译	weakened limbs (11)	朱译	atrophy and qi reversal diseases (292)
	杨译	flaccid reversal (8)		
天气 （12）	威译	the breath of Heaven (103)	文译	the qi of heaven (50)
	李译	Tianqi (Heaven-Qi) (21)	罗译	the sky (103)
	吴译	The energy of heaven (15)	倪译	the heavenly energy (6)
	吕译	The energy of Heaven (12)	朱译	the heavenly qi (294)
	杨译	Heavenly Qi (9)		
空窍 （12）	威译	（翻译"邪害空窍"）evil would come during this period of emptiness (103)	文译	the orifice (51)
	李译	Kongqiao (external orifices)/Note 7 (25)	罗译	the great void (103)/Note 3 (104)
	吴译	hollow orifices (15)	倪译	（未译出）
	吕译	（翻译"邪害空窍"）man's openings will suffer	朱译	the space between the heaven and earth (294)
	杨译	the hollow orifices (9)		
交通 （12）	威译	（译作动词）to communicate (104)	文译	interaction (52)
	李译	the communication between the upper and the lower (21)	罗译	（交通不表）Yin and Yang fail to communicate with each other in the universe (103)
	吴译	the intercrossing (15)	倪译	（未译出）

交通 （12）	吕译	interaction between Heaven and Earth (between Yin and Yang) (12)	朱译	the communication (294)
	杨译	(译作动词)communicate (9)		
莸 （12）	威译	vegetation (104)	文译	gardens (53)/Note 44 (53)
	李译	grasses and trees (21)	罗译	all creatures (103)
	吴译	void (此段翻译译者发挥的内容很多，未忠实于原文)	倪译	(未译出)
	吕译	(翻译"莸槁不荣")withering trees will pile up and the spring will not flourish (12)	朱译	Luxuriant trees and paddy rice stalks (294)
	杨译	grasses and trees (9)		
少阳 （13）	威译	the region of the lesser Yang (104)	文译	the minor yang (54)
	李译	Shaoyang (21)	罗译	shaoyang (104)/Note 1 (106)
	吴译	Shaoyang energy (16)	倪译	(未译出)
	吕译	little Yang (13)	朱译	the qi of the lesser-yang (295)
	杨译	Shaoyang Qi (9)		
太阳 （13）	威译	greater Yang (104)	文译	the major yang (54)
	李译	Taiyang (21)	罗译	Vital Energy of the Taiyang (104)
	吴译	Taiyang energy (16)	倪译	(未译出)
	吕译	Great Yang (13)	朱译	the qi of the greater-yang (295)
	杨译	Taiyang Qi (9)		
太阴 （13）	威译	greater Yin (104)	文译	the major yin (54)
	李译	Taiyin (21)	罗译	Vital Energy of the Taiyin (105)
	吴译	Shaoyin energy (16) (笔者注："Shaoyin"为"Taiyin"之误)	倪译	(未译出)
	吕译	great Yin (13)	朱译	the qi of the greater-yin (295)
	杨译	Taiyin Qi (9)		
少阴 （13）	威译	lesser Yin (104)	文译	the minor yin (55)
	李译	Shaoyin (21)	罗译	void

少阴 （13）	吴译	Taiyin energy (16)(笔者注： "Taiyin" 为 "Shaoyin" 之误)	倪译	（未译出）
	吕译	little Yin (13)	朱译	the qi of the lesser-yin (295)
	杨译	Shaoyin Qi (10)		
内格 （14）	威译	disobedience (105)	文译	opposition (57)
	李译	Neige (inner conflict) (23)	罗译	（罗译中为"关格"）Guange (105)/ Note 8 (108)
	吴译	the disease of mutual excluding of Yin and Yang (16)	倪译	（未译出）
	吕译	the internal resistance to the way of Heaven (14)	朱译	internal repellence (295)
	杨译	internal rejection (10)		
九州 （14）	威译	the nine divisions (105)/Note 2 (105)	文译	the nine regions (59)/Note 2 (59)
	李译	Jiuzhou (nine geographical divisions) (27)/Note 3 (37)	罗译	（未译出）
	吴译	nine states (namely Ji, Yan, Qing, Xu, Yang, Jing, Yu, Liang and Yong) (18)	倪译	the nine continents (8)
	吕译	The nine divisions of China (15)	朱译	（未译出）
	杨译	nine states (12)		
九窍 （14）	威译	the nine orifices (105)/Note 3 (105)	文译	the nine orifices (59) /Note 2 (59)
	李译	the Jiuqiao (nine orifices in the human body) (27)	罗译	the nine orifices (110)/Note 2 (110)
	吴译	nine orifices (senven orifices: two ears, two eyes, two nosetrils, and one mouth; two Yin orifices: external urethral orifices and the anus) (18)	倪译	nine orifices of ears, eyes, nostrils, mouth, anus, and urethra (8)
	吕译	nine openings in the human body (15)	朱译	the nine orifices (117)
	杨译	nine orifices (12)		
五脏 （14）	威译	the five viscera (105)	文译	the five depots (59)
	李译	the Five Zang-Organs (27)	罗译	the five Viscera (110)/Note 3 (110)
	吴译	five solid organs responsible for storing the mental activities (liver stores soul, heart stores spirit, spleen stores consciousness, lung stores inferior spirit, kidney stores will)	倪译	five zang organs of kidneys, liver, heart, spleen, and lungs (8)

五脏（14）	吕译	five viscera (15)	朱译	five zang-organs (117)
	杨译	five solid vescera (12)		
十二节（14）	威译	the twelve joints (105)	文译	the twelve sections (59)/Note 3 (59)
	李译	the twelve Jie (Joints) (27)/Note 4 (38)	罗译	the twelve joints (110)/Note 4 (110)
	吴译	twelve solar terms in the universe (18)	倪译	the twelve joints of elbows, wrists, knees, ankles, shoulders, and hips (8)
	吕译	twelve climatic occasions (15)	朱译	twelve joints (117)
	杨译	twelve joints of the body (12)		
贼邪（14）	威译	noxious spirits (106)	文译	a robber evil (61)
	李译	Zeixie (Thief-Evil) (27)/Note 6 (38)	罗译	Noxious factors (111)
	吴译	evil factors (18)	倪译	（未译出）
	吕译	stealing vicious energies (15)	朱译	evils (117)
	杨译	the evil (12)		
卫气（15）	威译	the breath of protection (106)	文译	the guard qi (61)
	李译	Weiqi (Defensive-Qi) (27)	罗译	Body Resistence (111)
	吴译	Wei-energy (19)	倪译	（未译出）
	吕译	defence energy (15)	朱译	the defensive qi (117)
	杨译	defensive Qi (13)		
阳气（15）	威译	the atmosphere of Yang (106)	文译	the yang qi [in man] (61)
	李译	Yangqi [in the human body] (28)	罗译	the Yang Vital Energy in the body (111)
	吴译	Yang energy (19)	倪译	the yang qi (8)
	吕译	Yang energy (15)	朱译	the yangqi (119)
	杨译	Yang Qi (13)		
辟积（16）	威译	（未译出）	文译	（未译出）
	李译	（翻译"辟积于夏"）Repeated overstrain in summer (29)	罗译	When such condition lasts to the summer (114)
	吴译	be protracted (19)	倪译	（翻译"辟积于夏"）if this continues into the summer (9)

辟积 （16）	吕译	(误译，未译出"辟积"的真正含义)	朱译	If this happens frequently (119)
	杨译	be accumulated (14)		
煎厥 （16）	威译	sickness (107)	文译	boiling recession (67)
	李译	Jianjue marked by blurred vision and loss of hearing (29)	罗译	Jian Jue (114)/Note 1 (114)
	吴译	The disease of anterior jue (19)	倪译	the jianjue syndrome, syncope caused by the sonsumption of yin fluids, with symptoms of blurred vision , deafness, and ear congestion (9)
	吕译	"upsurging energy of hot compression" (16)	朱译	fried-coma (119)
	杨译	the hot reversal (14)		
薄厥 （17）	威译	dizziness (107)	文译	a beating recession (68)/Note 29 (68)
	李译	Bojue (29)/Note 9 (38)	罗译	Bo Jue (114)/Note 2 (114)
	吴译	syncope due to emotional upset (20)	倪译	bojue, syncope due to a battle between qi and blood (9)
	吕译	"close upsurging energy" (17)	朱译	oppressed-coma (119)
	杨译	urgent reversal (14)		
筋 （17）	威译	muscles (107)	文译	the sinews (68)
	李译	the sinew (31)	罗译	tendons (114)
	吴译	the tendon (20)	倪译	the tendons (9)
	吕译	the tendons (17)	朱译	sinew (119)
	杨译	the sinew (14)		
汗出 偏沮 （17）	威译	perspire (only) partially (107)	文译	sweat seeps out on one side (68)
	李译	[frequent] sweating over half of the body (31)	罗译	sweat only appears on one side of the body (114)
	吴译	(翻译"汗出偏沮")If one side of the body of a man is usually obstructed and no sweat appears when one should perspire	倪译	sweating on only one side of the body (9)
	吕译	(翻译"汗出偏沮")When one perspires on one side of the body for long (17)	朱译	perspiration happens over half of the body (119)
	杨译	Sweating over half of the body (14)		

偏枯 (17)	威译	a partial paralysis (107)	文译	unilateral withering (68)/Note 31 (68)
	李译	paralysis (31)	罗译	flaccid paralysis and difficult movement of the extremities (114)/Note 3 (114)
	吴译	hemiparalysis (20)	倪译	pianku, hemiplegia (9)
	吕译	hemiplegia (17)	朱译	hemiplegia (119)
	杨译	hemiparalysis (14)		
痤痱 (17)	威译	eruptions on the skin (107)	文译	pimples and heat rashes (69)/Note 32 (69)
	李译	Small furuncle and prickly heat (31)	罗译	furuncle and prickly heat (114)
	吴译	furuncle (20)	倪译	zuofei—rash, dermatitis, and furuncle (9) (笔者注："痤痱"的音译应为"cuofei")
	吕译	acne and prickly heat (17)	朱译	furuncles and prickly heats (119)
	杨译	Boils or prickly heat (14)		
大丁 (17)	威译	(未译出)	文译	large boils (69)/Note 33 (69)
	李译	Big furuncles and other diseases (31)	罗译	deep-rooted carbuncles (114)
	吴译	cellulitis (20)	倪译	ding chuang, larger lesion with pus (9)
	吕译	carbuncle (17)	朱译	big malignant boils (119)
	杨译	big boils (14)		
皶 (17)	威译	eruptions of the skin (107)	文译	blotches (70)
	李译	prickly heat (31)	罗译	acne (114)
	吴译	comedo (20)	倪译	zha, or red spots on the nose (9)
	吕译	acne (17)	朱译	small acnes (119)
	杨译	roughness (14)		
痤 (17)	威译	sores (107)	文译	pimples (70)/Note 36 (70)
	李译	acne (31)	罗译	furuncle (114)
	吴译	sore (20)	倪译	zuochuang, lesions on the buttocks and in the rectal area, with ulcerations and boils (9)

痤 （17）	吕译	boil (17)	朱译	small furuncles (119)
	杨译	acne (14)		
大偻 （18）	威译	a great deformity (hunchback) (107)	文译	a severe bending [of the body] (70)/ Note 38 (70)
	李译	(翻译"乃生大偻")making the body unable to straighten up (31)	罗译	（未译出）
	吴译	hunchback (20)	倪译	lou, perforated scrofula of the neck (10)
	吕译	hunchback (due to the inability of the Yang energy to nourish the tendons) (18)	朱译	hunchback (119)
	杨译	humpback (14)		
瘘 （18）	威译	ulcers (瘘) (107)	文译	tumors (71)
	李译	fistulas (31)	罗译	fistula (115)
	吴译	scrofula (20)	倪译	pathgenic cold (10)
	吕译	running sores (18)	朱译	Fistulas (119)
	杨译	fiscula (14)		
肉腠 （18）	威译	the flesh (107)	文译	the interstice [structures] (71)/Note 40 (71)
	李译	the Roucou (muscular interstices) (31)	罗译	Muscles (115)
	吴译	the muscle straie (20)	倪译	the muscles (10)
	吕译		朱译	The muscular striae (119)
	杨译	interstitial striaes (14)		
营气 （18）	威译	the atmosphere of the (main) ducts (107)	文译	the camp qi (71)
	李译	Yingqi (Nutrient-Qi) (31)	罗译	Nutrient Essence (115)
	吴译	the Yang energy (20)	倪译	the ying/nutritive qi (10)
	吕译		朱译	the nutritive qi (120)
	杨译	nutrient Qi (15)		
痈肿 （18）	威译	ulcers and swellings (107)	文译	yong-abscesses and swelling (71)
	李译	carbuncle and ulcer (31)	罗译	carbuncle and swelling (115)

痈肿 （18）	吴译	a carbuncle (20)	倪译	Yong Zhong, suppurative swelling with cysts and pus conditions (10)
	吕译	swelling of carbuncle (18)	朱译	carbuncles (120)
	杨译	swelling (15)		
俞穴 （人卫版 写为"穴 俞"） （18）	威译	the '(acupuncture) spots' (107)	文译	the holes and transporters (71)
	李译	acupoints (31)	罗译	the Shu points (115)
	吴译	shu-points (21)	倪译	the shu/transport points (10)
	吕译	the points on the skin (18)	朱译	the acupuncture points (120)
	杨译	acupoints (15)		
风疟 （18）	威译	intermittent fevers (107)	文译	wind-malaria (71)/Note 43 (71)
	李译	Fengnüe (Wind-Malaria Syndorme) (31)	罗译	Wind malaria (115)/Note 7 (116)
	吴译	Wind-type malaria (21)	倪译	fengnui, wind malaria with alternating chills and fever, headache, and irritability (10)（笔者注："风疟"的音译为"fengnue"）
	吕译	"wind malaria" (18)	朱译	the wind malaria (120)
	杨译	wind-malaria (15)		
大风 （18）	威译	a heavy storm (107)	文译	a strong wind (72)
	李译	violent-wind (31)	罗译	（翻译"虽有大风苛毒"）no matter how strong the Wind is and how vicious the pathogens are (117)
	吴译	wind-evil (21)	倪译	（翻译"大风苛毒"）the most powerful, vicious wind (10)
	吕译	（翻译"大风苛毒"）vicious wind (18)	朱译	great winds (120)
	杨译	the violent wind (15)		
苛毒 （18）	威译	afflictions, or poison (107)	文译	a violent poison (72)
	李译	virulent-toxin (31)	罗译	（翻译"虽有大风苛毒"）no matter how strong the Wind is and how vicious the pathogens are (117)
	吴译	severe toxin (21)	倪译	（翻译"大风苛毒"）the most powerful, vicious wind (10)
	吕译	（翻译"大风苛毒"）vicious wind (18)	朱译	pernicious evils (120)

苛毒 （18）	杨译	toxin (15)		
筋脉 （20）	威译	muscles and pulses (107)	文译	sinews and vessels (75)
	李译	musculatures and Channels (33)	罗译	tendons and conduits (118)
	吴译	the tendons and channels (22)	倪译	the tendons, ligaments, vessels, channels, and collaterals (11)
	吕译	tendons and meridians (20)	朱译	the sinews and channels (112)
	杨译	the sinews and vessels (16)		
骨髓 （20）	威译	bones and marrow (107)	文译	Bones and marrow (75)
	李译	bones and marrow (33)	罗译	bones and marrow (119)
	吴译	the bone and marrow (22)	倪译	the muscles, bones, and marrow (11)
	吕译	bones and marrows (20)	朱译	the bones and marrow (122)
	杨译	the bone and marrow (16)		
邪 （20）	威译	the evil influences (108)	文译	the evil (76)
	李译	Xie (Evil)	罗译	The invading pathogenic factors (120)
	吴译	the wind-evil (22)	倪译	the evil wind (11)
	吕译	vicious energy (20)	朱译	the evil (122)
	杨译	the evil (16)		
肠澼 （20）	威译	(译为句子)his bowels will be injured (108)	文译	the intestines are flushed (76)/Note 65 (76)
	李译	Changpi (dysentery) (35)	罗译	bloody stool (120)/Note 3 (120)
	吴译	bloody stool (22)	倪译	dysentery (11)
	吕译	dysentery or discharge of blood from the anus (20)	朱译	intestinal flux (122)
	杨译	dysentery (16)		
痔 （20）	威译	bleeding piles (108)	文译	Piles (76)/Note 66 (76)
	李译	haemorrhoids (35)	罗译	hemorrhoid (120)
	吴译	hemorrhoid (22)	倪译	hemorrhoids (11)
	吕译	bleeding piles (20)	朱译	hemorrhoid (122)
	杨译	hemorrhoids (16)		

强力 (20)	威译	indulge in excesses of sexual intercourse (108)	文译	exertion (77)
	李译	over-exertion (108)	罗译	has sexual intercourse when he is physically exhausted (120)
	吴译	practices sexual intercourse with difficulty (22)	倪译	(未译出)
	吕译	has excessive sex (20)	朱译	indulges in sexual activity (122)
	杨译	overexertion or excessive intercourse (16)		
高骨 (20)	威译	loins (108)	文译	the high bones (77)/Note 67 (77)
	李译	Gaogu (spine on the lumbar region) (35)	罗译	the lumbar vertebra (120)
	吴译	lumbar vertebra (22)	倪译	(未译出)
	吕译	high bone (20)	朱译	the spine (122)
	杨译	the lumbar spine (16)		
圣度 (21)	威译	"the system of the sages" (108)/Note 7 (108)	文译	standards of the sages (78)/Note 71 (78)
	李译	the Shengdu (the supreme standard) (35)/Note 17 (39)	罗译	what the Sage does to keep health (120)
	吴译	the standing order of the sage (22)	倪译	(未译出)
	吕译	the way of Sages (20)	朱译	the policy of sages (122)
	杨译	the sage rule (17)		
精神 (21)	威译	spirit (109)	文译	spirit (78)
	李译	Jingshen (Essence-Spirit) (35)	罗译	(翻译 "精神乃治")man will be energetic and vigorous
	吴译	(翻译 "精神乃治")his body will be strong and his spirit sound	倪译	(翻译 "精神乃治")the spirit normal, and the mind clear (11)
	吕译	the spirits (21)	朱译	both essence and spirit (122)
	杨译	the spirit (17)		
洞泄 (21)	威译	a leakage (109)	文译	a pipe flush (79)/Note 76 (79)
	李译	Dongxie (acute diarrhea) (35)	罗译	excessive diarrhea (121)
	吴译	diarrhea with indigested food (23)	倪译	diarrhea, indigestion, and food (11)
	吕译	diarrhea (21)	朱译	severe diarrhea (122)

洞泄（21）	杨译	acute watery diarrhea (17)		
疟疾（21）	威译	intermittent fever (109)	文译	jie and malaria (79)/Note 77 (79)
	李译	Jienüe (malaria) (34)	罗译	malaria (121)
	吴译	malaria (23)	倪译	malaria (11)
	吕译	malaria that attacks every other day (21)	朱译	malaria (122)
	杨译	malaria (17)		
痿厥（2）	威译	paralysis (impotence 痿厥) (109)	文译	limpness with receding [qi] (79)/Note 79 (79)
	李译	Weijue (weakness of the limbs) (35)/Note 18 (39)	罗译	flaccidity with coldness on the extremities (121)
	吴译	muscular flaccidity and coldness of the extremities (23)	倪译	weijue, cold limbs with flaccidity, cough, and emaciation of the body and limbs (12)
	吕译	(翻译"发为痿厥")it will weaken the limbs (21)	朱译	atrophy diseases (122)
	杨译	flaccid reversal (17)		
温病（21）	威译	the warm disease (109)/Note 8 (109)	文译	A warmth disease (79)/Note 80 (79)
	李译	Wenbing (warm disease or seasonal febrile disease) (35)	罗译	acute febrile disease (121)/Note 4 (122)
	吴译	seasonal febrile disease (23)	倪译	febrile disease (12)
	吕译	warm disease (21)	朱译	pyretic diseases (122)
	杨译	the warm disease (17)		
八风（22）	威译	eight winds (110)	文译	eight winds (83)/Note 1 (83)
	李译	eight kinds of wind (41)/Note 1 (50)	罗译	the eight winds (124)/Note 1 (125)
	吴译	winds from eight directions (25)	倪译	eight types of wind (13)
	吕译	eight winds (23)	朱译	the eight winds (23)
	杨译	eight winds (19)		
经（脉）（22）	威译	the arteries (veins 经)	文译	conduits (83)/Note 2 (83)
	李译	the Jingmai (Channels) (41)	罗译	the Viscera (124)
	吴译	(未译出)	倪译	channels and collaterals (13)
	吕译	the meridians (23)	朱译	the channels (23)

经（脉）(22)	杨译	meridians (19)		
五风 (22)	威译	five different kinds of winds (110)	文译	five winds (83)/Note 2 (83)
	李译	five kinds of wind (41)/Note 2 (50)	罗译	five winds (124)
	吴译	winds of the five viscera (25)	倪译	five types of wind (13)
	吕译	five winds (23)	朱译	the five winds (23)
	杨译	five winds (19)		
经风 (23)	威译	the wind of the veins (110)	文译	the [five] winds in the conduits (83)
	李译	Jingfeng (Channel-Wind) (41)/Note 3 (50)	罗译	(翻译"八风发邪,以为经风") Pathogenic factors that can invade the Channels originate from the eight winds (124)
	吴译	(未译出)	倪译	abnormal changes in the four seasons (13)
	吕译	the winds of meridians (23)	朱译	(意译,未译出)
	杨译	meridian winds (19)		
邪气 (23)	威译	evil (110)	文译	the evil qi (83)
	李译	Xieqi (Evil-Qi) (41)	罗译	disease (124)
	吴译	evil wind (25)	倪译	(未译出)
	吕译	(未译出)	朱译	disease (23)
	杨译	evil Qi (19)		
长夏 (23)	威译	Long Summer (110)	文译	late summer (83)
	李译	later summer (41)/Note 5 (50)	罗译	long summer (125)
	吴译	long summer (26)	倪译	late summer (13)
	吕译	the prolonged summer (23)	朱译	late summer (23)
	杨译	later summer (19)		
俞 (23)	威译	disturbances (110)	文译	the transporters (84)/Note 5 (84)
	李译	the Acupoint (41)	罗译	Shu points (125)
	吴译	Shu-point (25)	倪译	acupuncture points (14)
	吕译	(未译出)	朱译	the points (23)

俞 (23)	杨译	acupoints (19)		
颈项 (23)	威译	the throat and neck (110)	文译	the neck (84)/Note 4 (84)
	李译	the neck and nape (41)/Note 6 (50)	罗译	the neck (125)
	吴译	Neck (25)	倪译	the neck (14)
	吕译	the neck (23)	朱译	the head (译文语境："…attacks the liver through the points of the head")
	杨译	the neck (19)		
胸胁 (23)	威译	the chest and ribs (110)	文译	The chest and flanks (84)/Note 7 (84)
	李译	the chest and rib-side (41)/Note 7 (51)	罗译	the chest and costal regions (125)/Note 2 (126)
	吴译	the chest and hypochondria (25)	倪译	the chest and ribs (14)
	吕译	the chest and ribs (23)	朱译	the breast and the sides of the ribs (23)
	杨译	the chest and libs (19)		
脏 (23)	威译	the viscera (110)	文译	The depots (85)/Note 12 (85)
	李译	the Zang-Organs (43)/Note 11 (52)	罗译	the Viscus (126)/Note 1 (126)
	吴译	the viscera (26)	倪译	(未译出)
	吕译	the viscera (23)	朱译	the heart (23)
	杨译	solid viscera (20)		
衄衊 (23)	威译	(译作动词)to bleed at the nose (110)	文译	Stuffy nose and nosebleed (85)/Note 15 (85)
	李译	Qiunü (nasal stuffiness and bleeding) (43)	罗译	stuffy nose with snivel and epistaxis (126)/Note 2 (126)
	吴译	the syndrome of running nose and nasal hemorrhage (26)	倪译	(未译出)
衄衊 (23)	吕译	runny nose and nosebleed (23)	朱译	Runny nose, nasal congestion and nosebleed (23)
	杨译	nosebleed (20)		
寒中 (23)	威译	a cold in the center (110)	文译	cold center (85)/Note 19 (85)
	李译	Hanzhong (internal cold syndromes) (43)	罗译	cold nature (126)
	吴译	(翻译"洞泄寒中")the disease of cold in the spleen and stomach	倪译	(未译出)

寒中 （23）	吕译	internal cold (23)	朱译	cold abdomen (23)
	杨译	interior cold (20)		
风疟 （23）	威译	intermittent fever (110)	文译	wind-malaria (86)/Note 20 (86)
	李译	Fengnüe (Wind-Malaria) (43)	罗译	void (省译了"秋善病风疟"一句)
	吴译	the wind-typed malaria (26)	倪译	（未译出）
	吕译	malaria of wind (24)	朱译	wind malaria (23)
	杨译	wind-malaria (20)		
痹厥 （23）	威译	paralysis (convulsions 厥)	文译	block and receding [qi] (86)/Note 21 (86)
	李译	Bijue (numbness and coldness of the four limbs) (43)	罗译	rheumatic pain and coldness on the extremities (126)
	吴译	arthralgia syndrome (26)	倪译	（未译出）
	吕译	rheumatism and cold limbs (24)	朱译	numb and cold limbs (23)
	杨译	impedimental reversal (20)		
按蹻 （24）	威译	（误译,未译出）	文译	pressing-lifting (86)/Note 22 (86)
	李译	Anqiao (massage) (52)	罗译	disturb (one's) bones and tendons (127) /Note 1 (127)
	吴译	(动词)massage or do any calisthenics (26)	倪译	（未译出）
	吕译	massage and exercises (energy exercises or breathing exercises and physical exercises of a therapeutic nature) (24)	朱译	massage and exercise (23)
	杨译	pressing and stepping (20)		
三焦 （25）	威译	the three burning spaces (111)	文译	triple burner (89)
	李译	the Sanjiao (Triple-Energizer) (45)/Note 16 (52)	罗译	the Three Portions of Body Cavity (Sanjiao) (130)
	吴译	triple warmer (27)	倪译	sanjiao (the three viscera cavities responsible for fluid metabolism) (15)
	吕译	the triple burning space (25)	朱译	triple-warmer (25)
	杨译	triple-jiao (21)		
针石 （25）	威译	acupuncture (111)	文译	needles and [pointed] stones (90)/Note 37 (90)

针石 （25）	李译	Zhenshi (45)/Note 21 (53)	罗译	acupuncture and stone needle (131)
	吴译	needles and stones (27)	倪译	acupuncture points (15)
	吕译	acupuncture treatment (25)	朱译	acupuncture (25)
	杨译	stone needles (21)		
岁星 （26）	威译	the planet Jupiter (112)	文译	Jupiter (91)
	李译	Jupiter (47)	罗译	Jupiter (132)
	吴译	the Sui star (the ancient name of Jupiter)	倪译	（未译出）
	吕译	the planet Jupiter (26)	朱译	shui star (27) (shui 为 sui star 之误)
	杨译	Wood Star (Jupiter) (22)		
角 （26）	威译	chio（角）	文译	jue (91)
	李译	Jiao (47)/Note 24 (54)（笔者注：五音中的"角"拼音应为"jué"）	罗译	Jue (132)/Note 2 (134)
	吴译	Jue (the third tone of the five tones) (28)	倪译	（未译出）
	吕译	Ziau (namely, the middle sound) (26)	朱译	jiao(jiao 为 jue 之误)
	杨译	Jue (22)		
荧惑星 （26）	威译	the planet Mars (112)	文译	Mars (92)
	李译	Mars (47)	罗译	Mars (133)
	吴译	Yinghuo star (the ancient name of Mars) (29)	倪译	（未译出）
	吕译	the planet Mars (26)	朱译	Ying-huo star (27)
	杨译	Fire Star (Mars) (22)		
徵 （27）	威译	chih（徵）(112)	文译	zhi (92)
	李译	Zheng (47)（笔者注：五音中的"徵"拼音应为"zhǐ"）	罗译	Zhi (133)/Note 5 (135)
	吴译	Zhi (the fourth tone in the five tones) (29)	倪译	（未译出）
	吕译	the Zeng in the five sounds (27)	朱译	zhi (re) (27)
	杨译	Zhi (22)		

镇星 （27）	威译	the planet Saturn (112)	文译	Saturn (92)
	李译	The Saturn (49)	罗译	Saturn (133)
	吴译	Zhen star (the ancient name of Saturn) (29)	倪译	（未译出）
	吕译	the planet Saturn (27)	朱译	zhen star (27)
	杨译	Earth Star (Saturn) (22)		
宫 （27）	威译	kung (宫) (112)	文译	gong (92)
	李译	Gong (49)	罗译	Gong (133)/Note 7 (135)
	吴译	Gong (the first tone in the five tones) (29)	倪译	（未译出）
	吕译	Kong in the five sounds (27)	朱译	gong (mi)
	杨译	Gong (22)		
太白星 （28）	威译	Venus (113)	文译	Venus (93)
	李译	Venus (49)	罗译	Venus (133)
	吴译	Taibai star (the ancient name of Venus)	倪译	（未译出）
	吕译	the planet Venus (28)	朱译	tai-bai star (27)
	杨译	Metal Star (Venus) (23)		
商 （28）	威译	shang (商) (113)	文译	shang (93)
	李译	Shang (49)	罗译	Shang (133)/Note 9 (135)
	吴译	Shang (the second tone in the five tones) (29)	倪译	（未译出）
	吕译	Shang (28)	朱译	shang (so)
商 （28）	杨译	Shang (23)		
谿 （28）	威译	the cavities (113)	文译	the ravines (93)/Note 50 (93)
	李译	the large joints (48)/Note 30 (55)	罗译	the Xi (133)/Note 10 (135)
	吴译	the interpaces at the junctions of muscles of the body (30)	倪译	（未译出）
	吕译	the minor meeting places of flesh (bone cavities)	朱译	the small muscles next to the bones (28)
	杨译	knee（可能为误译）		

辰星 （28）	威译	the morning star (113)	文译	Mercury (93)
	李译	the Mercury (49)	罗译	Mercury (133)
	吴译	Chen star (the ancient name of Mercury) (30)	倪译	（未译出）
	吕译	the planet Mercury (28)	朱译	chen star (28)
	杨译	Water Star (Mercury) (23)		
羽 （28）	威译	yü(羽) (113)	文译	yu (93)
	李译	Yu (49)	罗译	Yu (134)/Note 11 (135)
	吴译	Yu (the fifth tone in the five tones)	倪译	（未译出）
	吕译	Yee (the most high-pitched and purest) (28)	朱译	yu (la)
	杨译	Yu (23)		
膜胀 （32）	威译	dropsical swellings (115)	文译	Bloating (97)/Note 8 (97)
	李译	Abdominal flatulence [or distension] (57)	罗译	Distention (138)/Note 11 (140)
	吴译	the flatulence (32)	倪译	fullness and distension in the head (17)
	吕译	congestion and discomfort in the chest region (31)	朱译	abdominal distention (6)
	杨译	severe distention (24)		
清阳 （32）	威译	lucid element of light (115)	文译	the clear yang (97)
	李译	Qingyang (Lucid-Yang) (57)	罗译	lightness of yang (140)
	吴译	lucid Yang (32)	倪译	the clear yang (17)
	吕译	clear Yang (31)	朱译	the clear yang (8)
清阳 （32）	杨译	clear Yang (25)		
浊阴 （32）	威译	turbid element of darkness (115)	文译	the turbid yin (97)/Note 12 (97)
	李译	Zhuoyin (Turbid-Yin) (57)	罗译	turbidity of Yin (140)
	吴译	Turbid Yin (32)	倪译	the turbid yin qi (17)
	吕译	muddy Yin (31)	朱译	the turbid yin (8)
	杨译	turbid Yin (25)		

腠理 （32）	威译	the pores (116)	文译	the interstice structure (98)/Note 13 (98)
	李译	Couli (muscular interstices) (59)	罗译	Couli (141)
	吴译	the striae of skin (32)	倪译	the surface of the body (18)
	吕译	the pores (31)	朱译	the muscular striae (8)
	杨译	interstitial striaes (25)		
四支 （32）	威译	the four extremities (116)	文译	the four limbs (98)/Note 14 (98)
	李译	the four limbs (59)	罗译	the extremities (141)
	吴译	the four limbs (32)	倪译	the four extremities (18)
	吕译	the four limbs (31)	朱译	the four limbs (8)
	杨译	four limbs (25)		
六府 （32）	威译	the six treasuries of nature (116)	文译	the six palaces (98)/Note 14 (98)
	李译	the Six Fu-Organs (59)	罗译	the six Bowels (141)
	吴译	the six hollow organs (32)	倪译	the six fu organs (18)
	吕译	the six bowels (31)	朱译	the six fu-organs (8)
	杨译	Six hollow viscera (25)		
浮（肿） （34）	威译	light and floating (117)	文译	surface [swelling] (103)/Note 41 (103)
	李译	dropsy (61)	罗译	edema (145)/Note 10 (146)
	吴译	edema (34)	倪译	swelling (19)
	吕译	edema (33)	朱译	edema (9)
浮（肿） （34）	杨译	edema (26)		
濡泻 （34）	威译	(译为句子)moisture will be dispelled (117)	文译	soggy outflow (103)/Note 42 (103)
	李译	watery diarrhea (61)	罗译	diarrhea (145)/Note (146)
	吴译	diarrhea (34)	倪译	diarrhea (19)
	吕译	damp diarrhea (33)	朱译	laxation (9)
	杨译	Watery diarrhea (26)		
五行 （34）	威译	five elements (117)/Note 3 (117)	文译	the five agents (103)/Note 43 (103)

五行（34）	李译	the Wuxing (Five-Elements) (61)	罗译	the five Elements (146)
	吴译	five elements (34)	倪译	the five energetic transformations of wood, fire, earth, metal, and water. (19)
	吕译	five Elements (33)	朱译	the five elements (9)
	杨译	five elements (26)		
脏腑（35）	威译	the viscera and the bowels (118)	文译	the depots and palaces (105)
	李译	the Zangfu-Organs (63)	罗译	the Viscera and Bowels (148)
	吴译	the five solid and sixe hollow organs (35)	倪译	zangfu (20)
	吕译	the viscera and bowels (34)	朱译	the zang-fu organs (14)
	杨译	solid and hollow viscera (27)		
经脉（35）	威译	the blood vessels and the arteries (veins) (118)	文译	the conduit vessels (105)
	李译	the Jingmai (Channels) (63)	罗译	the Channels and conduits (148)
	吴译	twelve channels (35)	倪译	the channels and collaterals (20)
	吕译	the meridians (34)	朱译	the channels (14)
	杨译	meridians (27)		
六合（35）	威译	six junction (118)	文译	the six unions (105)/Note 56 (105)
	李译	the six combinations (63)/Note 23 (83)	罗译	the six combinations of Channels (148)/Note 1 (148)
	吴译	Six coincidences (the Hand and Foot Shaoyin coincide with Taiyang Foot Jueyin coincide with Shaoyang channels) (35)	倪译	liu he (20)
	吕译	six modes of relationships between superficial and deep meridians (34)	朱译	the six correspondences (14)
	杨译	the six communications (27)		
气穴（35）	威译	points (118)	文译	the qi holes (105)
	李译	Acupoint (63)	罗译	acupoints of Channels (148)
	吴译	Energy-points (35)	倪译	thepoints of qi (20)
	吕译	the acupuncture points (34)	朱译	acupuncture points (14)
	杨译	acupoint-Qi (27)		

谿谷 （35）	威译	'hollow' (118)	文译	the ravines, valleys (105)/Note 57 (105)
	李译	the Xigu (regions where muscles converge) (63)	罗译	（翻译"谿谷属骨，皆有所起"）differentiating various positions among the muscles and bones (148)
	吴译	Xigu (Stream Valley) (35)	倪译	the muscles and spaces between the muscles (18)
	吕译	rivers and valleys of flesh (34)	朱译	Muscles and bones (14)
	杨译	intermuscular septum together with bone (27)		
气 （38）	威译	the spirit (119)	文译	the qi (108)
	李译	Qi (65)	罗译	Vital Energy (150)
	吴译	the vital energy (36)	倪译	（未译出）
	吕译	energy (36)	朱译	the qi (15)
	杨译	Qi (28)		
七损八益 （43）	威译	the seven injuries and the eight advantages (121)	文译	the seven injuries and eight benefits (113)/Note 82 (113)
	李译	seven [ways of] losses and eight [ways of] profits (71)/Note 46 (87)	罗译	the "Seven Losses and Eight Gains" /Note 1 (154)
	吴译	the physiological rule of seven disadvantages and eight advantages of men and women (39)	倪译	（未译出）
	吕译	menstruation in women and growth of sex energy in men (41)	朱译	sexual austerity (18)
	杨译	seven declines and eight benefits of physiological rules (30)		
权衡规矩 （47）	威译	irregularities which must be adjusted according to custom and usage (124)	文译	The weight and the beam, the circle and the square (121)/Note 119 (121)
	李译	[whether] the pulse conditions [in the four seasons are normal or not] (79)	罗译	（翻译"观权衡规矩，而知病所主"）analyze the pulses in accordance with the seasons so as to know the origin of disease (161)/Note 3 (162)
	吴译	（未译出）	倪译	（未译出）
	吕译	（未译出）	朱译	the pulse (21)
	杨译	the complexion and pulses related with four seasons (34)		
尺寸 （47）	威译	the pulse at the place of the 'cubit' (尺) and at the place of the 'inch' (寸) (124)	文译	the foot-long section and the inch (122)

尺寸 （47）	李译	Chi and Cun (79)/Note 60 (88)	罗译	the Inch and Cubit (161)
	吴译	the Chi and Cun pulse condition (43)	倪译	（未译出）
	吕译	the pulse at the wrist (45)	朱译	the chi and cun parts (21)
	杨译	Chi-Chun (34)（笔者注：应为Chi-Cun之误）		
浮沉滑涩 （47）	威译	whether the pulse is superficial or whether it is deep, whether it is regular or uneven (124)	文译	(be) at the surface or in the depth, smooth or rough (122)
	李译	the floating, sinking, slippery and unsmooth [states of the pulse] (79)	罗译	floating, deep, slippery and hesitant pulses (161)
	吴译	the floating, deep, slippery, choppy pulse conditions (43)	倪译	（未译出）
	吕译	a superficial pulse, or a deep pulse, or a sliding pulse, or a retarded pulse (45)	朱译	the floating, sinking, slippery, or uneven pulse (21)
	杨译	floating, sunken, slippery and unsmooth pulse (34)		
广明 （49）	威译	shining space (广明) (126)	文译	broad brilliance (129)/Note 14 (129)
	李译	Guangming (93)/Note 3 (95)	罗译	Guangming (166)/Note 1 (167)
	吴译	Guangmin (Yang being abundant) (46)（笔者注："Guangmin"应为"Guangming"之误）	倪译	guangming or broad expanse (27)
	吕译	broad brightness (48)	朱译	（不在朱译本选译范围之内）
	杨译	grand-bright (37)		
太冲 （49）	威译	the great thoroughfare (126)	文译	great thoroughfare (129)/Note 14 (129)
	李译	Tai-chong (93)/Note 4 (95)	罗译	Taichong (166)/Note 2 (167)
	吴译	Tai chong (46)	倪译	tai chong or great fall (28)
	吕译	great connective (48)	朱译	（不在朱译本选译范围之内）
	杨译	Taichong meridian (37)		
少阴 （49）	威译	the lesser Yin (126)	文译	minor yin [vessel] (130)/Note 15 (130)
	李译	Shaoyin (93)	罗译	Shaoyin (166)
	吴译	foot-Shaoyin (46)	倪译	shaoyin or minor yin (28)
	吕译	little Yin (48)	朱译	（不在朱译本选译范围之内）

少阴 （49）	杨译	Shaoyin meridian (37)		
太阳 （49）	威译	The Great Yang (126)	文译	major yang [vessel] (130)/Note 16 (130)
	李译	Taiyang (93)	罗译	Taiyang (166)/Note 3 (167)
	吴译	urinary Bladder Channel ofo Foot-Taiyang (46)	倪译	taiyang or major yang/bladder channel (28)
	吕译	great Yang (48)	朱译	（不在朱译本选译范围之内）
	杨译	Taiyang meridian (37)		
至阴 （49）	威译	（未译出）	文译	the Extreme Yin [hole]/Note 17 (130)
	李译	Zhiyin (BL 67) (93)	罗译	Zhiyin (166)/Note 4 (168)
	吴译	the Zhiyin point of the foot (46)	倪译	the point zhiyin (B67)
	吕译	Chihyin (classified as 299 by the translabor throughout this translation) (48)（笔者注：其中的 "translabor" 应为 "translator" 之误）	朱译	（不在朱译本选译范围之内）
	杨译	Zhiyin (37)		
命门 （49）	威译	the 'Gate of Life' (126)/Note 2 (126)	文译	The gate of life (130)/Note 18 (130)
	李译	Mingmen (93)/Note 5 (95)	罗译	Mingmen (166)/Note 5 (168)
	吴译	（未译出）	倪译	（未译出）
	吕译	Mingme (namely, the eyes) (48)（笔者注：有说法为 "命门" 在《黄帝内经》中指眼睛）	朱译	（不在朱译本选译范围之内）
	杨译	acupoint Mingmen (37)		
阳明 （49）	威译	the 'sunlight' (126)	文译	yang brilliance [vessel] (130)/Note 21 (130)
	李译	Yangming (93)	罗译	Yangming (167)/Note 7 (168)
	吴译	the Yangming-stomach (46)	倪译	the yangming/stomach channel (28)
	吕译	bright Yang (48)	朱译	（不在朱译本选译范围之内）
	杨译	Yangming meridian (37)		
厉兑 （49）	威译	everything (126)（误译）	文译	The Grinding Stone Hole (131)/Note 22 (131)
	李译	Lidui (ST 45) (93)	罗译	Lidui (167)/Note 8 (168)

厉兑 （49）	吴译	the Lidui point of the foot (46)	倪译	lidui (ST45) (28)
	吕译	Litui (188) (48)	朱译	（不在朱译本选译范围之内）
	杨译	acupoint Lidui (37)		
厥阴 （50）	威译	（未译出）	文译	the ceasing yin [vessel] (131)/Note 23 (131)
	李译	Jueyin (93)	罗译	the Jueyin (167)/Note 9 (168) （这里罕见地加了一个定冠词"the"）
	吴译	the Jueyin (46)	倪译	Jueyin (28)
	吕译	decreasing Yin (49)	朱译	（不在朱译本选译范围之内）
	杨译	Jueyin (38)		
少阳 （50）	威译	the lesser Yang (126)	文译	the minor yang [vessel] (131)/Note 24 (131)
	李译	Shaoyang (93)	罗译	Shaoyang (167)
	吴译	the Shaoyang channels (46)	倪译	the shaoyang/gallbladder channel (28)
	吕译	little Yang (49)	朱译	（不在朱译本选译范围之内）
	杨译	Shaoyang meridian (38)		
窍阴 （50）	威译	the orifices of Yin (126)	文译	the Orifice Yin [hole] (131)/Note 24 (131)
	李译	Zuqiaoyin (GB 44) (93)	罗译	Qiaoyin (167)/Note 10 (168)
	吴译	the Qiaoyin point of the foot (46)	倪译	the zhuqiaoyin point (G44) (28)（笔者注："足窍阴"的音译应为"zuqiaoyin"）
	吕译	Chiaoyin point (232) (49)	朱译	（不在朱译本选译范围之内）
	杨译	acupoint Zuqiaoyin (38)		
	杨译	Taiyin meridian (38)		
隐白 （51）	威译	everything that is hidden (127)	文译	the Hidden White [hole] (133)/Note 28 (133)
	李译	Yinbai (SP 1) (93)	罗译	yinbai (169)/Note 1 (169)
	吴译	the Yinbai (Hidden White) point on the foot (47)	倪译	the point yinbai (SP1) (28)
	吕译	Yinpai point (300) (49)	朱译	（不在朱译本选译范围之内）
	杨译	acupoint Yinbai (38)		

涌泉 (51)	威译	all that flows rapidly and of all the springs (127)	文译	The Gushing Fountain [hole] (133)/Note 30 (133)
	李译	Yongquan (KI 1) (93)	罗译	Yongquan (169)/Note 2 (169)
	吴译	the Yongquan (Pouring Spring) point of the foot (47)	倪译	yongchuan (K1) point (28)(笔者注："涌泉"的音译应为"yongquan")
	吕译	the Yungchuan point (335) (50)	朱译	(不在朱译本选译范围之内)
	杨译	acupoint Yongquan (38)		
大敦 (51)	威译	greatness and honesty (127)	文译	the Large Pile [hole] (133)/Note 31 (133)
	李译	Dadun (LR 1) (93)	罗译	Dadun (169)/Note 3 (179)
	吴译	the Dadun (Great Mound) point of the foot (47)	倪译	the point dadun (L1V1) (29)
	吕译	the Tatun point (321)	朱译	(不在朱译本选译范围之内)
	杨译	acupoint Dadun (38)		
真脏 (52)	威译	(未译出)	文译	the true [qi of the] depots (138)
	李译	Zhenzang (Genuine-Zang)/Note 3 (106)	罗译	Zhenzang Mai (173)
	吴译	the pulse condition of indicating the exhaustion of visceral energy (49)(笔者注：其中的第一个"of"应删掉)	倪译	the pulse of zhenzang. Zhenzang, or decaying pulse, indicates that the stomach qi is drained and exhausted and the prognosis is usually death. Why? Because a yin pulse reflects absence of yang and thus absence of life activity. If you can distinguish the presence or absence of the stomach pulse, you can know where the disease is located and give the prognosis for life or death, and even know when death might occur. (30)
	吕译	the five viscera (51)	朱译	(不在朱译本选译范围之内)
	杨译	the cirtical one with no stomach Qi (40)		
二阳 (53)	威译	the two Yang (128)	文译	the second yang (142)
	李译	double Yang (99)/Note 10 (107)	罗译	Er Yang Channels (176)
	吴译	second Yang (50)	倪译	the stomach and intestines (31)
	吕译	the two Yang organs (52)	朱译	(不在朱译本选译范围之内)

二阳 （53）	杨译	the second Yangming meridians (41)		
隐曲 （53）	威译	（翻译"有不得隐曲"）this must not remain hidden and ignored (128)(误译)	文译	the hidden bend (142)/Note 15 (142)
	李译	unmentionable problems (difficulty in urination and defecation or sexual disorder) (99)/Note 11 (107)	罗译	something wrong with the private parts (176)/Note 2 (177)
	吴译	（此句采用意译法,未将"有不得隐曲"译出）	倪译	difficulty expressing their ills (31)
	吕译	impotence in man and absence of menstruation in woman (52)	朱译	（不在朱译本选译范围之内）
	杨译	a urinary and fecal retention (41)		
风消 （53）	威译	（未译出）	文译	wind wasting (143)
	李译	Fengxiao (emaciation) (99)	罗译	a syndrome of emaciation due to pathogenic Wind (176)/Note 3 (177)
	吴译	（翻译"其传为风消"）If the disease protracts, the muscle will become emaciated due to the stomach fails to support the essence of the food (50) （笔者注：该译句有语法错误）	倪译	fengxiao, dehydration and exhaustion caused by wind arising from heat (31)
	吕译	loss of weight (52)	朱译	（不在朱译本选译范围之内）
	杨译	wind-consuming diseases (41)		
息贲 （53）	威译	（未译出）	文译	rapid breathing (143)
	李译	Xiben (rapid and asthmatic breathe) (99)	罗译	suffocation and adverse ascending of gas in the chest (176)
	吴译	Dyspnea and the up-reversing of breath	倪译	（翻译"其传为息贲者，死不治"）When rapid, shallow breathing occurs, with difficulty catching one's breath, or xi fen, it is considered incurable. (31)(笔者注："息贲"的音译为"xi ben"）
	吕译	panting and inverse energy (52)	朱译	（不在朱译本选译范围之内）
	杨译	breath obstruction in diaphragm (42)		
三阳 （54）	威译	the three Yang (128)/Note 4 (128)	文译	the third yang (143)
	李译	Three Yang (99)/Note 12 (笔者注：篇后的"Note 15"提供的是有关"Three Yang"的内容，应为编辑疏漏）	罗译	San Yang Channels (177)/Note 1 (177)
	吴译	the third Yang (50)	倪译	the taiyang channel (31)

三阳 （54）	吕译	the great Yang meridians (small intestine and bladder meridians) (53)	朱译	（不在朱译本选译范围之内）	
	杨译	the third Taiyang meridians (42)			
痿厥 （54）	威译	impotence (128)	文译	limpness with receding [yang qi] (143)/Note 17 (143)	
	李译	Wei (weakness), Jue (cold sensation)	罗译	weak and emaciated extremities (177)	
	吴译	(翻译"及为痿厥")the foot will (also) become flaccid and cold (50)	倪译	weakness in the knees, cold and spasms with difficult movement (31)	
	吕译	weakened legs, cold feet (53)	朱译	（不在朱译本选译范围之内）	
	杨译	（未译出）			
腨痟 （54）	威译	hiccoughing, heavy breathing, and contusions (128)	文译	soreness in the calves (143)/Note 17 (143)	
	李译	Chuaiyuan (ache of the calf of the leg) (99)	罗译	aches on calves of legs (177)	
	吴译	(翻译"及为腨痟")the calf muscle where the channel passes will become painful (50)	倪译	soreness and pain in back of the thighs and calves (31)	
	吕译	pain in calf in the lower regions (53)	朱译	（不在朱译本选译范围之内）	
	杨译	breath obstruction in diaphragm (42)			
索泽 （54）	威译	exhaustion and dampness (129)	文译	dispersing moisture (144)/Note 18 (144)	
	李译	Suoze (exhaustion of blood and dryness of skin) (99)	罗译	scaly skin (177)	
	吴译	(翻译"其传为索泽")If the disease being protracted, the body fluid will become dry up due to the scorching of heat, the skin will become dry up due to the heat, the skin will become coarse and split open as it fails to be moistened (50)	倪译	dryness of the skin (31)	
	吕译	dry skin (53)	朱译	（不在朱译本选译范围之内）	
	杨译	dry and rough skin (42)			
颓疝 （54）	威译	decay and hernia (129)	文译	breakdown illness with elevation illness (144)/Note 19 (144)	
	李译	Tuixian (swollen scrotum) (101) （编者注："颓疝"的音译应为"Tuishan"）	罗译	hernia with swelling scrotum (177)	
	吴译	(翻译"其传为颓疝")when the wetness-heat pour down to invade the scrotum, hernia will occur (50)	倪译	swelling of the testicles or ovarian pain (31)	

癞疝 （54）	吕译	swelling of scrotum (53)	朱译	（不在朱译本选译范围之内）
	杨译	Yin hernia (42)		
一阳 （54）	威译	one element of Yang (129)	文译	the first yang (144)
	李译	（翻译"一阳发病"）one Yang disease (101)	罗译	Yi Yang Channels (177)/Note 1 (178)
	吴译	the first Yang (50)	倪译	the shaoyang channel (31)
	吕译	the little Yang meridians (gall bladder and triple burning space meriians) (53)	朱译	（不在朱译本选译范围之内）
	杨译	The first Shaoyang meridians (42)		
心掣 （54）	威译	a throbbing of the heart (129)	文译	Heart tugging (144)/Note 20 (144)
	李译	Xinche (dragging pain of the heart and chest) (101)	罗译	pain in the Heart (177)
	吴译	（翻译"其传为心掣"）the heart will be affected and become uneasy (51)	倪译	pain in the chest (31)
	吕译	pulling pain in the heart (53)	朱译	（不在朱译本选译范围之内）
	杨译	Severe palpitation (42)		
隔 （54）	威译	irregularity (of the bodily functions) (129)	文译	a barrier (144)/Note 21 (144)
	李译	Ge (101)/Note 14 (107)	罗译	Stagnation syndrome (177)/Note 2 (178)
	吴译	dysphagia (51)	倪译	food retention with no appetite (31)
	吕译	constipation (53)	朱译	（不在朱译本选译范围之内）
	杨译	dysphagia (42)		
风厥 （54）	威译	wind and convulsions (129)	文译	wind-recession (145)/Note 23 (145)
	李译	Fengjue (Wind-Jue Syndrome) (101)	罗译	Feng Jue (178)/Note 2 (178)
	吴译	Jue-syndromes of wind (51)	倪译	Feng Jue, syncope due to wind (31)
	吕译	inverse energy of wind (53)	朱译	（不在朱译本选译范围之内）
	杨译	Qi reversal due to wind (42)		
痿易 （54）	威译	various transformations (129)（误译）	文译	limpness (145)/Note 26 (145)
	李译	Weiyi (weakness and flaccidity of sinews and muscles) (101)	罗译	flaccidity (178)

痿易（54）	吴译	the tendon will be flaccidity and out of order (51)	倪译	wei condition or flaccidity (32)
	吕译	abnormality and weakness of muscles (53)	朱译	(不在朱译本选译范围之内)
	杨译	flaccid knees (42)		
石水（56）	威译	'barren' (130)(误译)	文译	stone water (150)/Note 49 (150)
	李译	Shishui (edema marked by sinking pulse, abdominal fullness and no asthma) (103)	罗译	Stone Edema (181)/Note 3 (181)
	吴译	the water of stone (53)	倪译	(翻译"多阴少阳日石水")When both yin and yang channels are obstructed, but the yin channels aer more severely affected, the lower abdomen will swell; this is call shishui. (33)
	吕译	stone water (a kind of ascites) (55)	朱译	(不在朱译本选译范围之内)
	杨译	stony water (43)		
消（56）	威译	digestion (130)(误译)	文译	wasting (150)/Note 50 (150)
	李译	Xiao (thirst disease or diabetes) (103)	罗译	syndrome of Xiao (181)/Note 4 (182)
	吴译	Diabetes (53)	倪译	xiaoke, or diabetic exhaustion syndrome (33)
	吕译	quick digestion and thirst (equivalent to diabetes) (55)	朱译	(不在朱译本选译范围之内)
	杨译	consumptive diseases (43)		
隔（56）	威译	a filtering system (130)	文译	barrier (150)/Note 51 (150)
	李译	Ge (difficulty in defecation and urination) (103)	罗译	syndrome of Ge (181)/Note 4 (182)
	吴译	a stagnated heat (53)	倪译	obstructions of bowel and urine (33)
	吕译	constipation (55)	朱译	(不在朱译本选译范围之内)
	杨译	dysphagia (43)		
水（56）	威译	'water' (130)	文译	water (151)/Note 52 (151)
	李译	edema (103)	罗译	syndrome of Fluid-retention (181)/Note 6 (182)
	吴译	edema (53)	倪译	abdominal edema and distension (33)
	吕译	edema (55)	朱译	(不在朱译本选译范围之内)

水 （56）	杨译	ascites (43)			
喉痹 （56）	威译	numbness of the throat (130)	文译	throat block (151)/Note 53 (151)	
	李译	Houbi (swelling and obstruction of the throat) (103)	罗译	obstruction syndrome in the throat (181)/Note 7 (182)	
	吴译	sore throat (53)	倪译	throat blockage, or hou bi (33)	
	吕译	sore throat (55)	朱译	（不在朱译本选译范围之内）	
	杨译	throat impediment (43)			
肠澼 （56）	威译	（译为句子）the bowels are washed out (130)	文译	（译作状语）when the intestines [make noise sounding] bi (151)/Note 55 (152)	
	李译	Changpi (dysentery or bloody stool) (105)	罗译	syndrome of diarrhea (181)	
	吴译	bloody stool in bubble (53)	倪译	dysentery (33)	
	吕译	Discharge of stools containing blood (56)	朱译	（不在朱译本选译范围之内）	
	杨译	dystentery (44)			
崩 （56）	威译	a 'collapse' (menorrhagia) (130)	文译	collapse (152)/Note 57 (152)	
	李译	Beng (sudden and profuse uterine bleeding) (105)	罗译	profuse uterine bleeding (181)/Note 12 (182)	
	吴译	metrorrhagia (53)	倪译	extravasation (33)	
	吕译	Excessive menstrual flow (56)	朱译	（不在朱译本选译范围之内）	
	杨译	metrorrhagia (44)			
相使 （58）	威译	（误译，未译出）	文译	（译作动词）engage each other (155)	
	李译	functions (109)	罗译	the Master's instructions (185)	
	吴译	the mutual relations (55)	倪译	the functions and the relationships (34)	
	吕译	（翻译"十二脏之相使"）the twelve organs using one another (57)	朱译	（译作动词）act (33)	
	杨译	the collaboration (45)			
君主 之官 （58）	威译	the minister of the monarch (133)(误译)	文译	the official functioning as ruler (155)	
	李译	the organ [similar to] a monarch (109)	罗译	an organ resembling the monarch (186)	
	吴译	the supreme commander or the monarch of the human body (55)	倪译	the sovereign of all organs (34)	

君主之官（58）	吕译	the manrach (57)	朱译	the monarch (33)
	杨译	the organ serving as the monarch (45)		
神明（58）	威译	insight and understanding (133)	文译	spirit brilliance (155)/Note 4 (155)
	李译	Shenming (mental activity or thinking) (109)	罗译	wisdom and spirit (186)
	吴译	the spirit, ideology and thought of man (55)（归化译法）	倪译	intelligence, wisdom, and spiritual transformation (34)
	吕译	the spirits (57)	朱译	（不在朱译本选译范围之内）
	杨译	the spirit (45)		
相傅之官（58）	威译	the symbol of the interpretation and conduct (133)（误译）	文译	the official functioning as chancellor and mentor (155)
	李译	the organ [similar to] a prime minister (109)	罗译	an organ resembling a minister of the monarch (186)/Note 5 (155)
	吴译	(be) like a prime minister assisting the king to reign the country (55)	倪译	the advisor (34)
	吕译	the ministers (57)	朱译	the premier (33)
	杨译	the prime minister (45)		
治节（58）	威译	the official jurisdiction and regulation (133)	文译	order and moderation (155)/Note 5 (155)
	李译	Zhijie (management) (109)	罗译	administration and control (186)/Note 2 (187)
	吴译	（本句采用意译，"治节"一词未具体译出）	倪译	（翻译"治节出焉"）It helps the heart in regulating the body's qi. (34)
	吕译	policies (57)	朱译	controls and adjustments (33)
	杨译	the administration (45)		
将军之官（58）	威译	the functions of a military leader (133)	文译	the official functioning as general (156)/Note 6 (156)
	李译	the organ [similar to] a general (109)	罗译	an organ resembling a general (186)
	吴译	(be) like a general who is valiant and resourceful (55)	倪译	the general (34)
	吕译	the general (57)	朱译	the general (33)
	杨译	the organ serving as the general (45)		
中正之官（58）	威译	the position of an important and upright official (133)	文译	the official functioning as rectifier (156)/Note 7 (156)

中正之官 （58）	李译	the organ [similar to] an official of justice (109)	罗译	an organ resembling an upright minister (186)/Note 4 (188)
	吴译	(be) like an impartial judge who makes one to judge what is right and what is wrong (55)	倪译	a judge (34)
	吕译	the impartial justice (57)	朱译	the upright judiciary official (33)
	杨译	the organ serving as the official of justice (46)		
膻中 （58）	威译	the middle of the thorax (the part between the breasts) (133)	文译	the dan zhong (156)/Note 8 (156)
	李译	the pericardium (109)	罗译	Danzhong (109)/Note 6 (188)
	吴译	the Dan Zhong (indicating the pericardium here) (55)	倪译	the pericardium (34)
	吕译	the pericardium (57)	朱译	the pericardium (33)
	杨译	pericardium (46)		
臣使之官 （58）	威译	the official of the center (133)	文译	the official functioning as minister and envoy (156)/Note 8 (156)
	李译	the organ [similar to] an envoy (109)	罗译	an organ resembling the monarch's aide (186)
	吴译	(be) like a butler of the king who can transmit the joyfulness of the heart through it (55)	倪译	the court jester (34)
	吕译	the messenger (57)	朱译	the herald official (33)
	杨译	the organ serving as the chamberlain (46)		
仓廪之官 （58）	威译	the official of the public garnaries (133)	文译	the official responsible for grain storage (157)/Note 9 (157)
	李译	the organs [similar to] a granary official (109)	罗译	organs resembling governors of granary (109)
	吴译	(be) like an officer who is in charge of the granary (55)	倪译	warehouses (34)
	吕译	the officials in charge of foods storage (58)	朱译	the garner official (33)
	杨译	the organs of food-granary (46)		
传道之官 （58）	威译	the officials who progagate the Right Way of Living (133)	文译	the official functioning as transmitter along the Way (157)/Note 10 (157)
	李译	the organ [similar to] an official in charge of transporotation (109)	罗译	an organ of transmission (186)
	吴译	(本句采用意译，"传道之官"未具体译出)	倪译	(翻译"大肠者，传道之官")The large intestine is responsible for transportation of all turbidity. (34)

传道之官（58）	吕译	the official of transportation (58)	朱译	The transportation official (33)
	杨译	the organ serving as the official of transportation (46)		
受盛之官（58）	威译	the officials who are trusted with riches (133)	文译	the official functioning as recipient of what has been perfected (157)/Note 11 (157)
	李译	the organ [similar to] an official in charge of reception (109)	罗译	an organ of receiving and containing (186)
	吴译	（本句采用意译，"受盛之官"未具体译出）	倪译	（翻译"小肠者，受盛之官"）the small intestine receives the food that has been digested by the spleen and stomach (34)
	吕译	the receiving official (58)	朱译	the reception official (33)
	杨译	the organ in charge of reception (46)		
作强之官（58）	威译	the officials who do energetic work (133)	文译	the official functioning as operator with force (157)/Note 12 (157)
	李译	the organ [similar to] an official with great power (109)	罗译	an organ of strength and energy (186)
	吴译	an organ with strong functions (55)	倪译	（翻译"肾者,作强之官"）The kidneys store the vitality and mobilize the four extremities. (34)
	吕译	the health officials (58)	朱译	the power official (33)
	杨译	the organ serving as the official of powerful action (46)		
决渎之官（59）	威译	the officials who plan the construction of ditches and sluices (133)	文译	the official functioning as opener of channels (158)/Note 13 (158)
	李译	the organ [similar to] official in charge of dredging (109)	罗译	organs resembling officials responsible for the normal flow of water in the channels (186)/Note 12 (189)
	吴译	（翻译"三焦者,决渎之官"）The triple warmer takes the office of dredging water in the watercourse of the whole body (56)	倪译	（翻译"三焦者，决渎之官，水道出焉"）The sanjiao, or the three visceral cavities, promotes the transformation and transportation of water and fluids throughout the body. (34)
	吕译	the irrigation official (58)	朱译	the water administration official (33)
	杨译	the official in charge of dredging watercourse (46)		
州都之官（59）	威译	the magistrates of a region or a district (133)	文译	the official functioning as regional rectifier (158)/Note 14 (158)

州都之官（59）	李译	the organ [similar to] an official in charge of reservoir (111)	罗译	an organ resembling a metropolis (186)
	吴译	(翻译"膀胱者,州都之官")the bladder takes the office of gathering (57)	倪译	(翻译"膀胱者，州都之官")The bladder is where the water converges (34)
	吕译	the district official (58)	朱译	the water reservation official (33)
	杨译	the official in charge of water gathering (46)		
气化（59）	威译	regulate vaporization (133)	文译	(译作动词)be transformed (158)/ Note 15 (158)
	李译	Qihua (Qi-transformation) (111)	罗译	(翻译"气化则能出矣") Urine can be excreted when Vital Energy is vaporized (186)
	吴译	after the body fluid is transformed into water by the activating of vital energy (56)	倪译	being catalyzed by the qi (34)
	吕译	energy transformation (58)	朱译	transformation (33)
	杨译	Qi transformation (46)		
候（63）	威译	a 'period of five days' (136)	文译	hou (169)/Note 25 (169)
	李译	Hou (119)	罗译	Hou (197)/Note 2 (197)
	吴译	pentad (59)	倪译	(未译出)
	吕译	a quinate period (63)	朱译	(不在朱译本选译范围之内)
	杨译	a pentad (50)		
（六节藏象）气（64）	威译	'one of the twenty-four solar periods of the year' (136)	文译	qi (169)/Note 26 (169)
	李译	Qi (one solar term) (119)	罗译	Solar Term (Jieqi) (197)
	吴译	a solar term (59)	倪译	(未译出)
	吕译	a seasonal energy (63)	朱译	(不在朱译本选译范围之内)
	杨译	a solar term (50)		
时（64）	威译	'one season' (136)	文译	season (169)
	李译	Shi (season) (119)	罗译	season (197)
	吴译	a season (59)	倪译	(未译出)
	吕译	a season (63)	朱译	(不在朱译本选译范围之内)

时 （64）	杨译	a season (50)		
岁 （64）	威译	'one year' (136)	文译	year (169)
	李译	One year (119)	罗译	a year (197)
	吴译	a year (59)	倪译	（未译出）
	吕译	one year (63)	朱译	（不在朱译本选译范围之内）
	杨译	a year (50)		
平气 （64）	威译	a tranquil atmosphere (136)(误译)	文译	a balanced qi (171)
	李译	Pingqi (Qi without excess and deficiency) (121)	罗译	Even Phase (198)
	吴译	the case of energy in common condition (59)	倪译	（未译出）
	吕译	the peaceful energy (63)	朱译	（不在朱译本选译范围之内）
	杨译	the normal solar term (51)		
气淫 （65）	威译	（误译，未译出）	文译	qi encroaching (172)/Note 35 (172)
	李译	Qiyin (excess of Qi) (121)	罗译	"exuberance of the Vital Energy" (qi yin) (198)/Note 6 (199)
	吴译	'mixing of the solar term's energy with the going beyond stored energy' (60)	倪译	qi ying, or reckless qi (38)(笔者注："气淫"的音译应为"qi yin")
	吕译	energy indulgence (64)	朱译	（不在朱译本选译范围之内）
	杨译	Qi excess (51)		
气迫 （65）	威译	（误译,未译出）	文译	qi pressing (173)
	李译	Qipo (Qi-threatening) (123)	罗译	"threatened Vital Energy" (qi po)/ Note 9 (199)
	吴译	'pressing between energies' (60)	倪译	qi po, meaning suppression or deficient qi (39)
	吕译	energy pressure (64)	朱译	（不在朱译本选译范围之内）
	杨译	Qi oppressing (52)		
藏象 （67）	威译	the outer appearances (象) of the viscera (139)	文译	the phenomena [associated with the condition] of the depots (177)/Note 57 (177)
	李译	Zangxiang (viscera and their manifestations) (125)/Note 19 (132)	罗译	the Visceral Manifestation (203)

藏象 （67）	吴译	visible manifestations of viscera (66)	倪译	the functional aspects of the zang organs (40)
	吕译	the visible manifestations of viscera (66)	朱译	zang-organs and their manifestations (31)
	杨译	viscera and their manifestation (54)		
人迎 （69）	威译	(翻译"人迎一脉")people have one pulse full and abundant (140)(误译)	文译	man's facing (183)
	李译	[the pulse of] Renying (127)/Note 24 (133)	罗译	Renying (206)/Note 1 (207)
	吴译	the Renying pulse (the pulse of the cervical arteries lateral to the thyroid cartilage, reflecting the condition of the stomach) (63)	倪译	the carotid pulse (41)
	吕译	The pulse in then neck (taken at Jenying point or Stomach 9 or greetings of man, classified as 152 by this translator)	朱译	(不在朱译本选译范围之内)
	杨译	Renying pulse (55)		
格阳 （69）	威译	regulators of Yang (140)(误译)	文译	obstructed yang (183)
	李译	Geyang (blockage of Yang) (129)	罗译	Ge Yang (206)/Note 3 (207)
	吴译	"Yang being rejected" (63)	倪译	(翻译"上为格阳")has escaped to the outside (41)
	吕译	Yang being locked out (incapable of communicating with Yin) (68)	朱译	(不在朱译本选译范围之内)
	杨译	closure of Yang (55)		
关阴 （69）	威译	close Yin (140)(误译)	文译	yin closure (184)
	李译	Guanyin (closure of Yin) (129)	罗译	Guan Yin (206)/Note 4 (207)
	吴译	"Yin being closed" (63)	倪译	(翻译"上为关阴")the yin has collapsed (41)
	吕译	Yin being locked in (incapable of communicating with Yang, namely, Yin in the extreme) (68)	朱译	(不在朱译本选译范围之内)
	杨译	closure of Yin (55)		
关格 （69）	威译	(译为动宾结构)intermittently close and regulate the pulse (140)(误译)	文译	closure and obstruction (184)
	李译	Guange [marked by extremely vigorous pulse] (129)/Note 26 (133)	罗译	Guan ge (207)
	吴译	"Guange" (fails in mutual supporting) (63)	倪译	guan ke or obstructed (41)(笔者注："关格"的音译应为"guan ge")

关格 （69）	吕译	Yin being locked in and Yang being locked out (68)	朱译	(不在朱译本选译范围之内)
	杨译	closure-rejection (55)		
筋急 （71）	威译	(译为主谓结构)the muscles become knotty (141)	文译	(译为主谓结构)the sinews become tense (187)/Note 18 (187)
	李译	cramp of musculature (135)	罗译	contraction of tendons (210)
	吴译	cramp of the tendons (64)	倪译	spasm, tremors (42)
	吕译	cramps of tendons (70)	朱译	(不在朱译本选译范围之内)
	杨译	the sinew spasm (57)		
爪枯 （71）	威译	(译为主谓结构)the finger and toe nails wither and decay (141)	文译	(译为主谓结构)the nails dry (187) / Note 18 (187)
	李译	dry nails (135)	罗译	wizened nails (210)/Note 3 (210)
	吴译	the withering of the nails (64)	倪译	poor nails (42)
	吕译	withering of nails (70)	朱译	(不在朱译本选译范围之内)
	杨译	the nails withering (57)		
痹 （73）	威译	numbness in the hands and the feet (142)/Note 3 (142)	文译	block (192)/Note 51 (192)
	李译	Bi (obstructive disease) (139)	罗译	arthralgia (213)
	吴译	Bi-syndrome (a syndrome marked by arthralgia, numbness and dyskinesia of the limbs) (66)	倪译	(未译出)
	吕译	numbness (72)	朱译	(不在朱译本选译范围之内)
	杨译	blood stagnation (58)		
泣 （73）	威译	(译作动词)ceases to circulate beneficially (142)/Note 4 (142)	文译	retarded flow (192)/Note 52 (192)
	李译	Qi (unsmooth flow) (139)	罗译	(翻译"为泣")blood circulation will slow down (213)
	吴译	the retardation of the blood flow (66)	倪译	(未译出)
	吕译	poor blood circulation (72)	朱译	(不在朱译本选译范围之内)
	杨译	damping (58)		
厥 （73）	威译	pains and chills (142)/Note 5 (142)	文译	receding [qi] (192)/Note 53 (192)
	李译	Jue (coldness) (139)	罗译	coldness on the lower extremities (214)

厥 （73）	吴译	(翻译"为厥")it will cause coldness of the lower extremities (66)	倪译	（未译出）
	吕译	cold sensations in the feet (72)	朱译	（不在朱译本选译范围之内）
	杨译	reversal syndrome (58)		
大谷 （73）	威译	large ducts or main vessels (142)/Note 6 (142)	文译	large valleys (192)
	李译	Dagu (major joints) (139)/Note 12 (146)	罗译	Big Gu (214)/Note 3 (214)
	吴译	Main joints in the four extremities (66)	倪译	（未译出）
	吕译	great meeting-points of muscles (72)	朱译	（不在朱译本选译范围之内）
	杨译	major joints (58)		
小溪 （73）	威译	small ducts or 'loh vessels' （络） (143)/Note 7 (143)	文译	small ravine (193)
	李译	Xiaoxi (Acupoints) (139)/Note 13 (146)	罗译	Small Xi (214)
	吴译	small bone joints in human body (66)	倪译	（未译出）
	吕译	the small meeting-points of muscles (72)	朱译	（不在朱译本选译范围之内）
	杨译	acupoints (58)		
心痹 （75）	威译	'numbness （痹） of the heart' (144)	文译	heart block (198)/Note 74 (198)
	李译	Xinbi (Heart-Bi Syndrome) (143)/Note 20 (147)	罗译	Heart-obstruction, a disease caused by the invasion of exogenous pathogenic factors at a time when the Heart was troubled by melancholy and anxiety with its Vital Energy becoming deficient (218)
	吴译	the cardiac bi-syndrome (67)	倪译	xing bi, or bi/obstruction of the heart (44)(笔者注："心痹"的音译应为 "xin bi"）
	吕译	rheumatism of the heart (74)	朱译	（不在朱译本选译范围之内）
	杨译	heart impediment (61)		
肺痹 （76）	威译	'numbness of the lungs' (144)	文译	lung block (198)

肺痹 （76）	李译	Feibi (Lung-Bi Syndrome) (143)	罗译	lung obstruction, a disease caused by exposure to extreme cold and hot climate as well as indulgence of sexual life in an intoxicated condition (218)
	吴译	lung bi-syndrome (67)	倪译	lung bi/obstruction of the lungs (45) （笔者注：与前面"心痹"的翻译思路出现了不一致）
	吕译	rheumatism of the lungs (75)	朱译	（不在朱译本选译范围之内）
	杨译	lung impediment (60)		
肝痹 （76）	威译	'numbness of the liver' (144)	文译	liver block (199)/Note 78 (199)
	李译	Ganbi (Liver-Bi Syndrome) (143)	罗译	Liver obstruction, a disease caused by exposure to excessive cold and humid climate (218)
	吴译	the hepatic bi-syndrome (67)	倪译	liver bi (45)（笔者注：与前面"心痹""肺痹"的译法出现了不一致）
	吕译	rheumatism of the liver (75)	朱译	（不在朱译本选译范围之内）
	杨译	liver impediment (60)		
厥疝 （76）	威译	'rupture caused by troublesome gas' (144)	文译	receding [qi] with elevation illness (199)/Note 80 (199)
	李译	Jueshan (accumulation of adverse flow of Qi in the abdomen) (143)/Note 24 (147)	罗译	Jueshan, a disease that can also affect female patients (219)/Note 5 (220)
	吴译	hernia syncope (67)	倪译	hiatal hernia (45)
	吕译	upsurging hernia (75)	朱译	（不在朱译本选译范围之内）
	杨译	reversal hernia (60)		
肾痹 （76）	威译	'numbness of the kidneys' (144)	文译	kidney block (200)/Note 82 (200)
	李译	Shenbi (Kidney-Bi Syndrome) (143)	罗译	Kidney obstruction (219)
	吴译	the kidney bi-syndrome (67)	倪译	kidney bi (45)（笔者注：与前面"心痹"、"肺痹"的翻译思路出现了不一致）
	吕译	rheumatism of the kidneys (75)	朱译	（不在朱译本选译范围之内）
	杨译	liver impediment (60)		
方士 （77）	威译	scholars versed in prescriptions (145)	文译	the prescription masters (203)/Note 1 (203)
	李译	Fangshi (149)/Note 1 (153)	罗译	Fangshi (222)/Note 1 (223)

方士 （77）	吴译	physicians (69)	倪译	scholars (46)
	吕译	physicians (76)	朱译	doctors (35)
	杨译	doctors (62)		
脑 （77）	威译	the brain (145)	文译	the brain (203)
	李译	the brain (149)	罗译	brain (222)
	吴译	brain (69)	倪译	brain (46)
	吕译	brain (76)	朱译	brain (35)
	杨译	brain (62)		
髓 （77）	威译	the marrow (145)	文译	the marrow (203)
	李译	the marrow (149)	罗译	marrow (222)
	吴译	spine cord (69)	倪译	marrow (46)
	吕译	marrow (76)	朱译	marrow (35)
	杨译	marrow (62)		
骨 （77）	威译	the bones (145)	文译	the bones (203)
	李译	the bones (149)	罗译	bone (222)
	吴译	bone (69)	倪译	bones (46)
	吕译	bones (76)	朱译	bones (35)
	杨译	bones (62)		
脉 （77）	威译	the pulse (145)	文译	the vessels (203)
	李译	the vessels (149)	罗译	blood vessel (222)
	吴译	vessel (69)	倪译	blood vessels (46)
	吕译	blood vessels (76)	朱译	blood vessels (35)
	杨译	vessels (62)		
胆 （77）	威译	the gall (145)	文译	the gallbladder (203)/Note 6 (203)
	李译	the gallbladder (149)	罗译	gall bladder (222)
	吴译	gallbladder (69)	倪译	gallbladder (46)

胆 (77)	吕译	gall bladder (76)	朱译	gall-bladder (35)
	杨译	gallbladder (62)		
女子胞 (77)	威译	the womb of the woman (145)	文译	the female uterus (203)
	李译	the uterus (149)	罗译	uterus (223)/Note 7 (203)
	吴译	womb of a woman (69)	倪译	uterus (46)
	吕译	womb (76)	朱译	womb (35)
	杨译	womb (62)		
地气 (77)	威译	the earth (145)	文译	the qi of the earth (203)
	李译	Diqi (Earth-Qi) (149)	罗译	the Earth Vital Energy (223)
	吴译	the earth-energy (69)	倪译	the earthly qi (46)
	吕译	the energy of the Earth (76)	朱译	the earth qi (35)
	杨译	earthly Qi (62)		
奇恒之府 (77)	威译	'unfailing and preserving intestines' (145)	文译	extraordinary palaces (204)/Note 9 (204)
	李译	Qiheng (extraordinary) Fu-Organs (149)	罗译	extraordinary Bowels (223)
	吴译	the "Extraordinary Hollow Organs" (69)	倪译	extraordinary fu organs (46)
	吕译	odd and constant organ (76)	朱译	extremely constant fu-organs (35)
	杨译	extraordinary hollow viscera (62)		
胃 (77)	威译	the stomach (145)	文译	the stomach (204)
	李译	the stomach (149)	罗译	the Stomach (223)
	吴译	stomach (69)	倪译	stomach (46)
	吕译	stomach (77)	朱译	stomach (35)
	杨译	stomach (62)		
大肠 (77)	威译	The lower intestines (145)	文译	the large intestine (204)
	李译	the large intestine (149)	罗译	the Large intestine (223)
	吴译	large intestine (69)	倪译	large intestine (46)
	吕译	large intestine (77)	朱译	large intestine (35)

大肠（77）	杨译	large intestine (62)		
小肠（77）	威译	the small intestines (145)	文译	the small intestine (204)
	李译	the small intestine (149)	罗译	the Small Intestine (223)
	吴译	small intestine (69)	倪译	small intestine (46)
	吕译	small intestine (77)	朱译	small intestine (35)
	杨译	small intestine (62)		
膀胱（77）	威译	the bladder (145)	文译	the urinary bladder (204)
	李译	the bladder (149)	罗译	the Urinary Bladder (223)
	吴译	bladder (69)	倪译	bladder (46)
	吕译	bladder (77)	朱译	bladder (35)
	杨译	bladder (62)		
传化之府（77）	威译	'conducting and transforming intestines' (145)	文译	palaces of transmission and transformation (204)
	李译	transportation and transformation Fu-organs (149)	罗译	the Bowels of transformation and change (223)
	吴译	the "Hollow Organs for Digestion and Elimination" (69)	倪译	the palaces of transportation (46)
	吕译	transmitting bowels (77)	朱译	conveyance fu-organs (35)
	杨译	the house of transportation and transformation (63)		
魄门（77）	威译	the rectum (145)	文译	the po-gate (205)/Note 12 (205)
	李译	Pomen (anus) (149)	罗译	anus (223)
	吴译	the anus (69)	倪译	the hunmen，or rectum (46)(笔者注：译者将"魄门"看成了"魂门"，因此误译为"hunmen")
	吕译	the door of physical strength (anus)	朱译	anus (35)
	杨译	the anus (63)		
气口（78）	威译	the 'inch' (寸) pulse at the wrist (146)	文译	the qi-opening (207)
	李译	Qikou (151)/Note 3 (153)	罗译	Qikou (225)
	吴译	Cunkou (70) (笔者注：有说法为"寸口"即"气口")	倪译	(未译出)

气口 （78）	吕译	the mouth of energy (the pulse at the wrist) (78)	朱译	（不在朱译本选译范围之内）
	杨译	Qikou (63)		
至德 （78）	威译	virtue (146)	文译	perfect virtue (210)/Note 32 (210)
	李译	medical theory (153)	罗译	the noblest art of healing (227)
	吴译	The theory of treating (70)	倪译	（未译出）
	吕译	（未译出）	朱译	（不在朱译本选译范围之内）
	杨译	medical theories (64)		
至巧 （79）	威译	ingenious results (146)	文译	perfect skill (210)/Note 35 (210)
	李译	the therapeutic skills (153)	罗译	the finest skill (227)
	吴译	the skill related to the treating (70)	倪译	（未译出）
	吕译	（未译出）	朱译	（不在朱译本选译范围之内）
	杨译	the technical skills (64)		
痈疡 （80）	威译	ulcers (147)	文译	yong-abscesses and ulcers (212)/Note 7 (212)
	李译	Yong (carbuncle) and Yang (ulcer) (155)	罗译	carbuncles and ulcers (229)
	吴译	carbuncle (71)	倪译	boils and carbuncles (48)
	吕译	carbuncle (79)	朱译	carbuncles and ulcers (271)
	杨译	carbuncle and ulceration (65)		
砭石 （80）	威译	a needle of flint (147)	文译	pointed stones (212)/Note 8 (212)
	李译	the stone-needle (155)	罗译	stone-needle (229)
	吴译	stone therapy (to prick with stone) (71)	倪译	needles made of stone (48)
	吕译	stone-needle (79)	朱译	healing stones (271)
	杨译	stone needles (65)		
毒药 （81）	威译	poison medicines (147)	文译	toxic drugs (213)/Note 17 (213)
	李译	Duyao (drugs) (155)	罗译	poisonous drugs (230)/Note 2 (230)
	吴译	drug (71)	倪译	herbal (48)
	吕译	herbs (80)	朱译	oral herbs (271)

毒药 （81）	杨译	drugs (66)		
灸焫 （ruo） （81）	威译	cauterization by burning the dried tinder of the artemisia (moxa) (148)	文译	cauterization (215)/Note 21 (215)
	李译	Jiuruo (moxibustion) (157)	罗译	moxibustion therapy (231)
	吴译	moxibustion therapy (72)	倪译	moxibustion (49)
	吕译	moxibustion (80)	朱译	moxibustion (271)
	杨译	moxibustion (66)		
胕 （81）	威译	curd (148)	文译	[food of] a strong odor (215)/Note 24 (215)
	李译	fermented food (157)	罗译	fermented foods.(231)
	吴译	stinking food (72)	倪译	overly ripe foods (49)
	吕译	preserved foods (80)	朱译	fermented foods (271)
	杨译	fermented bean curd (66)		
挛痹 （81）	威译	bent and contracted muscles and numbness (148)	文译	Cramps and block (216)/Note 26 (216)
	李译	Luan (cramp) [of the sinews and vessels] and Bi (numbness) (157)	罗译	contraction, arthralgia and numbness of the extremities (231)
	吴译	the disease of spasm and wet-type arthralgia (72)	倪译	spasms, numbness, paralysis, bi/arthralgia syndrome, and wei/flaccidity syndrome (49)
	吕译	Cramps of tendons and rheumatism (caused by heat and dampness) (80)	朱译	spasm and numbness (271)
	杨译	spasm and arthralgia (66)		
导引 （82）	威译	breathing exercises (148)	文译	guiding-pulling (217)/Note 32 (217)
	李译	Daoyin (157)/Note 9 (159)	罗译	(把"导引按蹻"作为一个概念翻译)Daoyin and Anqiao (232)/Note 2 (232)
	吴译	limb-exercise (72)	倪译	Dao-in exercise (49)
	吕译	(翻译"导引按蹻")physical exercises, manipulative therapy, and remedial exercises (81)	朱译	Qigong (272)(译者将导引译为"气功"，或许是牺牲一些准确性而换取与读者的"视域融合"度)
	杨译	limb exercise (67)		
祝由 （82）	威译	(译作动宾结构)invoke the gods (148)	文译	(译作动宾结构)invoke the origin (219)/Note 2 (219)
	李译	Zhuyou (sorcery) (161)/Note 1 (168)	罗译	Zhuyou (234)/Note 1 (235)

祝由 （82）	吴译	（翻译"可祝由而已"）he（笔者注："he"指医生）only transferred the patient's thought and spirit to sever the source of the disease (73)	倪译	a method called zhu you, prayer, ceremony, and shamanism, which healed all conditions (50)
	吕译	prayers (82)	朱译	（不在朱译本选译范围之内）
	杨译	the witch doctor (68)		
粗工 （85）	威译	poor medical workmanship (150)	文译	uneducated practitioners (228)
	李译	unskillful doctors (165)	罗译	a careless inferior doctor (237)
	吴译	（本句采用意译，"粗工"未译出。）	倪译	（未译出）
	吕译	quackery (84)（笔者注：译者选用此西方人较熟悉的词汇,是较好的译法）	朱译	（不在朱译本选译范围之内）
	杨译	the unqualified doctor (70)		
一月~ 十二月 （91）	威译	the first (second, third, fourth, fifth, sixth, seventh, eighth, ninth, tenth, eleventh, twelfth) month (155)	文译	the first (second, third, fourth, fifth, sixth, seventh, eighth, ninth tenth eleventh, twelfth) month (257-258)
	李译	January, February, March, April, May, June, July, August, September, October, November, December (187)	罗译	the first (second, third, fourth, fifth, sixth, seventh, eighth, ninth tenth eleventh, twelfth) month of the lunar year (255-256)
	吴译	the first (second, third, fourth, fifth, sixth, seventh, eighth, ninth tenth eleventh, twelfth) lunar month (82)	倪译	the first (second, third, fourth, fifth, sixth, seventh, eighth, ninth tenth eleventh, twelfth) month (58)
	吕译	January, February, March, April, May, June, July, August, September, October, November, December (95)	朱译	（不在朱译本选译范围之内）
	杨译	the first (second, third, fourth, fifth, sixth, seventh, eighth, ninth, tenth, eleventh, twelfth) lunar month (79-80)		
经脉 （98）	威译	the main vessels (159)	文译	the conduit vessels (273)
	李译	Jingmai (Channel) (199)	罗译	the pulse in the Channels (265)
	吴译	the channel-energy (86)	倪译	the channels (62)
	吕译	the meridians (101)	朱译	channels (225)
	杨译	meridians (85)		
络脉 （98）	威译	the lo vessels (159)	文译	the [contents of the]network vessels (273)
	李译	Luomai (Collaterals) (199)	罗译	the pulse in the Collaterals (265)

络脉 （98）	吴译	The energies of the collateral branches of the large channels (86)	倪译	the collaterals (62)
	吕译	the reticular meridians (101)	朱译	the blood vessels (225)
	杨译	collaterals (85)		
门户 （100）	威译	doors and gateways (161)	文译	the doors (279)/Note 28 (279)
	李译	the Menhu (anus) (201)	罗译	void(灵活处理原文,未译出该词)
	吴译	(翻译"门户不要")fecal incontinence (87)	倪译	the door to the house (63)
	吕译	door of strength (anus)	朱译	the gates (228)
	杨译	the anus (87)		
水泉 （100）	威译	water and wells (161)	文译	the water fountain (280)/Note 28 (279)
	李译	the bladder (201)	罗译	the spring water (270)
	吴译	(翻译"水泉不止")incontinence of urine (87)	倪译	(翻译"水泉不止")incontinence (63)
	吕译	urine (103)	朱译	the water spring (228)
	杨译	(翻译"水泉不止")urinary incontinence (87)		
心脉 （103）	威译	the heart pulse (164)	文译	the vessel of the heart (288)
	李译	Heart Pulse (209)	罗译	pulse reflecting the Heart condition (278)
	吴译	the heart pulse (90)	倪译	the heart pulse (66)
	吕译	the pulse of the heart (107)	朱译	(不在朱译本选译范围之内)
	杨译	heart pulse (90)		
消环 （103）	威译	(译为动宾结构)diffuse the encirclement (164)	文译	wasting circle (289)/Note 69 (289)
	李译	Xiaoke (Consumption and Thirst) (209) (笔者注：李译本中中文原文写为"消渴")	罗译	be weary an exhausted/Note 3 (280)
	吴译	deficiency of heart-energy (90)	倪译	(未译出)
	吕译	(翻译"消环自已")dispersed blood which will recover by itself as the energy of the heart circulates (blood deficiency) (107)	朱译	(不在朱译本选译范围之内)
	杨译	consumptive disease (90)		

肺脉（103）	威译	the pulse of the lungs (164)	文译	the vessels of the lung (289)
	李译	Lung-Pulse (209)	罗译	pulse reflecting the Lung condition (279)
	吴译	the lung pulse (91)	倪译	the lung pulse (66)
	吕译	the pulse of the lungs (107)	朱译	(不在朱译本选译范围之内)
	杨译	lung pulse (90)		
灌汗（103）	威译	torrents of sweat (164)	文译	profuse sweating (289)
	李译	polyhedrosis (209)	罗译	(动词)sweat profusely (279)
	吴译	be unstable with plenty sweat (91)	倪译	spontaneous sweating (66)
	吕译	perspiration that is stopped by washing with cold water (and when the patient is treated by the method of causing perspiration, he will recover) (107)	朱译	(不在朱译本选译范围之内)
	杨译	streaming sweating (90)		
肝脉（104）	威译	the pulse of the liver (164)	文译	the vessels of the liver (290)
	李译	Liver-Pulse (209)	罗译	pulse reflecting the Liver condition (279)
	吴译	the liver pulse (91)	倪译	the liver pulse (66)
	吕译	the pulse of the liver (107)	朱译	(不在朱译本选译范围之内)
	杨译	liver pulse (90)		
喘逆（104）	威译	panting and exhausted (164)	文译	(译作动词)pant (290)
	李译	difficult breath (209)	罗译	wheeze (279)
	吴译	to respire rapidly (91)	倪译	dyspnea by obstructing lung qi (66)
	吕译	panting and cough (107)	朱译	(不在朱译本选译范围之内)
	杨译	reversal panting (91)		
溢饮（104）	威译	abundant drinking (164)	文译	spillage drink (290)
	李译	retension of fluid (209)	罗译	Yiyin Fluid-retention syndrome (279)
	吴译	the disease of anasarca (the fluid stagnated in the skin and extremities) (91)	倪译	lustrous quality like water (66)

溢饮 （104）	吕译	exccssive drinking of water (107)	朱译	（不在朱译本选译范围之内）
	杨译	generalized edema (90)		
胃脉 （104）	威译	the pulse of the stomach (164)	文译	the vessels of the stomach (290)
	李译	Stomach-Pulse (209)	罗译	pulse reflecting the Stomach condition (279)
	吴译	the stomach pulse (91)	倪译	the stomach pulse (66)
	吕译	the pulse of the stomach (107)	朱译	（不在朱译本选译范围之内）
	杨译	stomach pulse (91)		
折髀 （104）	威译	bent or broken thighs (164)	文译	a broken thigh bone (290)
	李译	breaking pain of the femur (209)	罗译	an acute pain in the thighbone as if it were broken (279)
	吴译	（翻译 "当病折髀"）his spleen will be painful greatly	倪译	（翻译 "当病折髀"）the patient may feel as if the femur is broken (66)
	吕译	pain in trochanter as if about to break up (107)	朱译	（不在朱译本选译范围之内）
	杨译	breaking pain of thigh (91)		
食痹 （104）	威译	great pains while eating food (164)/Note 10 (164)	文译	Food block (290)/Note 76 (290)
	李译	Shibi (indigestion) (209)/Note 21 (220)	罗译	indigestion and gastric pain (279)
	吴译	The deficiency of stomach-energy and the disease of stomach after food-intake (91)	倪译	（翻译 "当病食痹"）The food is then retained, causing stagnation and pain (67)
	吕译	pain on eating causing an inability to swallow (107)	朱译	（不在朱译本选译范围之内）
	杨译	disease with dyspepsia (91)		
脾脉 （104）	威译	the pulse of the spleen (164)	文译	the vessels of the spleen (291)
	李译	Spleen-Pulse (209)	罗译	pulse reflecting the Spleen condition (279)
	吴译	the spleen pulse (91)	倪译	the spleen pulse (67)
	吕译	the pulse of the spleen (107)	朱译	（不在朱译本选译范围之内）
	杨译	spleen pulse (91)		
足胻肿 （104）	威译	swelling of the coccyx and of the feet (164)	文译	（翻译 "病足胻肿"）suffer in his feet and shins from swelling (291)/Note 78 (291)

足胕肿 （104）	李译	dropsy of foot and leg (209)	罗译	（翻译"当病足胕肿，若水状也"）patient's calf of the leg is so swollen as if they were filled with water (279)
	吴译	edema of the shank (91)	倪译	（翻译"足胕肿"）Water then flows downward and accumulates in the leg and foot area as edema (67)
	吕译	swelling in the tibia region (107)	朱译	（不在朱译本选译范围之内）
	杨译	edema of shank (91)		
肾脉 （104）	威译	the pulse of the kidneys (164)	文译	the vessels of the kidneys (291)
	李译	Kidney-Pulse (209)	罗译	pulse reflecting the Kidney condition (279)
	吴译	the kidney pulse (91)	倪译	the kidney pulse (67)
	吕译	the pulse of the kidneys (107)	朱译	（不在朱译本选译范围之内）
	杨译	kidney pulse (91)		
折腰 （104）	威译	a bowed posture (折腰) (164)	文译	a broken lower back (291)
	李译	breaking pain of the waist (209)	罗译	（翻译"当病折腰"）the patient feels a severe pain in the waist as if it were broken (279)
	吴译	（翻译"当病折腰"）the loin of the patient will suffer great pain (91)	倪译	（未译出）
	吕译	lumbago as if about to break up (due to attack of kidneys by heart and spleen) (107)	朱译	（不在朱译本选译范围之内）
	杨译	disease having breaking pain of waist (91)		
心疝 （105）	威译	rupture of the heart (心疝) (165)	文译	heart elevation illness (292)
	李译	Xinshan (Heart-Hernia) (211)	罗译	Heart Hernia (Xin shan) (282)/Note 1 (282)
	吴译	the heart-channel colic (91)	倪译	xinshan, or heart hernia (67)
	吕译	hernia of the heart (108)	朱译	（不在朱译本选译范围之内）
	杨译	heart hernia (91)		
牡脏 （105）	威译	bolt of the door to the storehouse (165)	文译	a male depot (292)
	李译	an organ of Yang [nature] (211)	罗译	a masculine Viscus (282)/Note 2 (282)
	吴译	a solid organ of Yang (91)	倪译	（翻译"心为牡脏"）the heart provides fire (67)

牡脏 （105）	吕译	a Yang organ (little Yang within Yang) (108)	朱译	（不在朱译本选译范围之内）
	杨译	Yang viscus (91)		
瘅 （105）	威译	Diseases arising from overwork (瘅) (165)	文译	the solitary [heat] disease (293)/ Note 85 (293)
	李译	[the disease] caused by heat (211)	罗译	Excessive Heat (283)
	吴译	heat-evil (92)	倪译	a heat pathogen (67)
	吕译	a damp-hot disease (108)	朱译	（不在朱译本选译范围之内）
	杨译	fire-heat (92)		
消中 （105）	威译	exhaustion of the diaphragm (165)/ Note 13 (165)	文译	a wasting center (293)/Note 85 (293)
	李译	middle consumptive disease (211)	罗译	diabetes characterized by polyphagia (283)/Note 2 (283)
	吴译	diabetes involving the middle warmer (92)	倪译	an exhaustion of the middle jiao (67)
	吕译	morbid hunger (108)	朱译	（不在朱译本选译范围之内）
	杨译	consumption in the middle (92)		
巅疾 （105）	威译	madness (165)	文译	peak disease (293) /Note 86 (293)
	李译	epilepsy (211)	罗译	diseases on the head (283)/Note 3 (283)
	吴译	mania (92)	倪译	（翻译"厥成为巅疾"）when the qi rebels upward and disturbs the head (67)
	吕译	a disease of the top of head (108)	朱译	（不在朱译本选译范围之内）
	杨译	vertex diseases (92)		
疠 （105）	威译	sores and ulcers (165)	文译	li (293)/Note 88 (293)
	李译	Lifeng (leprosy) (211)	罗译	leprosy (283)
	吴译	syndrome of leprocy (92)	倪译	li feng, wind cold residing in the channels (67)
	吕译	leprosy (108)	朱译	（不在朱译本选译范围之内）
	杨译	leprosy (92)		
筋挛 （105）	威译	contracted muscles (165)	文译	sinew cramps (293)
	李译	cramps of sinews (211)	罗译	contraction of tendons (284)

筋挛 （105）	吴译	spasm of tendon (92)	倪译	（未译出）
	吕译	cramps of tendons (108)	朱译	（不在朱译本选译范围之内）
	杨译	sinew spasm (92)		
骨痛 （105）	威译	aching bones (165)	文译	bone pain (293)
	李译	pain of bones (211)	罗译	ostalgia (284)
	吴译	the pain of bone (92)	倪译	（未译出）
	吕译	pain in the bones (108)	朱译	（不在朱译本选译范围之内）
	杨译	bone pain (92)		
热中 （107）	威译	Fevers within the body (167)	文译	a heated center (297)
	李译	Rezhong (Heat-Attack) (215)	罗译	prevalence of interior Heat (287)
	吴译	the internal heat-syndrome (92)	倪译	excess heat in the interior (69)
	吕译	internal heat (111)	朱译	（不在朱译本选译范围之内）
	杨译	the internal heat diseases (94)		
恶风 （107）	威译	evil influences (167)	文译	bad wind (298)
	李译	Efeng (Leprous) Disease (215)	罗译	pathogenic Wind (287)/Note 2 (289)
	吴译	the evil-wind syndrome (93)	倪译	an attack of wind (69)
	吕译	fear of cold (under the attack of vicious cold energy) (111)	朱译	（不在朱译本选译范围之内）
	杨译	evil wind (94)		
寒热 （107）	威译	chills and fevers (167)	文译	cold and heat (298)/Note 105 (298)
	李译	Cold-Heat [disease] (215)	罗译	chills and fevers (287)
	吴译	the cold and heat syndromes (93)	倪译	fever and chills (69)
	吕译	cold and hot (111)	朱译	（不在朱译本选译范围之内）
	杨译	chill and fever (94)		
眴仆 （107）	威译	dizziness and blurred vision and people are apt to fall down prostrate (167)	文译	（翻译"为眴仆"）this causes dizziness and they fall to the ground (298)/Note 107 (298)
	李译	dizziness (215)	罗译	（翻译"为眴仆"）suffer vertigo and suddenly fall down (287)

眴仆 （107）	吴译	the disease of dizziness which will cause falling (93)	倪译	vertigo, fainting, or unconsciousness (69)
	吕译	dizziness and fainting (111)	朱译	（不在朱译本选译范围之内）
	杨译	tumble due to vertigo (94)		
大络 （111）	威译	the great arteries (lo vessels) (170)	文译	the large network [vessel] (307)
	李译	the major collateral (227)	罗译	big Collateral (297)
	吴译	the large collateral (97)	倪译	（翻译"胃之大络"）the stomach channel (72)
	吕译	The great linking point (116)	朱译	big network-channel (238)
	杨译	the large collateral (99)		
虚里 （111）	威译	'hollow lanes' (170)	文译	xu li (307)/Note 31 (307)
	李译	Xuli (apex of the heart) (227)	罗译	Xu li (297)
	吴译	"Xuli" (97)	倪译	shu li (72)（笔者注："虚里"的音译应为"xu li"，此处的误译应为译者的有意为之，因为西方人发不出"xu"这个音，发来发去还是"shu"音，因此译者索性将其译为"shu"）
	吕译	Shu-Li (which means deficiency village) (116)	朱译	vacuous interior (238)
	杨译	Xuli (99)		
宗气 （111）	威译	the force of life (170)	文译	the basic qi in the vessels (307)/Note 33 (307)
	李译	Zongqi (Pectoral-Qi) (229)	罗译	the Pectoral Vital Energy (297)/Note 1 (297)
	吴译	the Zong energy (97)	倪译	the root qi (72)
	吕译	The prime energy (116)	朱译	the ancestral qi (238)
	杨译	pectoral Qi (99)		
寸口 （之）脉 （111）	威译	the 'inch' pulse (寸口)	文译	vessels at the inch opening (309)
	李译	[the pulse over] Cunkou (229)	罗译	the pulse on Cunkou (298)/Note 1 (299)
	吴译	the Cunkou pulse (97)	倪译	（翻译"寸口之脉"）the cun pulse (72)
	吕译	pulse at the wrist (116)	朱译	the wrist pulse (240)
	杨译	Cunkou pulse (99)		

解㑊 （xiè yì） （113）	威译	to be loosening and dissolving and improving (㑊) (171)	文译	jie-yi (313)/Note 57 (313)
	李译	lassitude of the limbs (231)	罗译	a condition of fatigue and sluggishness (301)
	吴译	fatigue and sleepiness (98)	倪译	hypersomnic (73)
	吕译	powerless limbs (due to energy and blood deficiency) (117)	朱译	(译为系表结构)be slothful and somnolent (240)/Note 16 (243)
	杨译	lassitude (101)		
黄疸 （114）	威译	jaundice and ulcers (黄疸)/Note 11 (172)	文译	yellow solitary [heat] disease (315)/Note 71 (315)
	李译	jaundice (233)	罗译	jaundice (304)
	吴译	the jaundice (99)	倪译	jaundice (74)
	吕译	jaundice (118)	朱译	jaundice (241)
	杨译	jaundice (102)		
胃疸 （114）	威译	stomach ulcers (172)	文译	stomach solitary [heat] disease (315)/Note 72 (315)
	李译	Weidan (233)/Note 23 (239)	罗译	stomach-jaundice (304)/Note 4 (304)
	吴译	the syndrome of diabetes involving the middle warmer (99) (笔者注：有说法为"胃疸"即"中消病"，吴氏父子直接采用"中消病"的英译法)	倪译	(翻译"已食如饥者，胃疸")hunger after eating is a type of jaundice, too (74)
	吕译	a water disease (118)	朱译	heat in the stomach (241)
	杨译	stomach jaundice (102)		
浸淫 （119）	威译	(译作动词)be flooded and unable to live (176)(误译)	文译	soaking (325)/Note 7 (325)
	李译	acute eczema (243)	罗译	Jinyin (314)/Note 3 (314)
	吴译	erosion of sore (103)	倪译	boils, carbuncles, and skin lesions (76)
	吕译	the fire of heart in excess manifested in the superficial region (124)	朱译	(不在朱译本选译范围之内)
	杨译	acute eczema (106)		
重强 （121）	威译	(译为句子)the impulse of the viscera has become either heavy or violent (178)	文译	heaviness and stiffness (331)/Note 28 (331)
	李译	Zhongjiang (249)/Note 6 (264) (笔者注：百度百科上对该词的注音为"zhòngqiáng")	罗译	(翻译"名曰重强") patient will feel general uneasiness and heaviness in moving his body (318)

重强 （121）	吴译	(翻译"名曰重强")the body will become clumsy when falling short (104)	倪译	(未译出)
	吕译	double disorder of energy (when the spleen is in deficiency, the stomach will be in excess, leading to a double disorder) (126)	朱译	(不在朱译本选译范围之内)
	杨译	double rigidity (109)		
脾风 （123）	威译	the (evil) influences (winds 风) of the spleen (180)	文译	Spleen wind (338)
	李译	Pifeng (Spleen-Wind Syndrome) (253)	罗译	a syndrome of Spleen-wind (323)
	吴译	splenic wind-syndrome (106)	倪译	spleen wind (79)
	吕译	wind of spleen (130)	朱译	(不在朱译本选译范围之内)
	杨译	spleen wind (111)		
发瘅 （123）	威译	a feeling of hunger even after one has eaten, weariness (瘅) (180)	文译	(译为动宾词组)develops solitary [heat] disease (338)
	李译	[the symptoms of] Dan (253)/Note 19 (265)	罗译	yellowish skin (323)
	吴译	jaundice (106)	倪译	jaundice (79)
	吕译	a hot disease of spleen (130)	朱译	(不在朱译本选译范围之内)
	杨译	jaundice (111)		
出黄 （123）	威译	(译为主谓结构)the complexion will turn yellow (180)/Note 8 (180)	文译	(译为句子)the discharge is yellow (338)
	李译	yellowish urine (253)	罗译	yellowish urine (323)
	吴译	yellow urine (106)	倪译	scanty, dark urination (79)
	吕译	jaundice (130)	朱译	(不在朱译本选译范围之内)
	杨译	dark urine (111)		
疝瘕 （124）	威译	hernia (rupture) of the bowels (疝瘕) (180)	文译	elevation conglomeration ill (338)/Note 55 (338)
	李译	Shanjia (253)/Note 20 (266)	罗译	Symptoms of Shanjia (323)/Note 5 (324)
	吴译	the syndrome of retention of evils in the lower warmer (106)	倪译	shanjia, or herniated mass (79)
	吕译	abdominal obstructions of heat (130)	朱译	(不在朱译本选译范围之内)
	杨译	painful lump (112)		

出白 （124）	威译	white secretion (181)/Note 9 (181)	文译	（译为句子）One's discharge is white (339)
	李译	turbid urine (253)	罗译	perspiration (323)/Note 6 (324)
	吴译	sweating (106)	倪译	（译作句子）The urine will be white and turbid. (79)
	吕译	whitish discharge on urination (130)	朱译	（不在朱译本选译范围之内）
	杨译	cloudy urine (112)		
蛊 （124）	威译	dropsy (swellings) (181)	文译	bug poison (339)/Note 57 (339)
	李译	Gu (253)/Note 21 (266)	罗译	Gu (323)
	吴译	the syndrome of tympanites due to the parasitic infestation (106)	倪译	guzhang or abdominal tympanites due to parasitic infection (79)
	吕译	'the most vicious Yin energy in the lower region' (130)	朱译	（不在朱译本选译范围之内）
	杨译	turbid urine (112)		
瘛 （124）	威译	'conculsions' (瘛=瘦？) /Note 10 (181)	文译	spasm (339)/Note 59 (339)
	李译	Chi (253)	罗译	Che (323) （笔者注："瘛"的音译应为"Chi"）
	吴译	the syndrome of spasm of muscle and tendons which is called convulsion (107)	倪译	chi bing or spastic tendons (79)
	吕译	tics (130)	朱译	（不在朱译本选译范围之内）
	杨译	convulsion (112)		
真脏脉 （125）	威译	the pulse of the lungs (182)/Note 14 (182)	文译	true [qi of a] depot [in the vessels] (342)
	李译	the Genuine-Zang pulse (255)	罗译	pulse symbolizing the decay of visceral Vital Energy (325)
	吴译	the pulse condition indicating the exhaustion of the lung energy (107)	倪译	zhenzangmai—or pulse condition representing the decaying of visceral energy (73) （笔者注：本译法非出现在中文相对应的位置，而是出现在第18篇中）
	吕译	the pulse of the true organic energy (of the lungs) (131)	朱译	（不在朱译本选译范围之内）
	杨译	the critical visceral pulse (113)		
冈瞀 （129）	威译	the center is obscured (冈瞀=网督) (185)	文译	mental and physical pressure (350)
	李译	blurred vision (263)	罗译	restlessness with irritation (333)

闷瞀 （129）	吴译	mental confusion (11)	倪译	blurriness and difficulty with vision (82)
	吕译	dizziness and blurred vision (liver) (136)	朱译	depression in the chest and dizziness (252)
	杨译	oppression and mental confusion (117)		
五实 （129）	威译	the five viscera are entirely full of (evil influences) (185)/Note 21 (185)	文译	the five repletions (350)/Note 104 (350)
	李译	the five [conditions of] Shi (Excess) (263)	罗译	the five cases of Excess (332)
	吴译	sthenia-syndrome of five viscera (111)	倪译	the five excesses (82)
	吕译	the five excess diseases (vicious energies in excess) (136)	朱译	（不在朱译本选译范围之内）
	杨译	five conditions of excess (117)		
戴眼 （135）	威译	(翻译"死必戴眼")he must wear something over his eyes (戴眼) (191)	文译	(翻译"死必戴眼")they will die with their eyeballs turned upward (362)/Note 57 (362)
	李译	anoopsia (277)	罗译	upper ocular deviation (343)
	吴译	(翻译"死必戴眼")his eyes will certainly be looking up when dying (115)	倪译	opisthotonos (85)
	吕译	(翻译"死必戴眼")he will die with eyes looking upward (143)	朱译	（不在朱译本选译范围之内）
	杨译	up-fixed glassy eyes (122)		
哕噫 （136）	威译	retching and belching (192)	文译	hiccup and belching (364)/Note 62 (364)
	李译	hiccup and asthma (279)	罗译	repeated retching (344)/Note 9 (346)
	吴译	(翻译"发哕噫")to hiccup (116)	倪译	vomiting (86)
	吕译	the symptom of belching (due to upsurging of the stomach energy) (144)	朱译	（不在朱译本选译范围之内）
	杨译	hiccup (123)		
孙络 （136）	威译	the capillaries (孙) and the veins (192)	文译	the tertiary network [vessels] (366)/Note 68 (366)
	李译	the Sunluo (minute collateral) (279)	罗译	small Collaterals (346)
	吴译	the minute collateral (116)	倪译	the small collaterals (86)

| 孙络
（136） | 吕译 | the reticular meridians and their branches (145) | 朱译 | (不在朱译本选译范围之内) |
| | 杨译 | minute collaterals (123) | | |

注：

1）表格最左边一栏名词术语后面括号内标注的为该词在《黄帝内经·素问》（人民卫生出版社 1963 年版）中所在的页码。

2）各译者英译后面括号内标注的数字为该译法在相应译本中所在的页码。对于添加脚注或尾注的，在斜线（/）之后先标注该脚注或尾注的编号，比如：文译的"孙络"词条中的"Note 68"，表示该词的脚注编号为第 68 号；而李译的"蛊"词条中的"Note 21"，表示该词的尾注编号为第 21 号。各英译本的版本信息如下：

① 威译：VEITH I. HUANGTI NEI CHING SU WEN The Yellow Emperor's Classic of Internal Medicine（New Edition）[M]. Berkeley and Los Angeles: UNIVERSITY OF CALIFORNIAN PRESS, 1949

② 文译：UNSCHULD P. U. TESSENOW H. in collaboration with ZHENG JINSHENG. Huang Di nei jing su wen: An Annotated Translation of Huang Di's Inner Classic-Basic Questions[M]. Berkeley, Los Angeles: UNIVERSITY OF CALIFORNIA PRESS, 2011.

③ 李译：LI ZHAOGUO（李照国）（trans into English）, Liu Xiru（刘希茹）（trans into Modern Chinese）. Yellow Emperor's Canon of Medicine·Plain Conversation. Xi'an: World Publishing Corporation, 2005.

④ 罗译：LUO XIWEN（罗希文）. Introductory Study of HUANGDI NEIJING [M]. Beijing: China Press of Traditional Chinese Medicine, 2009.

⑤ 吴译：WU LIANSHENG（吴连胜）, WU QI（吴奇）. Yellow Emperor's Canon of Internal Medicine [M]. Beijing: China Science & Technology Press, 1997.

⑥ 倪译：NI MAOSHING（倪懋兴）. The Yellow Emperor's Classic of Medicine: A New Translation of the Neijing Suwen with Commentary[M]. Boston: Shambhala, 1995.

⑦ 吕译：LU, HENRY C. The Yellow Emperor's Classic of Internal Medicine and the Difficult Classic [M]. Vancouver: the Academy of Oriental heritage, 1985.

⑧ 朱译：ZHU MING（朱明）. The Medical Classic of the Yellow Emperor[M]. Beijing: Foreign Languages Press, 2001.

⑨ 杨译：杨明山. 黄帝内经素问新译 [M]. 上海：复旦大学出版社，2015.